中华护理学会老年专业委员会推荐用书

老年介护高级教程

主 编 邹海欧 霍晓鹏

科学出版社

北 京

内 容 简 介

本书突出以人为本的介护理念，帮助读者认识老化、理解老年人、掌握介护技术。全书共分九章：第一章为概述；第二章为老化带来的变化及对死亡的理解；第三章到第八章详细阐述介护的理念、特点、分类、职责、介护技术和人体力学、老年人常见疾病介护、老年人营养问题、痴呆症患者的介护等；第九章介绍了高龄者虐待的定义及种类，梳理了介护现场的防虐待制度，并给出了预防对策。同时，根据老年介护的工作特点，系统介绍了入浴、清洁、进食等日常生活常见的老年介护技术。

本书既可以作为护理专业学生学习老年护理的参考用书，亦可作为综合性医院、老年专科医院、社区卫生服务中心，以及养老机构从事老年护理工作医务人员的参考书籍。

图书在版编目（CIP）数据

老年介护高级教程 / 邹海欧，霍晓鹏主编 .— 北京： 科学出版社，2023.7

ISBN 978-7-03-071347-6

Ⅰ . ① 老… Ⅱ . ① 邹… ② 霍… Ⅲ . ① 老年人－护理学－教材 Ⅳ . ① R473

中国国家版本馆CIP数据核字(2023)第141696号

责任编辑：丁慧颖 / 责任校对：张小霞
责任印制：肖 兴 / 封面设计：吴朝洪

科 学 出 版 社 出版
北京东黄城根北街 16 号
邮政编码：100717
http://www.sciencep.com

北京中科印刷有限公司 印刷
科学出版社发行 各地新华书店经销

*

2023 年 7 月第 一 版 开本：889×1194 1/16
2023 年 7 月第一次印刷 印张：13 插页：2
字数：380 000
定价：88.00元
（如有印装质量问题，我社负责调换）

《老年介护高级教程》
编写委员会

主　　编　邹海欧　霍晓鹏

副 主 编　丁　颖　李小雪

编　　者（按姓氏笔画排序）

丁　颖　杜红娣　李　凯　李小雪

邹海欧　张　政　张　洁　张晓洁

赖小星　霍晓鹏　薄　琳

编写秘书　李凌宇　史佳伟

序

　　随着我国社会经济快速发展，人民生活水平和医疗卫生保健事业的极大改善，老龄化进程也逐步加快。人口老龄化所带来的慢性疾病问题、医疗保健及老年生活质量等问题已经成为我国社会发展的重要挑战。培养高素质的介护人员有利于应对老龄化给社会、家庭带来的巨大压力及负担，有助于解决老年人的社会养老和医疗问题，维持老年人正常生活和促进身心健康，提高老年人的生活质量。然而目前我国的介护学一直属于护理学的范畴，没有明确地将介护工作从护理学中分离出来，也缺乏针对介护的相关专业书籍及系统的课程设置。该书借鉴了国内外的先进经验。例如，日本的介护医疗，其满足了不同层次老年人的需求、提高了老年人的生活质量，对于解决日本深度老龄化社会带来的问题起到了非常积极的关键性作用。

　　该书详细阐述介护的理念、特点、专业性与职责；介护技术和人体力学，老年人的日常介护；老年人常见疾病与康复介护，以及辅助用具等。该书把先进的理念和具体的操作指导集合起来，将对我国老年介护人员的专业化培训起到积极作用。另外，该书配有插图和相关案例，方便读者理解。该书既可以作为护理专业学生学习老年护理的参考书籍，亦可作为综合性医院、老年专科医院、社区卫生服务中心，以及养老机构从事老年护理工作医务人员的参考书籍。

中华护理学会老年专业委员会主任　杨　莘

2022 年 10 月

前　言

　　截至 2020 年年底，中国 65 岁及以上老年人口数量达 1.91 亿，人口比重达 13.5%。据研究预测，到 2050 年，我国 65 岁及以上老年人口数量将接近 4 亿。研究还显示超过 1.8 亿老年人患有不同程度的慢性病，失能、部分失能老年人口数量约 4000 万，且 65 岁以上的老年人中 80% ～ 90% 有不同程度的日常活动障碍。如何养老成了一个社会关注的问题。与之对应的是，老年介护的社会需求量在不断增加。然而目前国内老年介护的现状是对介护人员有庞大的市场需求，但还没有明确的介护学专业，也没有专门的介护师培训学校和师资，且老年介护相关的专业书籍稀缺，尤其缺乏兼具专业性和指导作用的工具书。

　　为了培养合格的老年介护人才，适应我国社会人口老龄化发展的需要，本书紧密结合介护领域的实践与发展，借鉴国内外先进的介护经验，并参考了权威著作。通过本书，读者能够理解人口老龄化问题、老化理论，了解老年人常见的健康问题及介护措施，熟悉常用的介护技能与方法。本书的编写得到了国际日本医疗技术协会、松柏介护医疗服务（北京）有限公司、各位编者及所在单位的大力支持，在此表示诚挚的感谢！同时感谢于新、杜昀霖、郭田夫、冯帅同志在书稿文字、图片整理工作中给予的帮助与支持。由于编者知识水平与能力有限，书中难免有疏漏之处，敬请广大读者批评指正。

编　者

2022 年 8 月

目　　录

彩图

第一章 概　　述

　　我国进入老龄化社会以来，逐步呈现出老年人口基数大、增速快、高龄化、失能化、空巢化趋势明显的态势，导致老年人养老问题异常严峻。随着年龄的增长，老年人的各种生理功能衰退，慢性病患病率增加，其健康介护的需求也不断增加。同时，由于我国目前处于老龄化的快速发展期，老年人的需求也在不断发生变化。因此，明确老年人的需求，针对老年人的需求为老年人提供满意的介护服务便成为重中之重。在介护过程中，通过满足老年人的需求，为老年人创造条件，达到对老年人自我实现的支持和尊严的维护，让他们有意义地生活尤为重要。本章将从目前我国老龄化社会现状、与健康相关的概念、老年人的需求、自我实现与尊严等方面进行介绍，以期促进介护工作的开展。

第一节　老龄化社会及介护

一、老龄化社会

　　随着社会经济和医疗保健的进步及发展，人的寿命不断延长，老年人口所占比例急剧增加，人口老龄化已经成为 21 世纪一个重要的社会问题。人口老龄化给社会、家庭带来了巨大的压力，与之对应的是对我国老年介护工作的开展提出了严峻的挑战。因此，满足老年人的健康需求，提高老年人的生活质量，维护和促进老年人的身心健康，实现健康老龄化的战略目标，无疑是介护领域的重要课题。

　　人口老龄化是世界人口发展的普遍趋势，标志着人类平均寿命延长，体现了生命科学与社会经济的不断进步和发展。中国作为人口总量最多的国家，老龄化问题日趋严重。2020 年中国 65 岁及以上老年人口数量达 1.91 亿，占总人口比重的 13.5%。预计到 2057 年，中国 65 岁及以上人口数量达峰值 4.25 亿，占总人口比重的 32.9% ～ 37.6%。根据联合国的定义，一个国家的人口中 65 岁及以上老年人人口所占比例超过 7%，即为"老龄化社会"，超过 14% 为"老龄社会"，超过 21% 为"超老龄社会"。社会人口老龄化所带来的问题不仅是老年人自身的问题，还涉及政治、经济、文化和社会发展诸多方面，将给经济的可持续发展和人民生活等各领域带来广泛而深刻的影响，也造成养老保障、医疗保障、养老服务等多方面的压力。"超老龄社会"存在许多社会问题，主要包括：①居家意外事故增加，老年人由于身体功能下降，居家时极易出现呛咳、窒息、跌倒等；②独居老人数量骤增，孤独死情况急剧增加，独居老人由于生前没有子女和亲人，或者亲人离家较远，平时疏于照顾，老年人意外死亡时身边无人知晓；③痴呆症老人增加，随着年龄的增加，人体各脏器会逐渐衰老、退化，特别是神经系统，因此痴呆症老人数量正在不断增加。

二、介护

介护是指对独立生活有困难者进行专业性援助，以照顾日常生活起居为基础，满足介护对象身体、精神、社会各方面需求，以确保介护对象成长、进行健康生活为目标，最终使介护对象能够满意地生活。介护人员是指：掌握专门知识和技术，帮助因身体或精神上的障碍而难以正常起居者进行入浴、排泄、进食等，并对其他照顾人员和被照顾者进行相关指导的专业人员。介护人员是介于临床护理人员和传统的家庭照顾者之间，接受过专业理论、技术培训，并通过国家资格考试并注册的一类护理人员。介护的服务对象为生活不能自理的弱势人群，包括不能完全独立生活的老年人、儿童和残障者；工作范围涉及医院、社区及家庭。介护的工作内容以照顾介护对象的日常生活，并丰富他们的文化生活为主，其目标是提高介护对象的生活质量，最大限度地实现其人生价值。

人口老龄化及其快速发展趋势对各国的社会和经济发展产生了巨大影响，人口老龄化程度提高和家庭功能弱化之间的矛盾凸显，老年介护是保证老年人生活质量的有效途径。日本是亚洲最先步入老龄化社会的国家之一，日本老年介护的迅速发展离不开相关政策及法律法规的支持。日本政府从20世纪50年代末就开始立法完善养老问题，先后颁布了《老人福祉法》《老人保健法》。1987年，日本政府又出台了《社会福祉士及介护士福祉士法》，同时成立了"社会福祉士及介护士"的资格认定制度，实现了社会福祉职称的制度化，既提高了从事介护服务的专门人才的社会地位，又使其受到法律制约。2000年，日本政府全面推出《介护保险法》，该保险提供的服务有别于医疗护理工作，主要是对老年人、残疾人进行日常生活照料，并且在医疗、看护、康复等方面给予专业的援助，是针对日本老年人的重要保障制度。该保险将40岁以上人群定为被保险人，由地方政府担任保险人，日本公民从40岁开始，必须参加保险，老年之后即可享受介护护理，使老年生活无后顾之忧。2001年，日本引入《国际功能、残疾和健康分类》标准，使得整个介护领域发生了极大的变化。2014年，日本通过了《残疾人权利公约》，这在介护领域和医疗领域也是一个重要的话题。完善的福利制度和专业的介护工作使日本的老年福祉事业蓬勃发展，通过家庭和机构的介护服务建立了新型保健－医疗－介护服务体系，减少了老龄化带来的社会医疗和介护问题，形成了集保健、医疗、护理、教育为一体的老年介护服务体系。

我国介护事业起步较晚，相关方面的制度建设比较薄弱，目前涉及老年人保障的法律较少。1996年制定了《中华人民共和国老年人权益保障法》，并经过了三次修正，对保护老年人的合法权益发挥着非常重要的作用。近年来，《老年人社会福利机构基本规范》《养老护理员国家职业标准》《国务院关于加快发展养老服务业的若干意见》等相关养老护理政策不断出台。以居家介护为主的保姆服务、小规模娱乐保健型的日间托老所、集体居住的养老院、个性化的老年公寓、临终关怀医院等介护形式虽然在一定程度上能够满足部分老年人的需求，但仍存在一定的不足。只有不断加强老年介护服务队伍的建设，完善老年保健制度及老年医疗服务体系，才能使我国老年介护事业得到发展。

第二节　与健康相关的概念

健康是人类生存发展的基本要素，也是人类一直以来探求的目标。随着科学技术进步和社会经济的不断发展，健康的概念也与时俱进，其内涵逐渐丰富和完善。随着年龄的增长，老年人的各种生理功能不断衰退，慢性病患病率增加，其健康介护需求不断增加，在健康日益受到重视的今天，如何清晰地界定和理解与老年人密切相关的健康、生活质量、平均寿命与健康寿命、疾病、保健、康复、健康促进等相关概念，是做好介护的重要前提和基础。

一、健康

1. 概念　世界卫生组织（World Health Organization，WHO）将健康定义为身体、精神、社会层面上呈现完全的良好状态。健康不单纯指身体没有生病或不处于虚弱状态，还包括精神、心理、社会经济层面及生活环境良好，这种全面、优良的状态才是真正的健康。世界卫生组织在1990年对健康的定义提出了修正，将健康定义为躯体健康、心理健康、社会适应良好和道德健康均健全的动态状态。动态状态是指状态是可持续的。修正后的健康定义除了没有身心疾病、不需要长期护理以外，还包括人格、人性、经济层面都处于良好平衡状态，并且这种状态一直持续。

2. 健康的3种判断方法　即主观的健康、客观的健康及精神上的健康。主观的健康主要是对自己的身体健康状况进行主观判断，如有无头痛、腹痛等症状；客观的健康则需要根据血液检查、影像学等医学检查来判断；精神上的健康是指与身体健康无关，自我感觉所判断的"健康"，即使有残障，但心态积极向上，每天都充满干劲的状态即精神上是健康的。

3. 影响健康的因素　包括生活习惯、遗传、社会环境、医疗水平和自然环境，其中生活习惯为主要的影响因素（图1-2-1）。不良的生活习惯会威胁到身体健康，包括不良饮食习惯、饮酒、吸烟、生活压力和运动不足等，最终导致高血压、心脏病、糖尿病、脑血管疾病等慢性病，造成严重功能障碍或死亡。

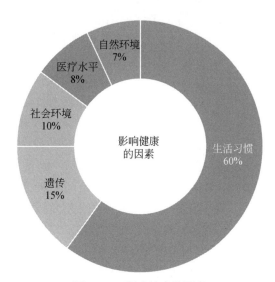

图 1-2-1　影响健康的因素

4. 促进健康的因素

（1）饮食与营养：是维持生命和健康的基本需要。在相对单调的老年生活中，食物的制作和摄入过程还可带来精神上的满足和享受。营养成分包括碳水化合物、蛋白质、脂肪、维生素、矿物质、膳食纤维、水分等。其中碳水化合物及脂肪提供能量，蛋白质是人体组织的基本成分，矿物质及维生素可改善身体状况。由于生理因素、心理因素及社会因素等会影响老年人的营养摄入，故需要专业的介护服务来改善其营养摄入情况，促进健康。

（2）身体活动及运动：老年人的活动能力与其生活空间的扩展程度密切相关，进而可影响其生活质量及健康水平。不同年龄段所需的身体活动量（包括生活活动和运动）有差异，65岁以上的人群应遵从每日40分钟的活动量（不论强度）。老年人可以根据自己的年龄、体质、身心状况、场地条件，选择适当的运动项目。有研究显示太极拳运动可明显减轻老年妇女的焦虑，而民族舞蹈则对于抑郁症患者更加有效。锻炼计划的制订应符合老年人的兴趣并考虑其能力，而锻炼目标的制订则必须考虑到老年人对自己的期望，这样制订出来的计划老年人才愿意坚持，进而促进健康。

（3）休养与维持心理健康：通过休养来减轻、改善疲劳及压力。恢复身心健康及充实人生需要有足够的休养，并与压力良好相处，这是心理健康至关重要的因素，除此之外还要保证高质量的睡眠。老年人的睡眠时间一般比青壮年少，这是因为老年人大脑皮质功能减退，新陈代谢减慢，体力活动减少，所需睡眠时间也随之减少，一般约为每天 6 小时。除此之外，老年人的睡眠模式也随年龄增长而发生改变，出现睡眠时相提前，表现为早睡、早醒；也可出现多相性睡眠模式，即睡眠时间在昼夜之间重新分配，夜间睡眠减少、白天瞌睡增多，以及老化引起的脏器功能衰退导致夜间易醒而使睡眠断断续续。有许多因素可干扰老年人的生活节律而影响其睡眠质量，如躯体疾病、精神疾病、社会家庭因素、睡眠卫生不良、环境因素等。而睡眠质量的下降则可导致烦躁、精神萎靡、食欲减退、疲乏无力，甚至疾病的发生，最终直接影响老年人的生活质量，所以老年人要保证足够高质量的睡眠来促进健康。

（4）环境的调整及安排：舒适、安全的生活环境可以提高老年人的生活质量并可以促进健康，故要注意尽量去除妨碍生活行为的因素，或调整环境使其能补偿机体缺损的功能，促进老年人独立生活能力的提高。

二、生活质量

1. 概念　生活质量（quality of life，QoL）是指在个人生活的文化和价值观中，对人生目标、期望、标准或兴趣的一种认知。生活质量也可以解释为个体的生活态度与生活方式。生理、心理等多方面的因素可能会导致老年人生活质量有不同程度的下降，故应通过高质量的介护服务提高其生活质量。

2. 与生活质量相关的因素　包括三方面：①身体、心理健康状态相关的生命质量；②生活功能相关的生活质量，生活功能指日常生活活动能力，即生活中不断反复进行某种活动的能力；③社会性相关的人生质量，包括社会适应能力、对社会生活的参与度等。以上三方面互相关联，并互相影响。此外，生活质量还受个人接触的文化和教育、社会经济背景、健康素养、人生观和价值观等的影响。

3. 提高生活质量的途径　让自己在生活中找到生存价值和充实感。健康状态越好的老年人越能体会到生存价值，健康状态越差的老年人体会到生存价值的概率越低，而认为自己健康状态不好的人则多数体会不到生存价值。以下情况可以帮助老年人感受到生存价值和充实感：与家人团聚，品尝美食，热衷于自己感兴趣的事情，看电视、听广播，与亲友、熟人用餐或聊天，在志愿者团体、邻里协会、当地活动中贡献自己的力量等。

4. 生活质量下降的原因

（1）营养不良、饮食习惯紊乱：老年人身体功能、口腔状态、认知功能等的退化导致膳食摄入量减少，引起营养不良。营养状态不平衡会影响健康、降低生活能力，最终导致老年人生活质量的下降。

（2）身体活动量、运动量下降：老年人由于身体功能下降导致运动量减少，运动量减少又会导致身体功能降低，从而进一步导致运动量下降，形成恶性循环。如果认知功能降低，则无法继续运动，使得运动量减少，对活动的积极性降低，最后导致生活质量下降。

（3）过度劳累与压力：会使老年人的心理健康受损，失去生活动力、缺乏兴致，无法享受生活、充实人生，生活缺乏充实感，导致生活质量下降。

（4）年龄增长和疾病带来的慢性疼痛：老年人容易受到骨骼、神经、肌肉、血管系统等功能障碍引起的慢性疼痛的困扰。同时，老年人还可能会因为年龄增长和慢性病导致身心衰老，最终卧床不起，生活质量下降。

（5）衰弱综合征：是指因年龄增长和慢性病使老年人身心衰老的状态。在此种状态下，老年人容易出现身体功能降低、患病、住院等情况，使身心无法抵抗外界压力，处于脆弱状态，形成恶性循环。因此，衰弱综合征也是导致生活质量下降的原因之一。

（6）经济状况：如果老年人经济状况处于较低水平，则很难获得幸福感，生存价值与充实感缺乏，生活质量就会下降。如果经济水平低,维持生活会变得困难,也不能改善生活环境,进而导致身体功能下降,影响生活质量。

三、平均寿命与健康寿命

1. 平均寿命 是指人未来寿命的预测值,可反映社会生活质量的高低。社会经济条件、卫生医疗水平限制着人的寿命,所以在不同社会、不同时期,人寿命的长短有着很大的差别。同时,由于体质、遗传因素、生活条件等个人差异,也使每个人的寿命长短相差悬殊。国家卫生健康委员会发布的《2021年我国卫生健康事业发展统计公报》显示中国居民人均预期寿命由2020年的77.93岁提高到2021年的78.2岁。我国居民的主要健康指标居于中高收入国家前列。

2. 健康寿命 是个人在健康良好状态下的平均生存年数,是从平均寿命中扣除由于疾病或伤残需要医疗和介护的时间。平均寿命与健康寿命之间的差距越大,非健康状况下的寿命越长,个人、家庭、社会的负担越重,损失越大。根据世界卫生组织《世界卫生统计2022》的数据,2019年我国居民人均预期寿命是77.4岁,健康预期寿命是68.5岁,也就是说,中国老年人预计近9年的时间带病生存。

在世界范围内,平均寿命和健康寿命的差值相比也是很大的。如果不需要医疗和介护的健康寿命更长一点,那平均寿命和健康寿命的差值就会缩小。如何延长健康寿命,缩短和平均寿命之间的差值是一个需要解决的难题。健康寿命缩短的原因包括不健康的饮食生活、高血压、吸烟、肥胖、糖尿病、高胆固醇血症、长期承受压力等,延长健康寿命必须做到养成良好的生活习惯,积极预防、治疗慢性病。

四、疾病

疾病指的是体内功能的平衡被打破而引发的一系列症状。首要考虑的原因是遗传因素,其次是缺乏稳定的环境、受到干扰生命活动的外力影响、不良日常生活习惯及过度的压力等。在死因分析中,我国老年人死因排名第一的是恶性肿瘤,其次是心脏疾病、脑血管疾病。随着年龄的增长,老年人体内各系统、器官、组织和细胞逐渐发生形态、功能和代谢等一系列退行性变化,严重影响老年人的身心健康。

五、保健

1. 概念 保健是指为保持和增进人们的身心健康而采取的有效措施。其目的包括预防由工作、生活、环境等引起的各种精神疾病或预防由精神因素引起的各种躯体疾病。保健工作虽不能直接提高个体的心理健康水平,但能预防个体不健康心理和行为的发生。老年保健是指在平等享用卫生资源的基础上,充分利用现有的人力、物力,以维护和促进老年人健康为目的,发展老年保障事业,使老年人得到基本的医疗、护理、康复、保健等服务。老年保障事业以维持和促进老年人健康为目的,为老年人提供疾病的预防、治疗、功能锻炼等综合性服务,促进老年保健和老年福利事业的发展。

2. 老年保健的任务 开展老年保健工作是运用老年医学知识开展老年病的防治工作,加强老年病的监测,控制慢性病和伤残的发生;开展健康教育,指导老年人日常生活和健身锻炼,提高健康意识和自我保健能力,延长健康预期寿命,提高生活质量,为老年人提供满意的医疗保健服务。基于上述的老年保健任务,应实现老年医疗服务和介护服务的无缝衔接,社区卫生服务中心、老年医疗服务机构、综合医院的老年病科,与社区托老所进行合作,使老年人可在养老机构和医疗机构之间享受医疗、健康保健等服务,这需要依赖完善的医疗保障服务体系,充分利用社会资源,做好老年保健工作。

六、康复

康复原意是恢复，即恢复到原来的地位和状态。而医学领域内的康复是指机体功能（包括身体、心理、社会等功能）复原，同时针对各种先天或后天的疾病和损伤所造成的各种功能障碍，采取综合措施，使之尽可能恢复正常的功能或发挥其残余功能。进入老年期后机体的生理功能和器官、组织、形态等方面呈进行性的退行性变化，导致老年人不同程度地表现出机体活动力减弱，生物效应力降低，对外界环境适应力减退等各系统生理和代谢功能的障碍，因而容易出现机体损伤等情况，需要通过多种康复方式恢复其身体功能，提高生活质量。

七、健康促进

1. 概念 健康促进是促进人们维护和提高自身健康的过程，是协调人类与环境之间关系的战略措施，其规定个人与社会对健康各自所负的责任。

2. 健康促进涉及 5 个主要活动领域 首届全球健康促进大会发表的《渥太华宪章》中指出，健康促进涉及 5 个主要活动领域。①制定促进健康的公共政策：健康促进的含义已超出卫生保健的范畴，各个部门、各级政府和组织的决策者都要把健康问题提到议事日程上。明确要求非卫生部门建立和实行健康促进政策，其目的是使人们更容易做出更有利于健康的抉择。②创造支持性环境：健康促进必须为人们创造安全、满意、愉快的生活和工作环境。系统地评估快速变化的环境对健康的影响，以保证社会和自然环境有利于健康的发展。③加强社区的行动：充分发动社区力量，积极有效地参与卫生保健计划的制订和执行，挖掘社区资源，帮助人们认识自己的健康问题，并提出解决问题的办法。④发展个人技能：通过提供健康信息，教育并帮助人们提高做出健康选择的技能，以支持个人和社会的发展。⑤调整卫生服务方向：调整卫生服务类型与方向，将健康促进和预防作为提供卫生服务模式的组成部分，让广大群众受益。

第三节 需 求

需求是人感到不足后希望得到满足或与此相应的情绪、想要得到的心情，或强烈希望得到某样东西。随着社会的进步，人们的需求也在不断变化。我国自 1999 年进入老龄化社会，当前已处于老龄化的快速发展期，老年人的需求也在逐步增长，与之对应的，明确老年人的需求，针对老年人的需求为老年人提供满意的介护服务成为重中之重。

一、马斯洛需求层次理论

食欲、睡欲和性欲被称为人的三大基本需求。食欲是想吃、想填饱肚子的需求；睡欲是因为有睡意而产生的想睡觉的欲望；性欲是想要留下后代或追求性快感的需求。一旦基本需求得到满足就会转变为更高层次的社会需求。要想幸福地生活、完成自我实现，就必须循序渐进地满足需求。

马斯洛于 1943 年提出了人的需求层次理论（图 1-3-1），对人的欲望进行了三角形"金字塔"分层，分为生理需求、安全需求、情感与归属需求、尊重需求、自我实现需求。马斯洛通过需求层次理论说明了以下几点内容：五种需求是最基本的，与生俱来的，构成不同的等级或水平；要从金字塔下层开始，分阶段满足需求，最终完成自我实现。当生理需求没有得到满足时，人的意识只会集中在满足生理需求上，而不会去满足其他需求。但是也不是所有人都遵循需求层次理论，生活中有一些人即使没有完全满足某个阶段的需求，也会继续满足下一个阶段的需求。

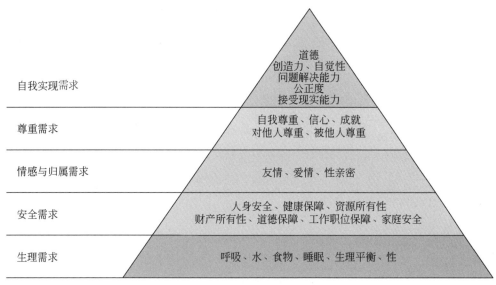

图 1-3-1　马斯洛需求层次理论

二、需求的种类与内容

根据马斯洛提出的需求层次理论，人的需求分为五大类，即生理需求、安全需求、情感与归属需求、尊重需求、自我实现需求。

1. 基本需求　是人生存所必需的，如果这种需求得不到满足，个人生存就会成为问题，进而产生强烈压力。

（1）生理需求：是人类维持自身生存的最基本要求，包括饥、渴、睡眠等。

（2）安全需求：是指人希望生活在安全的环境中，如经济稳定、财产安全、保持良好的健康状态等。

2. 社会需求　又称为精神需求，包括情感与归属需求、尊重需求、自我实现需求。

（1）情感与归属需求：是指想要从所属家庭、组织等社会性集团中获得安心感的一种需求，包括友情、爱情等。

（2）尊重需求：不仅仅是从所属集体中获得安全感，还包括希望得到高度评价，是希望自己的能力得到认可的一种需求。正是出于这种需求，人们才会努力找到自己在集体中的意义和价值，进而获得满足感。

（3）自我实现需求：为最高层次的需求，是想要完成只有自己才能做的事情，想要活出自我的一种欲望和需求。一般来说，为了满足自我实现需求，需要分层、分阶段满足各项需求，最终满足高层次的需求。

日常生活中，人们对生理需求和安全需求的认识是一致的，但是对情感与归属需求、尊重需求、自我实现需求的认识因人而异。

除了上述需求的分类外，人类的需求还可以有如下分类。①外在需求和内在需求：外在需求是指想要完善自己外部环境的一种需求。在社会需求和基本需求中，生理需求、安全需求、情感与归属需求属于外在需求；内在需求是指想要满足自己内心的需求。社会需求中的尊重需求和自我实现需求属于内在需求。②匮乏需求和成长需求：匮乏需求是指想要弥补自己不足的一种需求，包括生理需求、安全需求、情感与归属需求、尊重需求；成长需求是指当匮乏需求被全部满足之后，人希望进一步提升自己的需求，也就是自我实现需求。自我实现需求既是社会需求，也是马斯洛"金字塔"最高层次的需求。为了满足成长需求，需要先满足低层次的匮乏需求中的需求，然后才能满足进一步提升自己的需求。

三、老年人的需求

1. 对医疗服务的需求　老龄化对健康的影响极其显著，老年人对医疗服务的需求显著增加。一方面，老年人由于生理功能衰退和机体抵抗力下降，患病率和发病率增高，导致对医疗服务需求的显著增加；另一方面，老年人慢性病的患病率增加，通常是总人口发病率的 2～3 倍，这使得老年人的医疗服务需求比一般人群明显增高。据统计，在美国医疗费用增长中，7% 是由人口老龄化所致。日本 65 岁以上老年人的医疗费用是一般人群的 4.6 倍。中国的调查也显示，一个 60 岁以上的老年人所支付的医疗费用占其一生医疗费用的 80% 以上；65 岁以上人口的人均医疗费用是 65 岁以下人口的 3～5 倍。据中国的老龄化趋势预测，在医疗服务价格不变的情况下，人口老龄化导致的医疗费用负担将以每年 1.54% 的速度递增。

2. 对保健服务和福利设施的需求　老年人对保健服务和福利设施的需求增加。社会福利服务与卫生保健服务是密切相关的。首先，老年人由于老化、疾病和伤残而妨碍了正常社会交往，降低了活动或独立生活能力；其次，老年人经济收入减少，参与社会活动的机会减少，可能导致情感空虚，出现孤独感、多余感；最后，由于身体状况的变化，老年人会对住房和环境产生新的需求。因此，老年人希望社会福利能尽力填补由社会和经济发展造成的差距，使自己在家庭、社区或其他环境中有所作为，自我实现，尽快从困境中解脱出来。多年来，针对老年问题采取的解决方法：①个人或家庭有责任照顾老年人，国家相关法律法规对老年人进行保护，并提供有限的资金和服务；②民政部门有责任对无家庭抚养的老年人进行照顾；③老年人照顾组织由国家支持；④国家和社区应当参与组织老年人的福利服务，加强社区养老服务设施建设，加快老年活动场所和便利化设施的建设，加快推进无障碍环境建设，加强住宅的适应性改建等福利设施建设。

3. 高龄老人对生活照顾的需求　由于年龄增高而引起的退行性疾病容易导致活动受限甚至残疾，生活不能自理，老年人对生活照顾的需求增加。第四次中国城乡老年人生活情况抽样调查结果显示，我国失能、半失能老年人占老年人口总数的 18.3%。老龄事业发展规划强调，加强居家养老服务，为老年人提供必要的生活照料，满足老年人特别是高龄老人的生活照料、精神慰藉等方面的需求。

第四节　自我实现与尊严

随着经济社会的发展和医疗水平的提高，人们的寿命越来越长，同时由疾病或残疾导致需要长时间接受介护的情况不断增加。在介护过程中，为老年人创造条件，重视对自我实现的支持和尊严的维护，让他们有意义地生活尤为重要。

一、自我概念和发展的变化

在人生的不同阶段，个人的身体、精神状况、周围环境都会发生变化，自我概念和发展也会发生变化。

1. 婴幼儿期和学龄期　这一时期是身心急速发展的时期，婴儿期是形成母子依恋关系的重要时期。幼儿期是身体功能、语言能力和记忆力日渐发达，慢慢学会说话的时期。学龄期是与性格有关的个性开始分化的时期。

2. 青春期和青年期　青春期和青年期是从孩子成长为大人的过渡期，也是身体上迎来第二性征的时期。这个阶段将面临升学、就业、与朋友和异性的关系、人生观和价值观的建立等各种各样的问题，是非常不稳定的时期。在这个时期会意识到自己与他人的不同，形成自我认同感，自我认同感加上他人的评价等客观指标，形成自我概念。

3. 成人期 是变得平静、成熟的时期，也是人生中最稳定、跨度最长的时期。成人期与社会之间的联系变多，义务和责任增加。身体方面，成人期经过成熟阶段后逐渐进入衰退阶段。成人期是思考过去、正确把握人生方向十分重要的时期。

4. 老年期 ①身体方面，老年人各种生理功能逐渐衰退，出现老化现象。人体衰老涉及全身各种细胞、组织和器官的退行性改变，既有形态上的改变，又有功能上的下降；既有随年龄逐步出现生理性衰老的特点，又有因老年病影响而出现病理性衰老的表现。②外表方面，老年人皮肤松弛、面部皱纹增多，可出现棕褐色老年斑。毛发稀疏、两鬓斑白，最后呈白发银须。体形方面，往往发生骨质疏松症，可引起脊柱压缩性骨折，身高普遍下降，甚至出现躯干弯曲、驼背。③进入老年期，身体各系统、各器官会发生程度不一的器质性或功能性改变。其中，肾、心、肺等重要器官的储备能力下降较明显。许多老年人常常有远视（老花眼）、视力减退、视野变小，有的老年人发生老年性白内障，听力也常常下降，还有肌力减弱、动作缓慢、手脚发抖等现象，给老年人带来烦恼和不便，产生"人老珠黄"的老化感。④社会关系方面，由于老年人常常面临社会角色的改变、疾病、丧偶等生活事件，老年人容易疏远与社会之间的联系，人际关系也会容易变得淡薄。由于兴趣缺乏、情绪低落，老年人逐渐变得不擅长建立新的人际关系。⑤个体在进入老年期后，行为和情绪等性格特点还会发生一系列的变化，一般有如下特征：自我中心性、内向性、保守性、办事刻板、比较执拗、应变性差、适应能力下降、依赖性强等。进入老年期后，老年人虽在生理、心理上出现以上变化，但因为已经经历了人生的前几个阶段，对人生有自己独到的见解，积累了各种各样的经验，故老年期是容易达成自我实现的时期。

二、自我实现的概念及特征

自我实现是指个体的各种才能和潜能在适宜的社会环境中得以充分发挥，实现个人理想和抱负的过程，强调最大限度地发挥自己的潜能，不断努力追求理想的自我。做到自我实现首先要重新审视自己，清楚自己想要做什么；其次还需要了解实现目标会存在什么样的困难；之后要思考解决困难的方法，不断努力并付诸实践。在这个过程中还需要进行方法调整和目标微调。虽然自我实现是要成为理想的自我，但是也可以帮助他人完成自我实现，使他人发挥出自己最大的潜能，成为理想的自己。在人生的不同阶段中，老年期是容易达成自我实现的时期。

自我实现的特征包括：①对现实的准确把握和对不确定性的容忍能力；②坦然接受自己和他人；③思想和行动上的自然、自由；④幽默风趣且极具创造性；⑤关心人类的幸福；⑥能够客观地看待人生。

三、自我实现与尊严

要达成自我实现的目的，必须先构建一个自己能做决定并且可以受到尊重的环境。能够自己做出决定称为自我决定，受到周围人尊重称为尊严，这些都是达成自我实现所需要的因素。在介护工作领域，很多事情老年介护对象自己无法决定，或者即使做出决定也会伴随危险，这就需要外界帮助决定。这时需要介护人员认真倾听对方想做什么、了解对方的想法，在尊重对方意愿的基础上，帮助其做出自我决定。

自我实现还涉及生存价值，所有人都想通过拥有某种生存价值来寻找自己人生的价值和意义。生存价值指的是活着的一股劲头，让人觉得活着是件好事。针对老年人的生存价值调查数据显示，大多数的老年人能够完全感受到或多多少少能够感受到生存价值，有 15% ~ 16% 的人感受不到生存价值。

（杜红娣　霍晓鹏）

第二章　老化带来的变化及对死亡的理解

随着年龄的增长，人体会生长发育，进一步变得成熟，之后逐渐衰退，最终迎来死亡，这是人的生命阶段。介护的对象多数处于老年阶段，伴随着老化，老年人在身体和精神上发生了哪些变化？对于生命的最终阶段老年人是如何理解的？了解老化带来的变化对于怎样进行帮助、怎样进行陪伴，以及怎样进行支持会有更好的理解，本章将围绕上述问题进行详细介绍。

第一节　老年人的生理特征

老年期的典型特征就是"老"，即老化、衰老的意思。人的老化首先是从生理方面开始的，这种生理特征的变化不仅体现在老年人的外观形态上，还反映在人体内部的细胞、组织和器官，以及身体各系统功能的变化上。

一、概述

随着年龄的不断增长，老年人的身体功能开始退化，相较于年轻人会表现出不同的生理特征。基于此，在进行老年介护的过程中，要了解并熟悉老年人这些特殊的生理特征，以便尽早发现并处理异常状况，尽可能消除影响老年人健康状态的危险因素。例如，误吸是老年人容易发生的危险事件，严重时甚至会威胁生命。而此事件的发生与老年人特殊的身体特征有关。在进食时，正常的身体构造不会使食物进入气管，但老年人由于身体功能下降，容易导致食物误入气管。此时若身体处于健康状态，因气管有异物感会引发咳出异物的反射。老年人由于年龄较大或受躯体疾病的影响，抑或身体反应迟钝甚至消退，异物极有可能在老年人未察觉时进入气管，并受到重力垂直向下的作用，侵入横向弯曲角度相对较小的右支气管，发生误吸。此外，老年人软腭的封锁功能也趋于迟钝，对气管内异物的反应并不灵敏，致使异物不断深入，容易引起吸入性肺炎。因此，对于老年人来说，进食时的姿势非常重要。老年人进食时务必要注意头部及颈部的位置状态，保证头部及颈部均未处于后仰位，以提高进食的安全性。

可见，掌握老年人特殊的生理特征对于维持老年人良好的健康状态至关重要。只有充分了解老年人的生理特点，及时去除各种潜在的危险因素，才能为老年人提供更优质、全面的介护服务。

二、老年人生理特征的表现

总体来看，老年人的生理特征包括以下几方面。

1.体内平衡功能受到限制　人类赖以生存的前提是身体具备维持生命的重要功能，而老年人因年龄增长，此功能会受到限制。

2. 复原能力下降　当老年人恢复到原来状态的能力下降时，其身体会容易患病。

3. 肌肉力量及弹性降低，运动功能下降　老年人的肌肉力量减弱，肌肉的柔软度、弹性等也会降低，从而导致身体运动功能降低。

4. 感觉功能降低　由于老年人感觉功能降低，即使是微小的影响也可能导致平衡被破坏。同时还会发生眼睛看不清、耳朵听不清等状况。

5. 脑重量减轻，神经传导速度降低　老年人的脑重量减轻，神经传导速度减慢，这同时也是导致运动功能及感觉功能降低的原因之一。

6. 呼吸功能降低　老年人肺泡及呼吸道内的变化会导致呼吸功能降低。

7. 免疫功能降低等　老年人免疫力低，因此相对于年轻人更容易感染疾病。

三、老化引起的生理变化

老化引起的生理变化包括外表、感觉功能、运动功能、咀嚼及消化功能、循环功能、呼吸功能，以及泌尿系统、神经系统功能的变化等。

（一）外表的变化

老年人外表的变化包括毛发的变化、皮肤的变化及皮肤感觉功能的变化。

1. 毛发　老年人体内负责为毛发输送氧气和营养成分的细胞新陈代谢减缓，故脱发、秃头、白发的发生增多，这也是老化的特征。

2. 皮肤　老年人皮肤弹性降低，容易受伤，细菌容易从伤口处入侵，引发炎症。此外，皮肤的皮脂和水分减少，容易干燥，并可能伴有瘙痒。同时，皮肤对于紫外线的防御能力变差，外出时皮肤易受紫外线影响。

3. 皮肤的感觉功能　皮肤感觉是由皮肤感受器官产生的，包括触觉、压觉、痛觉、温度觉等，老年人由于感觉迟钝易引发不良后果。例如，在发生皮肤感觉迟钝之后，可能会因触碰某物而受伤，甚至可能危及生命；而在痛觉下降之后要回避危险就会变得困难。另外，由于皮下脂肪减少，导致老年人对于寒冷刺激的知觉也会降低。

（二）感觉功能的变化

老年人感觉功能的变化主要包括视觉和听觉功能的变化。

1. 视觉　老年人可能会出现：①视力降低；②视野狭窄，即能看见的范围变得狭窄，这也是限制老年人活动的原因之一；③识别光线明暗的能力降低，出现在暗处看不清东西的情况，这种情况下，如果老年人半夜醒来，由于周围环境昏暗看不清而容易导致跌倒；④识别颜色的能力降低（色觉功能降低），例如，当红绿灯变化时，如果老年人不能正确识别颜色而过马路会很危险；⑤晶状体混浊，发生白内障；⑥视网膜的黄体变性（老年性黄斑变性）导致视力降低或视野扭曲等。

2. 听觉　老年人因年龄增长引起的感音神经系统的衰老退化可导致双耳对称的逐渐性神经性耳聋，称为老年性耳聋。其初期的主要表现如下：①很难听到高音；②人多的时候或环境噪声比较大的时候出现交流时听不清的情况；③出现耳鸣的现象；④在家里隔着房间或背后呼唤老年人会出现听不清的情况；⑤看电视时会不自觉地将音量调大；⑥打电话时与人交流比较吃力等。

（三）运动功能的变化

由于肌肉、骨骼、关节的老化，老年人的外貌和运动功能不断发生变化，从而出现驼背、背痛、关节疼痛、活动受限、易跌倒和骨折等。

1. 肌肉　由于年龄的增长，骨骼肌的肌纤维逐渐萎缩，弹性下降，肌肉总量减少，肌肉力量减弱，肌肉收缩的强度、持久性、敏捷性下降，肌腱反射能力减弱，最终导致老年人出现易疲劳、腰酸腿痛、动作缓慢、笨拙、步态不稳等。如果长期卧床或限制在轮椅上会使老年人活动更加减少，进一步导致肌肉萎缩，形成恶性循环。

2. 骨骼　老年人由于钙摄入不足或吸收不良、缺乏户外运动、长期卧床等，骨骼中的有机物质，如骨胶原、骨粘连蛋白含量减少，容易导致骨质疏松、骨骼变形等，如脊柱弯曲和变短、身高降低、骨骼变脆易骨折等。又因骨细胞与其他组织细胞的老化，骨的修复与再生能力减退，容易导致骨折后愈合时间延长或不愈合的比例增加。

3. 关节　随着年龄的增长，老年人的关节软骨、关节囊、椎间盘及韧带等会因老化而发生退行性变化，使关节的弹性、柔韧性和活动范围降低，尤其是肩关节的后伸、外旋，肘关节的伸展，前臂的后旋，髋关节的旋转，膝关节伸展及脊柱的整体运动等功能明显受限。另外，由于骨质增生形成骨刺，会引起关节疼痛、僵硬及活动范围进一步受限。

（四）咀嚼及消化功能的变化

消化功能的变化包括味觉的变化、咀嚼功能降低、吞咽功能的变化、消化和吸收功能的变化，以及肝脏功能降低。

1. 味觉　老年人由于舌乳头的味蕾数量减少及萎缩，影响了味觉和嗅觉，而味觉和嗅觉的减退影响了老年人的正常食欲。

2. 咀嚼功能　随着年龄的增加，老年人的牙龈会发生退行性改变，导致牙龈萎缩。如果同时患有牙周炎，会加重牙龈萎缩，导致牙齿松动、脱落，引起咀嚼能力下降，颌骨、颞颌关节变化，使口唇部和颊部失去了自然的丰满，外观消瘦，颧骨和下颌骨下缘突出，从而变成特征性的老年性面貌。由于面部咀嚼肌的相应萎缩，又进一步影响口腔的咀嚼功能。

3. 吞咽功能　吞咽是神经肌肉反射性协同运动完成的一种生理功能，能使食团从口腔进入胃。老年人由于下颌、唇、舌、软腭、咽喉、食管等器官结构和功能老化或受损，无法安全有效地将食物从口腔输送至胃内，导致不同程度的吞咽障碍，出现进食速度慢、进食时间延长、吞咽费力、食物通过受阻、硬噎、呛咳或咳嗽、食物向鼻腔反流或部分进入气管导致误吸、引起吸入性肺炎等。

4. 消化和吸收功能　随着年龄的增长：①胃节律性收缩和蠕动功能减弱，胃排空时间延长，胃黏膜因老化发生萎缩，造成胃液、盐酸和胃蛋白酶的分泌减少，影响食物的消化，出现上腹饱胀不适等症状；②小肠消化液分泌减少，小肠黏膜表面的绒毛变短且稀疏，导致吸收面积减少，造成各种营养物质的吸收障碍，引起腹胀、腹泻等症状；③大肠黏膜吸收水分的功能减弱，大肠分泌、蠕动功能下降，容易导致便秘。

5. 肝脏功能降低　老年人由于肝细胞数量减少，纤维组织增多，其生理功能，包括脂肪、蛋白质、碳水化合物的代谢及解毒功能等都会受到影响。

（五）循环功能的变化

老年人的循环系统从形态结构到生理功能都有相应的改变。

1. 心脏　随着年龄增长，心脏的功能逐渐减退。其主要变化为心肌萎缩、纤维组织增多及脂肪沉积，因而心肌收缩力减弱，心排血量减少，运送到全身的血液量亦减少。另外，心脏传导系统内特殊心肌纤维减少，窦房结起搏细胞数量显著下降，因而心率可能发生或慢或快的变化，甚至发生心律失常。

2. 血管　随年龄的增加，动脉壁因纤维组织增生、弹性纤维减少导致动脉壁增厚、硬化、弹性减退、周围血管阻力变大，因而使动脉的血压升高，心脏负荷增加。另外，随着年龄的增长，老年人冠状动脉粥样硬化程度逐渐显著，内膜增厚、管腔狭窄，造成不同程度的心肌缺血、缺氧。

（六）呼吸功能的变化

随着年龄的增长，呼吸系统结构与功能会逐渐发生衰老的变化，从而使老年人在发生疾病时肺更易受到损害。

1. 鼻、咽、喉　鼻腔黏膜变薄，其加温、加湿和防御功能下降，容易患鼻窦炎及呼吸道感染。咽、喉黏膜和淋巴组织萎缩，使老年人容易发生呼吸道感染。

2. 气管、支气管　气管、支气管黏膜上皮萎缩，平滑肌明显萎缩，弹性组织减少，纤毛逐渐脱落减少，纤毛的运动能力、排除异物能力及防御能力减弱。小气道杯状细胞数量增多，分泌亢进，黏液潴留，使部分小气道管腔变窄、气流阻力增大，尤其是呼气阻力增加而易发生呼吸困难。

3. 肺　肺组织萎缩，硬度加大，弹性下降，易导致肺不能有效扩张，终末细支气管和肺泡塌陷，使肺通气不足。另外，由于弹性纤维和胶原纤维减少，肺弹性回缩能力减弱，肺活量与最大呼气量减少。

4. 胸廓和呼吸肌　由于胸椎椎体退行性变、压缩致脊柱后凸，肋骨走向变化，胸骨前凸使胸廓的前后径增大，由青年时的扁圆形变成桶形。肋骨钙化、肋胸关节钙化及周围韧带硬化使整个胸廓的活动度受限。老年人呼吸肌萎缩，肌力减弱，膈肌活动范围减小，咳嗽无力，痰液不易咳出，易发生呼吸道感染。

（七）泌尿系统的变化

老年人泌尿系统的变化包括排泄废物的变化、膀胱功能降低及尿道的变化。

1. 排泄废物　随年龄增加，肾单位减少，导致老年人的肾功能下降，体内代谢废物容易在体内潴留，造成水肿和氮质血症。

2. 膀胱功能降低　膀胱括约肌萎缩，纤维组织增生，膀胱的收缩力降低，导致残尿发生。膀胱容量减小，蓄尿功能降低，容易出现尿频甚至尿失禁。另外，膀胱过度敏感可导致老年人出现膀胱过度活动症而频繁感受到尿意。

3. 尿道的变化　老年女性盆底肌群松弛，导致腹压增加时漏尿的发生情况增加；老年男性前列腺增生会压迫尿道，导致排尿困难。

（八）神经系统的变化

老年人的神经系统变化有脑细胞减少和功能减退等特点。

1. 脑细胞减少　老年人的脑细胞减少，大脑出现萎缩性变化，使脑重量减轻、脑回变窄、脑沟加深、皮质变薄。因此老年人可出现一系列脑功能、心理和智能等方面的相关变化。

2. 脑细胞功能减退　神经细胞的减少和结构的变化导致大脑萎缩，老年人的分析、综合和判断能力减弱；大脑皮质的兴奋性降低，出现不同程度的思维能力和记忆力减退，特别是近期记忆力减退明显，注意力不集中，对外界事物反应迟钝等。这些现象都是中枢神经系统退行性变化的结果。

第二节　老年人的心理特征及社会适应

老年人活动范围大幅减少，其活动中心范围从工作单位转变为家庭及小区，社会交往从以同事为主变为以家人、邻居为主，加上生理变化的影响，其心理需求也相应地发生变化。

一、老年人的心理特征

老年人的心理特征主要包括识记能力和回忆能力的降低、人格特征的变化，以及由于躯体功能降低、感觉功能衰退、社会环境变化造成的心理影响等。

1. 识记能力和回忆能力的降低　也就是所谓的记忆、保持及回想起事情的能力会逐渐衰退。

2. 人格特征的变化　心理学家认为，老年人的人格特征可发生以下一系列变化：①以自我为中心；②内向性；③保守性；④好猜疑，常往不好的方面猜测，且有嫉妒心理；⑤缺乏坚韧性和灵活性，比较固执；⑥适应能力较差；⑦总是怨天尤人、满腹牢骚；⑧爱管闲事；⑨依赖性强；⑩有抑郁倾向。

3. 躯体功能降低造成的心理影响　躯体功能降低会使老年人在面对新生活时产生不安情绪，有失落感及自卑感，并由此引发孤立感。对新事物的尝试欲和挑战欲降低，从而增强了其远离各种社交活动的心理倾向。

4. 感觉功能衰退造成的心理影响　由于听觉、视觉功能衰退阻碍了谈话交流的正常进行，老年人会逐渐回避日常交流及与人接触。由于智力降低，老年人在挑战新事物时感到犹豫，因此常会采取消极态度。

5. 社会环境变化造成的心理影响　老年人与旁人接触减少，逐渐脱离人际交往及社会环境，因此老年人容易产生疏远感及孤独感。

二、老年人的社会适应

美国心理学家理查德·拉扎勒斯提出，老年人的社会适应特征可以分为适应型和非适应型。

（一）适应型

适应型包括成熟型、安乐型及装甲型，以成熟型老年人适应性最好，安乐型次之，装甲型老年人则趋于不适应。

1. 成熟型　此型是适应型中最好的一类，此类型的老年人能够接受现实的自己，因此对老年期适应良好。能够接受年龄增长的现实，拥有积极的人生态度，热衷于参加社会活动，并能从中获取满足感。能从日常活动及所拥有的人际关系中获得喜悦。成熟型的老年人认为人生是有回报的，不会后悔过去，也不会叹息现在的失去，能够坦然接受年老的自己，以成熟的态度看待自身的变化并接受现阶段的生活。

2. 安乐型　此类型的老年人因能够摆脱社会责任而获取喜悦及满足感。安乐型的老年人能接受自身年老的现实，态度乐观，并不认为衰老是负面影响，反而觉得轻松，开始享受，觉得可以不用照顾家庭，也不用接触社会。这种用享乐观点去接受的类型被称为安乐型或依存型。

3. 装甲型　也称防卫型。此类型的老年人会因为年老而产生强烈的不安感觉，继而表现出明显的防卫倾向。具体表现为持续不断地工作及活动，在身体机能衰弱和无力感中进行自我防御。装甲型老年人有不想输给年轻人的强烈倾向，但随着年龄的增长和身体机能下降，此型老年人无法维持正常的工作及活动，就会产生愈发严重的矛盾心理。

（二）非适应型

非适应型包括易怒型及自我厌恶型，前者将责任归咎于他人，后者将责任归咎于自己。

1. 易怒型　此类型老年人会因无法达成自己的人生目标而感到苦恼，无法接受年老的自己，并会从过去的某件事或他人身上寻找原因，"如果当时他没有那样做的话就不会……"，从而对他人产生强烈的愤怒感。

2. 自我厌恶型　此类型的老年人会频繁回顾过去并沉浸到当时的失望与挫折感中，后悔曾经做出的事情，"如果当时我没有那样做的话……"，把过去某件事的责任归咎于自身，产生强烈的自责自罪感。随着年老，此类型老年人的不适应感及生命无价值感加剧，极易产生抑郁倾向。自我厌恶型老年人也是5个类型中最不适应社会的一类人群。

需要注意的是，老年人的社会适应并非一成不变，即使是成熟型的老年人，也可能会发生变化，因此介护人员要随时关注老年人的真实需要及个人想法，结合老年人的社会适应特点制订完整详细的介护计划，以帮助老年人顺利地度过老年期生活。

（三）适应障碍

适应与个人息息相关，只有适应良好，才能正常生活。如果因某个特定的状况或事件感到非常痛苦且难以忍受，进而在心情和行为方面显现出疾病症状称为适应障碍，是无法适应后形成的一种病态。老年人是否能够理解并适应自己所处的环境，关系到其老年期能否正常生活。若老年人无法适应自身年老的状况，就会表现出种种适应障碍的症状，包括心理／精神问题、躯体症状、行为问题三种类型。

1. 心理／精神问题　包括不安感、抑郁、烦躁、过度敏感、感到混乱、绝望、焦虑、丧失自信等。

2. 躯体症状　表现为倦怠、心悸、气喘、全身发抖、头痛、腹痛、反胃、肩颈僵硬、失眠等。

3. 行为问题　包括迟到、缺勤、不愿意去人多聚集的地方，并常伴有攻击性行为（如吵架、破坏、轻微犯罪）、容易哭泣及酗酒等。

当老年人无法适应自己变老时就会出现适应障碍，总感觉自己没用了，有的老年人甚至说活着没有意义，还不如早点死了。整个人变得精神恍惚，容易哭泣，对今后会变成什么样感到不安。明明前两年还很容易就能办到的事情，现在却做不到了，丧失了信心。

针对这些存在适应障碍的老年人，介护人员需要与其沟通交流，根据其内心的真实需求给予指导帮助。交谈过程中，首先要注意倾听老年人的自我陈述，倾听他们有什么不安，有什么烦恼。之后要引导老年人确立生命意义感及感知自身价值。例如，肯定老年人的成功经验，告诉他们还有很多事情是能够做的，他们还有社会责任和职责。同时，在日常的家庭生活中，也要给予老年人足以胜任的角色任务以减轻其不安的感觉，让他感觉到自己活着的意义。

第三节　死亡及老年人对死亡的理解

年龄的增长、身体功能的退化使得老年人比年轻人更加近距离地面对死亡问题。死亡是什么？老年人对于死亡是怎样理解的？面对死亡时他们经历的阶段有哪些？终末期身体又会有哪些变化？

一、死亡的定义

从生物学的立场来说，死亡意味着个体的消亡，也就是一个个体不复存在。从医疗立场来说，死亡是指人体生命活动和新陈代谢的终止，心脏活动停止、呼吸停止，全脑功能不可逆永久性停止。法律层面上的死亡指的是进行脏器捐献情况下的脑死亡判定。如果患者需用人工呼吸机等来驱动呼吸和心脏活动，但是大脑和脑干的功能完全停止就可以判定这个人已经无法进行脑部活动，会被判定为法律层面上的死亡。自然死亡指的是高龄者并没有直接导致死因的疾病，而是由于机体功能衰退而死亡的情况。

二、生死观

生死观指的是对于"死"和"生"的想法，是以将死亡视为每个人或早或晚都一定要面对的事情为前提，老年人思考余下的时间要怎样度过、如何面对临终期、死之前想做的事情、人生的最后阶段想在哪里度过及怎样才能更好地度过临终期。

图 2-3-1 是针对中老年人"生死观"的调查，结果显示几乎所有年龄段的人都回答"最后时刻想回家，回到自己生活的地方，在家里度过临终期"，排在第二位的是在医院等医疗机构。当问及"想怎样度过临终期"时，77.7% 的中老年人都希望是"某天突然死亡"，剩余的中老年人赞同"希望因病逐渐衰弱然后离世，但不要经历痛苦"。

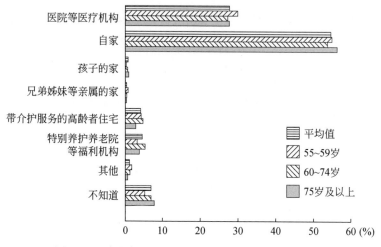

图 2-3-1　中老年人选择在哪里度过临终期的调查结果

三、尊严死

在濒临死亡的时候，老年人是想选择如图 2-3-2 这样连接着各种仪器、管路，靠输液维持生命度过临终期呢？还是想如图 2-3-3 那样有亲人陪伴，在家中有尊严地逝去？所谓尊严死是指不接受仅以延长生命为目的的治疗，而是保持作为人的尊严，在自然状态下死去。对于死亡状态的选择，重点在于本人对"保持作为人的尊严，在自然状态下死去"一事的看法与态度。因此，老年人最好在活着的时候留下自己关于死亡的期望及意愿，签署不接受延长生命的治疗等书面证明，即生前预嘱。临终状态下，老年人可能已经没有意识，此时其本人无法进行判断，可以依据生前预嘱帮其选择理想的临终期及死亡形式。

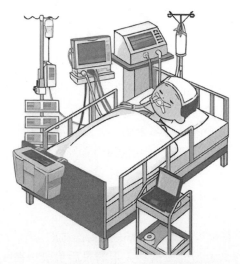

图 2-3-2　连接着各种仪器、管路痛苦且孤独地死去

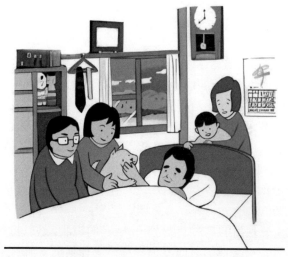

图 2-3-3　被家人守护着有尊严地逝去

四、接受死亡的阶段

美国心理学家库伯勒·罗斯提出了人在面对死亡时经历的五个阶段，依次为否认、愤怒、协议、抑郁、接受。

1. 否认阶段　此阶段会产生不同程度的否认情绪，无法接受死亡，觉得肯定是哪里搞错了，否定现实，是拒绝的阶段。否认是暂时的自我防御机制，它的意义在于抗击痛苦，帮助重拾自我，激发出其他的、稍平和一些的心理防御机制，不久就转为一定程度上的接受态度。

2. 愤怒阶段　当最初的否认无济于事，愤怒、烦躁、嫉妒、怨恨的情绪便开始出现，不明白为什么自己要遭遇这样的事情。愤怒的根源是由于生活秩序完全被打乱，无法充分享受生活、实现自己的人生计划等。患者常会将愤怒情绪向介护人员、朋友、家属等接近自己的人发泄，以发泄内心的不平。

3. 协议阶段　在协议阶段，患者愤怒的情绪逐渐消失，开始接受濒死的事实。为了延长生命，会做出许多承诺作为交换条件，出现"只要能治好病，让我干什么都行"的心理。此阶段的老人变得和善，对自己的病情抱有希望，积极配合治疗。

4. 抑郁阶段　当患者发现身体状况日益恶化，无法阻止死亡来临时，会产生很强烈的失落感，觉得"果然是这样"，微弱的希望消失，出现悲伤、退缩、情绪低落、沉默、哭泣等反应，要求与亲朋好友见面，希望身边有喜爱的人陪伴、照顾。

5. 接受阶段　在一切的努力、挣扎之后，老年人从抑郁状态逐渐开始振作起来，产生"好吧，既然是我，那就去面对吧"的心理，接受即将面临死亡的事实，开始考虑要怎样度过余下的时间。此阶段老人喜欢独处，睡眠增加，情感减退，静等死亡的到来。

但并非所有人都会从第一阶段开始按次序完整地经历五个阶段，有些人可能不会经历其中的某个阶段，且各个阶段也没有固定的时限。根据疾病状态、个人现阶段所处环境、背景等的不同，接受死亡的过程也会不同，只是理解和接受死亡的过程中会有这些阶段而已。

五、临终前身体的变化

老年人临终前其实是有征兆的，身体功能会逐渐发生变化，如果出现了以下的变化，提示老人已经接近离世。

1. 生命体征　①呼吸：表现为潮式呼吸、下颌式呼吸等。前者是指呼吸开始浅慢，以后逐渐加快加深，达高潮后又逐渐变浅变慢，而后呼吸暂停 5 ~ 30 秒，之后再次出现上述状态的呼吸，其呼吸运动如潮水涨落一般；后者是指在进行呼吸运动的时候，下颌不能闭合，但能看到下颌在运动。②体温：即将临终的人，心脏功能下降，血液循环速度减慢，因此身体产生的热量也减少。此时，人的体温会慢慢下降。③血压：可能会出现血压逐渐降低，无法触及动脉搏动，直至监测仪器也很难测定。四肢发绀冰冷。

2. 意识　人在临终之前会有意识水平降低的表现，这是由于体内各功能运作开始逐渐变缓慢，供应到大脑内的血液开始变少，人们会由刚开始的意识清晰到逐渐意识模糊，反应变迟钝。另外，由于新陈代谢减慢和脱水，会让老人陷入长时间的昏睡之中，很难从睡眠中醒来，意识也会越来越混沌。这时有可能会出现谵妄，会说一些让人听不懂的、无意义的话语，同时也会表现出不安与恐慌。最终丧失意识，即使家人在旁边呼叫老人，老人的身体也不会有任何反应。

3. 少尿或无尿　随着意识水平的降低，吞咽功能也会下降，老年人的摄食量及饮水量大大减少，因此尿量就会减少，甚至在每天 400ml 以下（少尿）或每天 100ml 以下（无尿）；另外，由于心脏功能和肾脏功能会逐渐降低，流经肾脏的血液逐渐减少，尿液生成亦减少。

4. 喘鸣音　临终前，老人喉咙会发出喘鸣音，似乎想要说话却说不出来。这是因为老人体力逐渐衰竭，分泌物聚集在喉部或气管，无法被清除，呼吸时气流经过分泌物，引起震动，发出喉鸣。在生命末期，临终喘鸣音发生率为30%～50%，常见于极度虚弱和濒死状态的患者。这种声音常是死亡前的征兆，并不是呛到或不舒服，大多数情况下患者都处于昏睡或者意识混沌状态，所以本人感觉不到痛苦。

六、死后身体的变化

随着心脏停止跳动及各部分器官功能的缓慢停止，身体不再产生体温，体温下降，直至身体变凉。身体的水分从皮肤、黏膜、嘴唇、角膜等处蒸发，身体逐渐干燥，变成深褐色。身体出现尸斑是由于死后血液循环停止，血液缺乏动力而沿着血管网坠积于尸体低下部位，尸体低下部位的毛细血管及小静脉内充满血液，透过皮肤呈现出来的暗红色到暗紫红色斑痕，这些斑痕开始是云雾状、条块状，最后逐渐形成片状，即为尸斑。另外，肌肉也会发生变化，会出现整个身体逐渐变硬的死后僵硬，关节的活动也不再灵活，这一过程夏天会持续48小时左右，而冬天会持续72小时左右。

七、帮助家属接受死亡

面对临终的老人，其家属接受亲人即将死亡的过程是怎样的？家属接受死亡又分为哪些阶段呢？

1. 产生许多复杂的感情 如孤独感、罪恶感、愤怒等，出现"早知道我应该这样的""如果当时这么做了的话父亲可能就不会得病了""早知道再早一点去医院就好了"这一类非常复杂的情绪。

2. 实际感受到死亡将近 随着亲人身体状况越来越差，家属感受到老人可能不久于人世，心情极其复杂的同时逐渐接受事实，心理上也有了一些准备。

3. 悲痛地接受事实 这时心情变得非常悲痛，同时会一点一点地开始接受这种状况。当亲人去世之后，家属会有强烈的失落感，以及悲伤、痛苦的情绪。这些强烈的情绪有可能会导致家属的身心健康出现问题，如导致罪恶感和无力感等精神方面的反应；还有睡眠障碍、食欲缺乏、身体感到种种不适等。

这时介护人员要理解家属由于悲痛带来的上述反应，同时要给予陪伴和支持。创造可以让家属敞开心扉、充分抒发悲伤情绪的机会，创造可以治愈家属悲伤心情的机会。倾听他们的悲伤或者哀叹，理解他们的情绪，在身边默默地支持他们，仅仅是这样，家属也会觉得安慰。

（邹海欧）

第三章　残障与国际生活功能分类

2001 年世界卫生组织公布了《国际功能、残疾和健康分类》（ICF），即国际生活功能分类，该分类系统提供了能"统一和标准地反映所有与人体健康有关的功能和失能的状态"分类标准。本章将介绍此分类标准及其与介护之间的关系。

第一节　残　　障

在介护机构中几乎所有的老年人都会患有慢性病，也会出现不同程度的身体功能障碍，最终导致其生活能力低下。根据对残障认知的不同，介护人员所采取的介护形式也会随之发生变化。

一、概念

残障是指由疾病或意外引发的生活上的困难、不便。国际生活功能分类认为残障只是部分的身体功能障碍，也就是说即使是残障人士，即便身体上有些许残障，对于整体来说也不过是其中一部分，其余大部分身体功能均为正常，包括个体的潜在能力。可见，虽然残障人士的确存在一些障碍，但其还有更多的闪光点，这些闪光点能放大多少取决于周围环境的影响（图 3-1-1）。

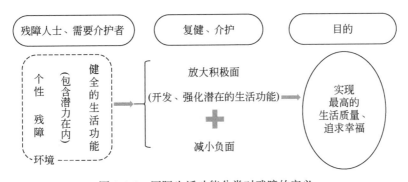

图 3-1-1　国际生活功能分类对残障的定义

残障人士属于被介护的群体，介护目的并非只是对其进行单纯的帮扶，也不是仅仅让他活着。想象一下，如果你的每一天只有睡觉、起床、吃饭、上厕所、洗澡，然后再回到睡觉，周而复始，仅仅维持这种机械的生活是不会感到幸福的。介护的目的如图 3-1-1 所示，在于帮助对方提高生活质量，从而达到"实现最高的生活质量、追求幸福"这一最终目标。基于此，介护人员应努力开发、强化介护对象潜在的生活功能，去发现介护对象身上的积极要素，并充分利用周围环境优化积极部分、减少负面部分，将"为什么做不到"的观点转变为"怎样才能做到"。总体而言，介护人员及介护对象应当以积极的心态面对残障的问题，不要只局限在障碍的内容，要以整体的观念客观对待残障的事实。

二、看待残障的不同模式

在不同模式下，介护人员对于残障的看法也有所不同，这会直接影响介护人员采取的介护方法，即介护的方法取决于使用哪种思维模式来理解残障。表 3-1-1 呈现的是在医学模式与社会模式下的残障相关内容。医学模式认为当身体存在残障时，残障人士应以回归社会为目的来进行身体功能的康复训练，因此需要残障人士自身进行改变；而社会模式则围绕残障人士出现的生活困难、歧视、遭遇不公平对待等一系列问题，因此需要对社会进行改变。

表 3-1-1　残障的医学模式与社会模式

	残障的医学模式	残障的社会模式
什么是残障	是发生在个人身上的一个悲剧 是残障人士自己的问题	是社会的差别对待 是社会的问题
核心（出发点）	恢复身体功能	权利
价值观	强调相同性、否定差异性	承认多样性、肯定差异性
视角	会指出残障人士哪里有问题 应该做出改变的是残障人士一方	会指出社会哪里出了问题 应该做出改变的是社会一方
对策	为了变回功能正常的正常人而进行康复训练	作为残障人士实现独立社会运动、独立生活运动、权利倡导
残障人士	是治疗的对象	是变革的主体

除了这两种模式，2001 年世界卫生组织提出了有效结合医学模式及社会模式的综合模式。综合模式即国际生活功能分类，它提倡需要结合各方视角来对残障进行解读，其内涵是以社会模式为基准，同时融合了医学模式的部分观点。

第二节　国际生活功能分类

经过一个多世纪的发展，世界卫生组织（WHO）制订了一系列国际健康分类工具，它们共同构成 WHO 国际健康分类家族体系。其中有 3 个核心分类：国际疾病分类（International Classification of Diseases，ICD）、国际健康干预分类（International Classification of Health Interventions，ICHI），以及与介护紧密相关的（ICF）。

一、国际生活功能分类的产生

随着医疗卫生技术的发展与进步，人类进入了可以带着残障生存的时代，即人类从过去得了病失去劳动能力以后非死即活的时代进入了可以与残障共存的时代，因此 1980 年国际残疾分类（International Classification of Impairments，Disabilities and Handicaps，ICIDH）诞生，也就是国际生活功能分类的前身。ICIDH 认为疾病之外的障碍需要进行分类，并将障碍分为 3 类：功能障碍、活动障碍及社会生活不便（参与障碍）。同时，障碍的定义等也得到了明确的梳理。然而 ICIDH 存在着没有考虑环境因素所带来的影响、以欧美文化为中心而未考虑到其他文化、全部由相关专家撰写而未参考残障人士的意见等问题。因此，2001 年世界卫生组织发布了国际生活功能分类。该分类系统提供了能统一和标准地反映所有与人体健康有关的功能和失能的状态分类，作为一个重要的健康指标，其被广泛应用于卫生保健、预防、人口调查、保险、社会安全、劳动、教育、经济、社会政策、一般法律的制定等方面。ICIDH 放大了人的负面因素，只关注到障碍；而 ICF 更注重人的正面因素，认可障碍存在的事实，但尽可能降低其负面影响。ICIDH 与 ICF 两者的区别详见表 3-2-1。

表 3-2-1　ICIDH 和 ICF 的区别

ICIDH	ICF
属于 ICD 的辅助分类	和 ICD 一样属于核心分类
只针对残障人士	针对所有人
不考虑环境因素和个人因素	考虑环境因素和个人因素
是关于残障的分类	是关于健康面的分类
归结为疾病的因果关系	生活功能模式中的"人生全貌"

二、国际生活功能分类的内容

ICF 是将人类与环境的相互作用作为基本框架，对人的健康状态进行系统分类的模型，其分为生活功能与背景性因素两个部分。

1. 生活功能　包含三个层面。①身心功能、身体构造层面：也称为生命层面或生物层面，主要是指身体、精神的结构与功能。身心功能、身体构造发生问题后的状态称为功能障碍。②活动层面：也称为生活层面或个人层面，包括各式各样的生活行为，如日常生活行为（饮食、洗浴、排泄等）、家庭生活行为、社会生活行为及人际关系等，涵盖范围广泛。要注意的是 ICF 当中的活动既包括能够进行的活动（具备能力），也包括正在进行的活动（实际情况）。人的活动发生问题后的状态称为活动障碍。③参与层面：也称为社会层面或人生层面，指的是在职场、家庭及各类场合所担任的角色进行的社会性参与。社会性参与发生问题后的状态称为参与障碍。

三个层面之间的关系：既存在相互依存性，又存在相对独立性，详见图 3-2-1。图 3-2-1 中无论是由左至右还是由右至左的箭头都体现了身心功能与身体构造、活动及参与三个层面之间的相互依存性。例如，图中②所示某老年人由于退休或离职产生了参与限制，之后随着走路及通勤机会的减少产生了活动限制，最终导致体力及肌肉力量逐渐衰退而产生身体功能障碍。对此，介护人员如果能够帮助其找到除工作之外的能参与的活动，情况便能够得到相应的改善。同时，三个层面又是独立的，且需要注意的是，是相对的独立并非绝对的独立。在这其中，介护重点是能否直接对活动层面起到积极的推动作用。例如，如果介护人员能够帮助介护对象找到"合适的辅助工具""尝试新的方法"或"很好地进行介护"，不但能改善其活动能力，还能使其身心功能及参与状况均得到改善。

2. 背景性因素　也就是影响生活功能的因素，包括健康状况、个人因素、环境因素三个方面。

（1）健康状况：除了与生活功能下降有关的疾病外，还包括年龄增长、压力状态等其他各种因素。

（2）个人因素：是一个人生存或生活所处的独特背景，包含年龄、性别、民族、生活经历、价值观、生活方式、抗压方式（应对、解决困难的方法）等。

（3）环境因素：是人们生活或生存所需的物质和社会环境、国家或地区文化、习惯等。环境因素可分为四类。①物品：包括矫形支具、福祉用具（步行辅助工具等）等。②人：包括家人、朋友、伙伴等。③社会意识：包括大众的态度、如何看待和对待残障人士和老年人等。④制度：包括服务制度、政策等。

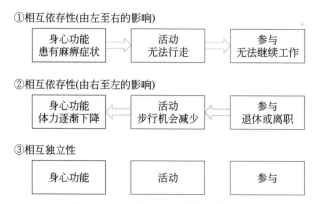

①相互依存性(由左至右的影响)

身心功能
患有麻痹症状 → 活动
无法行走 → 参与
无法继续工作

②相互依存性(由右至左的影响)

身心功能
体力逐渐下降 ← 活动
步行机会减少 ← 参与
退休或离职

③相互独立性

身心功能　　　活动　　　参与

图 3-2-1　生活功能三个层面的关系

这四类环境因素中,将具有正面影响力的称为促进因素,具有负面影响力的称为阻碍因素。在日常介护中,介护人员要时常思考能够产生促进因素的介护方法。可以说介护人员能发现多少促进因素,并且自身是否能够成为促进因素,将成为"实现最高的生活质量、追求幸福"这一最终介护目标的关键。

上述 3 个因素即 ICF 包含的背景性因素。之后,日本有学者提出将主观体验也作为一个背景因素。主观体验是指残障人士内心存在的问题,包括烦恼等负性情绪、对现状的不满等。

3. 生活功能模式　是指在生活功能的三个层面(身心功能、活动、参与)的基础上添加上述 4 个影响因素(健康状况、个人因素、环境因素、主观体验),从而以 7 个拥有相对独立性的因素相互作用组成的模式(图 3-2-2)。也就是说,ICF 对于障碍的理解不单将障碍看作是身心功能、构造功能、构造障碍的问题,还引入了个人因素、环境因素等作为背景因素,而这些因素又会带来活动限制和参与制约。

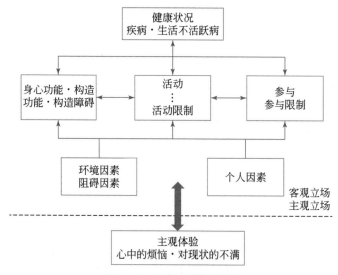

图 3-2-2　生活功能模式图

该模式可以评估并分析介护对象生活的整体情况并进行综合理解,在介护行业中广泛使用。

(1)在评估中的应用:提供介护服务时首先要进行评估,评估时要收集信息,再综合所有信息进行分析,最终明确介护对象需要什么介护。进行评估时关键的一点是运用 ICF,掌握介护对象目前的生活功能等级,获取其健康状况、背景因素(环境和个人因素)。在获取这些信息的同时,根据它们的相互关系,掌握介护对象存在的生活问题和需求,从更广泛的角度理解介护对象的生活,有利于提供合理的、个性化的介护服务。

以饮食介护为例，ICF 和观察评估用的信息要点之间的关系如下。①健康状态的评估要点：评估介护对象有无消化系统问题，如胃炎、便秘、腹泻、肠炎、肝病、肿瘤等；有无生活习惯病，如糖尿病、高血压、血脂异常、高尿酸血症等；有无脑部神经疾病，如脑梗死、脑出血、蛛网膜下腔出血、脑高级功能障碍、失语症、痴呆症等。②身心功能、身体构造的评估要点：评估介护对象有无感知功能障碍、认知功能减退；有无麻痹、挛缩、肌肉力量减退；语言能力、消化系统的状态；口腔状态，是否有食欲等。③活动的评估要点：评估介护对象前往饮食场所的行走、转移能力；坐姿可保持水平的时间是 5 分钟还是 1 小时；进食动作的完成度；烹饪、餐桌准备、收拾碗筷的完成水平；如果有忌口是否可自行调整。④参与的评估要点：评估饮食服务介护对象能做到哪些事，如制定菜单、思考烹饪方法等，是否会外出进餐等。⑤环境因素的评估要点：评估就餐地点的环境如何；是否有营养师给予营养均衡建议；介护对象的经济实力如何；如果自己摄入食物存在困难，是否需要介护人员的帮助；和谁一起进餐等。⑥个人因素的评估要点：评估介护对象过去对于进食的态度、喜好、食量、观点、价值观等。

（2）在分析中的应用：以下是在介护中应用该模式的举例。某介护对象因脑卒中出现了身体功能障碍，进而发展为活动受限难以步行，最终导致难以参与任何活动，形成了参与限制。如果是想从根本上解决其病症，就需要将脑卒中治好，但现实是几乎不可能从根本上治愈并恢复身体功能的状态，因此只能另辟蹊径寻找介护的突破口。介护人员可以针对周围的环境因素思考能够产生促进因素的介护方法，如教授介护对象行走的方法或使其能够使用步行辅助工具行走；将周围环境设计成便于助力行走的布局，即便没有人从旁协助，也能使其行走能力逐渐得到提升，由此便会形成促进因素。相反，轻易让还有行走潜在可能性的介护对象坐轮椅，最终会使其变得完全无法行走，从而形成阻碍因素。

第三节　国际生活功能分类与介护

介护是指对介护对象的生活进行支援的过程。作为介护人员，在初次与介护对象进行面谈时应首先评估什么？从哪些方面帮助他 / 她？对于介护人员特别是刚参加工作的介护人员来说，以上问题很难在短时间内给出回答。此时，如果有一个标准的且能够简单地对介护对象进行整体评估的模式便会事半功倍，这便是 ICF。介护是根据 ICF 生活功能模式的思考方式来掌握介护对象的问题，进而设定适合他 / 她的目标，从而使针对其的介护方案得以实施，这就是目标指向性介护。

一、ICF 与介护的关系

1. ICF 是关于人生全貌的"通用语言"　　ICF 并不只是一种单纯的分类，它涉及人生所有层面：生物层面、生活层面及社会层面，也包含着对待问题的思考方式及理解方式。不同的介护人员对同一件事可能会存在不同的认知，而他们的思维方式也不尽相同。此时，ICF 的运用便能够对介护人员思维方式的统一起到关键性的作用。

2. 从"只限于帮扶的介护"向"做好介护"转变：ICF 起到推动作用　　关于介护领域，有不少人认为只要对介护对象做到事无巨细的帮助就是好的介护。殊不知这样做只会浪费为介护对象将来提高活动能力所做的努力，并成为介护对象生活不活跃病的病源。ICF 中的活动包括对介护对象生活行为能力、参与能力及生活功能进行总体提高，以此来达到"实现最高的生活质量、追求幸福"这一目标。比起经常会被问到的"怎样能够（使我们）更方便地移乘（介护对象）呢"，我们更希望能被问到"怎样能够（使介护对象）更熟练地移乘呢"。从"只限于帮扶的介护"转向"做好介护"的过程中，ICF 中的 7 个要素（身心功能及构造、活动、参与、健康状况、环境因素、个人因素、主观体验）可以准确掌握介护对象的全貌，帮助介护人员对其进行全面的分析，因此 ICF 在介护中必不可少。

3. 在 ICF 的理念下，介护是积极推动"正在进行的活动"的专业工作 ICF 将活动分为"正在进行的活动"（实行情况）及"能够进行的活动"（具备能力）两类，ICF 认为介护是积极推动"正在进行的活动"的专业工作。在介护场所中，介护人员有时会发现介护对象其实是能够进行某些活动的，然而在实际生活中却没有进行。这时介护人员不能单纯地将其原因归结为没有动力，而是要追根溯源究其根本原因（如介护对象本人不想活动、介护人员为了省时间或出于安全考虑不让介护对象活动、周围环境不适合等），并对症进行积极的推动，从而使介护对象能够迸发出对生活的活力。

二、目标指向性介护——ICF 视角下的"做好介护"

所谓目标指向性介护，是指不仅是现在，更要考虑到未来如何能够使介护对象的生活功能达到更好的状态，这与以往仅限于帮扶的介护是截然不同的。介护人员根据 ICF 的生活功能模式分析介护对象的问题所在，设定适合的目标，并以之为方向进行介护，从而追求"做好介护"。以下就目标指向性介护的内涵进行介绍。

1. 目标设定 设定目标时经历如下 4 个阶段：①首先对介护对象的活动进行评价，介护人员不应只评估其自理程度，还需对姿势、矫形支具、步行辅助工具、周围环境等进行具体评价，还应分析介护对象目前"正在进行的活动"与"能够进行的活动"之间的差距及原因；②评价与活动相关的介护对象的参与状况、身心功能及健康状态；③探讨"正在进行的活动"与"参与"的预后预测；④最后设定目标。

目标设定时应注意以下问题：①不以应对当下问题为优先，而应着眼于介护的最终目标"实现最高的生活质量、追求幸福"；②目标包括"参与的目标"与"活动的目标"，如"想继续做家务"（参与的目标）的话就可以"洗衣物、做饭、打扫卫生等"（活动的目标）；③对于每位介护对象来说，目标都是独特的、具有个性的；④目标是具体且能够实现的，应包含从开始到达成目标为止的过程（方案）；⑤先有一个目标作为团队的目标，再有作为不同分工的介护的目标；⑥明确达到目标的时期，对何时能够达到每个目标进行设定，例如，在 × 月 × 日可以实现介护对象白天能够独自行走到卫生间的这一目标；⑦与介护对象及其家属建立"信息共享合作关系"（informed cooperation）。

2. 积极推动"正在进行的活动" 介护人员应重视"正在进行的活动"的意义，需要额外重视"活动"和"参与"的内容，因为身心功能与活动和参与是相互依存的，活动能力下降，身心功能必然也下降。介护人员应明白活动的目的并不只限于能够让患者自立，如对于脑卒中患者，无论是坐轮椅还是辅助其步行都可使其自立，但更需要对介护对象未来的发展进行思考。很明显，与让介护对象坐轮椅相比，辅助其步行会为其创造更多走路的机会，更有利于提升介护对象今后的生活质量。

3. 发掘促进因素 介护人员应找出影响介护对象生活功能的正面的促进因素，以及具有负面影响的阻碍因素。另外，介护人员不仅要了解介护对象现有的功能，还要发掘其潜在的生活功能，鼓励介护对象在可动范围内，利用现有的能力完成生活活动。这样一方面可以维持介护对象的身体功能，另一方面，对于介护对象来说，活动和参与让他们觉得"我也能够做到""我还可以"，使其内心变得丰富且自信起来，主观体验也得到提升，而不是一味等着别人来"帮我"，这样会让其觉得"我就是别人的麻烦"，从而变得卑微。因此只要一有机会便要引导介护对象自己尝试去做，应避免出现由于过度介护、介护不当及环境改善过度导致介护对象生活功能降低甚至恶化的情况。

4. 预防及改善"生活不活跃病"生活功能下降的恶性循环 生活不活跃病，也称废用综合征，是指介护对象由于各种原因出现活动受限进而引发生活功能严重下降，其影响见表 3-3-1。生活不活跃病分为三种类型：①活动量减少型，介护对象并无大病，但由身体衰弱或不喜活动引起；②活动质量降低型，由脑卒中、骨折等疾病直接引起；③参与限制型，由独自生活、地震、雪灾等引起。

表 3-3-1　生活不活跃病的影响

对局部的影响	对全身的影响	对精神或神经的影响
关节挛缩	心肺功能降低	抑郁状态
失用性肌肉萎缩	直立性低血压	理智行为低下
肌肉力量下降	消化器官功能降低	对周围事物无感
肌肉耐力下降	食欲缺乏	自主神经紊乱
失用性骨萎缩	便秘	姿势及运动的调整功能降低
皮肤萎缩		
压疮		
静脉血栓		
肺栓塞		

　　生活不活跃病的出发点是生活的低活性，从而使介护对象的活动与身心功能降低。而身心功能的降低导致活动能力愈发降低；另外活动能力的降低导致参与度愈发降低，从而逐渐形成恶性循环，最坏的情况是会最终导致介护对象失去生存的欲望。与之相反，介护人员如果将活动稍微活性化，便能改善介护对象的身心功能。随着活动愈发活性化，介护对象参与的机会也会相应地增多。作为推动"正在进行的活动"的专家，介护人员起到了很重要的作用。

　　在进行介护时，介护人员不能以介护对象的年龄因素当作不作为的借口，也不能只关注患病的情况与重度运动障碍，恶性循环往往是以很小的契机开始的（图 3-3-1）。介护对象很容易因活动的限制引发生活不活跃病，而预防及改善的关键就在于"生活的活性化"。例如，与一直躺着相比，坐着会更好些，即使借助辅助工具也建议步行，即便是一次如厕也会有运动的效果等。对此，介护起到了至关重要的作用。具体的介护要点包括：①不要过度静养（休息），特别是终日卧床；②质的方面，要确认每项活动作为克服生活不活跃病的方法是否行之有效，例如，在移动方面进行预防及改善时，练习步行比坐轮椅更为有效；③量的方面，需要在每日的生活中频繁地进行活动；④拓展社会活动范围（参与）。

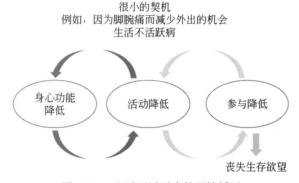

图 3-3-1　生活不活跃病的恶性循环

（邹海欧　丁　颖）

第四章 介护理念、原理及动作介护

翻身、坐起、站起等是老年人的基本生活动作，也是日常生活中力学含量最多的运动。老年人由于生理功能下降和疾病因素，完成上述动作的能力下降，需要不同程度的生活照护，即处于需要"介护"的状态。本章将介绍介护的相关理念及在介护中应用的力学原理，之后具体介绍翻身、床上移动、起身、站起、移动、移乘、步行、上下楼等日常生活中常见动作的介护技术。

第一节 介护理念及力学原理

介护的原则是不过多插手、不离开视线，尊重介护对象的独立自主性。介护的重点是鼓励介护对象的自主活动，促使其利用残存的功能进行日常活动。

一、基本的介护理念

1.完善个人素养 在从事介护之前，先成为优秀的人。介护是与人接触的工作，需要得到介护对象的肯定。

2.努力让介护对象了解介护人员 在建立介护人员与介护对象的关系之前介绍自己，做好双向沟通，介护工作的乐趣是建立双向关系。

3.用心创造良好氛围 努力创造能让介护对象安心生活的氛围，低沉的气氛也会传递给介护对象。

4.不要在繁忙的工作中迷失自己 介护人员因为工作比较忙碌，很容易陷入工作优先的思维，要关注说出的话语有没有伤害到介护对象。

5.深刻了解介护对象 以介护对象为中心，确认其需求并提供相应的介护服务。

6.保护介护对象的尊严 介护人员的使命是让介护对象有尊严地活着，直至人生终点。

二、介护实施要点

动作介护的基本原则为介护人员根据介护对象的距离、位置关系及动作，向介护对象传达自己的动作并使之活动，而不是用手操纵介护对象。介护实施要点如下。

1.与介护对象一起动作 介护人员沉着冷静，把握介护对象哪里能动、哪里不能动，配合对方的动作。

2.穿着不要伤害到介护对象 介护人员进行介护前要摘除身上的笔、手表、姓名牌等，以免擦伤或刮伤介护对象。

3.用声音和触碰表达信息 动作介护前和介护对象沟通，说明现在要做的内容，获得对方的配合。触碰对方之后再传递移动线索，引导介护对象做出符合预期的动作。

4. 了解双方的极限　在实际介护之前，介护人员需要判断介护对象身体的承受范围，防止用力过大、减少跌倒摔伤等意外事件。

5. 减少介护人员的负担　当介护对象身体基本不能动、无法获得配合或在紧急情况下，介护人员选择"全介助"，可通过减少垂直移动、多人协助、使用升降移位机等用具减少介护负担。

6. 通过调整体位稳定姿势　当介护对象的姿势难以维持或难以改变姿势时，先找到姿势稳定的位置，用支撑基底面来支撑身体各部位，如让介护对象抓住扶手、靠在椅背上。

三、介护中的人体力学原理

人体力学是运用力学原理研究人在日常生活中如何维持和掌握身体的平衡，使身体各部分保持合适的姿势，预防和纠正不良的姿势。人体力学不仅可以缓解介护对象的肌肉紧张和不安感，而且还有助于介护人员减轻身体负担，提高工作效率。在进行介护时，介护人员需要了解介护对象的身体构造、运动力学，有意识地构建基于人体力学的支援。

（一）人体力学中的基本概念

了解人体力学不但可以减轻介护人员的身体负担，对于介护对象的安全也至关重要，以下是人体力学中的一些基本概念。

1. 支撑基底面　是指支撑体重所需的与地面的接触面积，支撑基底面较大时身体稳定，相反支撑基底面较窄时身体容易活动。

2. 重心　是指当物体靠一点支撑时保持平衡的点。重心变高时身体会变得不稳定，重心降低时身体会更稳定且不易移动。接近重心更容易发力，远离重心则难以发出用于支撑的力量。

3. 重心线　是指从重心垂直到地面的线。重心线必须在支撑基底面内，介护人员弯曲膝盖并弯腰（降低重心）以稳定姿势。

4. 矢量　是指具有大小和方向的量。力不仅有大小还有方向，当施加同样大小的力来移动一个物体时，推和拉是完全不同的。

5. 惯性定律　是指静止中的物体保持静止，运动的物体会做匀速直线运动。在介护中，从仰卧位改变体位到侧卧位时，如果先抬起膝盖并移动下肢，惯性定律就会发挥作用。

6. 摩擦力　是指两个相互接触并挤压的物体，当它们发生相对运动或具有相对运动趋势时，就会在接触面上产生阻碍相对运动或相对运动趋势的力。光滑的地板摩擦力小，人很容易滑倒，相反粗糙的地板具有很强的摩擦力，人不易滑倒。

7. 杠杆原理　应用杠杆原理可以将较小的力变为较大的力，也可扩大运动范围、提高运动速度。

（二）应用人体力学原理

在介护服务中，介护人员应遵循的人体力学中的基本原理如下。

1. 扩大支撑基底面积，降低重心位置　介护人员通过向前后、左右迈开脚部，从而拓宽支撑基底面，增加站立姿势的稳定性，另外通过降低重心位置让身体更加稳定。

2. 重心的移动要水平进行　介护人员双腿分开站立，只用下肢动作进行水平移动就可以稳定地移动介护对象。

3. 双方重心位置靠近　通过让介护人员与介护对象的重心位置接近，使得移动的方向不会偏移，共同作用于同一方向上的力则更大，可以用更少的力完成介护。

4. 利用较大的肌群　进行介护时不仅使用手腕和手，还要有意识地运用腰腿的大面积肌肉，如腹肌、背肌、股四头肌、臀大肌。通过使用这些大肌肉减少单一肌肉的负荷，减少介护人员的负担，预防腰痛的发生。

5. 介护人员不扭曲身体，保持骨盆和肩部水平 身体扭曲不仅会使人难以施力，也更难靠近介护对象的重心位置，增加腰部的负荷。介护人员的脚尖应指向移动方向，并保持骨盆和肩部水平，这有助于身体不扭曲、稳定姿势。

6. 与其"推"，不如向身边"拉" 帮助介护对象在床上移动时，可以通过拉而不是推来减少摩擦，而且移动的方向不会偏移，共同作用于同一方向上的力量更大，可以用很少的力轻松完成介护。

7. 让介护对象交叉双臂、身体蜷缩 这样可以用更小的力翻转介护对象的身体。

8. 利用杠杆原理 通过杠杆原理可将很小的力变成巨大的力，以介护对象腰部为支点，以肩胛骨附近为力点可以轻松将其扶起。

（三）人体动作及其力学原理

1. 动作原理 因对目标产生反应而做出的运动，并且在必要时终止动作，不会妨碍完成目标动作。做动作时，运动一般始于远端的身体部位，然后逐渐带动近端的部位（图 4-1-1）。

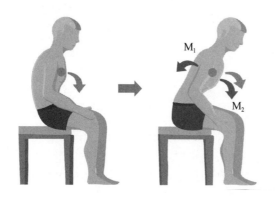

M_1：通过背肌群的收缩，刹住躯干前倾（向前倒）
M_2：通过腹肌群的收缩，引起躯干前倾（向前倒）

图 4-1-1　目标运动（起身）

明确运动从身体哪个部位起始，到身体哪个部位结束。选择标记身体的某一点，在动作开始到结束的过程中，始终观察这个点的运动轨迹。只要在动作的途中没有施加新的运动刺激，那么运动轨迹就是一条直线，或者是一条圆形的曲线。

2. 动作观察 介护人员要掌握动作观察和动作分析的相关内容，熟悉老年人的动作特征，从而帮助老年人完成步行、移动等日常活动。动作观察指的是观察介护对象自然的动作，完整记录介护对象动作样式及动作的异常性。观察的要点包括观察介护对象无法完成动作的原因、介护对象的异常动作，以及介护对象的动作与正常人的不同之处。动作观察的方法总结如下。

（1）理解动作、关节运动的顺序性、关节运动的相对位置、动作的各关节，并在不同角度的移位时进行观察。

（2）变换环境去观察动作，如观察从椅子上站起来的动作，椅子很高或很低时的动作是否有差异，由此发现异常动作。

（3）模仿观察介护对象的动作以理解其动作。模仿介护对象的动作时要从最有特点的地方开始模仿，亲身感受这些动作对身体运动的影响。

（4）记录动作时，观察要细致，如步行时是脚掌先触地还是脚底先触地。

3. 动作分析 指的是对动作观察中得到的现象进行动作的分析，从而建立动作的理论并进行解释，探寻动作现象的本质。动作能力是运动能力的基础，介护人员需要通过动作分析类推介护对象做不到某些动作的原因。正确诱导介护对象的动作，并感受发出这些动作时介护对象想朝什么方向、用什么程度的力量运动，以及介护人员为了矫正其动作，需要做什么程度的介护等。动作分析的方法总结如下。

（1）明确出现问题动作的实用性因素：介护人员不仅要探讨动作能否被完成，还要讨论完成的速度、是否有应对环境变化的其他方式及是否有协调动作的多种方式。

（2）讨论异常动作的运动：要比较动作左右侧的差异，也要和健全人的动作进行比较。通过比较与动作有关的几个关节的运动特征，确认障碍侧和健全侧的动作差异在哪里及差异在何时出现。

（3）找到导致异常动作的原因：从功能障碍的层面上，主要原因包括关节的可动域受限、肌肉力量的降低、肌张力异常及感官障碍等。

（4）进行关联性的检查：介护人员在进行动作观察时，大多使用关联图，从基本动作中发现的问题点分析功能障碍的问题点，并将这个过程用图表表现出来。

（5）总结基本动作出现问题的原因。动作观察和动作分析的方法总结如下：①完整观察进行的动作，并解释观察到的现象；②为了解动作的异常性，先理解正常的动作及其力学方面的原理；③将观察到的动作按姿态区分并进行分析；④分析动作的实用性因素。

第二节　起居动作及介护技术

介护人员应该提供专业和恰当的介护技术，在尊重介护对象意愿的前提下，灵活调动介护对象残存的能力以及介护对象的积极性。同时利用人体力学原理减轻介护人员和介护对象的身体负担，避免受伤，提高介护对象的生活质量。

起居动作是指从仰卧位起身，再到站立的一系列动作，包括卧位、坐位、翻身、床上移动、起身、从地面起身、起立，是日常生活能力独立的基础。

一、卧位

卧位是指在躺着状态下的体位，可分为仰卧位、侧卧位、俯卧位、特伦德伦伯卧位等，见图4-2-1。

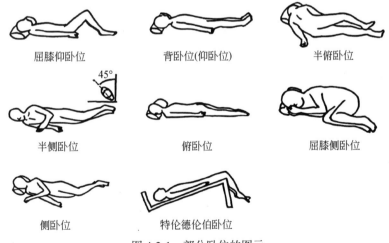

图 4-2-1　部分卧位的图示

1.仰卧位　脸部朝上、背部贴在床上的状态，支撑基底面较大，重心较低，比较稳定，该体位主要用于睡眠或休息。长时间保持仰卧位时，后脑部、肩胛部、肘部、骶骨部、足跟部等骨骼突出部位容易发生压力性损伤。

2. 侧卧位　脸朝侧面，一侧身体贴在床上的状态。与仰卧位相比，侧卧位时身体支撑基底面狭窄且重心较高，稳定性较差。

3. 30° 侧卧位　在介护对象背部和臀部下垫放枕头，使背向床面的身体呈倾斜 30° 的状态。与侧卧位相比，此体位支撑基底面更大，对髂骨、大转子等部位的压迫更小。

4. 俯卧位　指胸腹部朝下、脸朝侧面的状态。俯卧位可用于需促进排痰和背部手术后患者。俯卧位会压迫胸腹部，导致呼吸不畅，需要将头部转向旁边。

二、坐位

坐位是指坐着的体位，可分为盘腿坐、跪坐、长坐位、端坐位、半坐卧位等，见图 4-2-2。

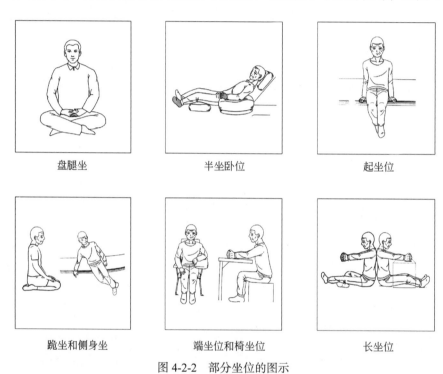

|盘腿坐　　　　　　半坐卧位　　　　　　起坐位|

跪坐和侧身坐　　　　端坐位和椅坐位　　　　长坐位

图 4-2-2　部分坐位的图示

1. 盘腿坐　是指髋关节弯曲外旋、膝关节弯曲，小腿在身体前方盘起的坐姿。支撑基底面较大，是坐位中最具稳定性的姿势。

2. 跪坐　是指双腿膝关节弯曲 160° 左右，踝关节反曲 50°，足部重叠且臀部坐在脚踝的坐姿。跪坐容易导致神经压迫、血液循环不畅。

3. 长坐位　指髋关节弯曲、下肢向前方延伸的坐姿。与盘腿坐、跪坐相比，长坐位稳定性较低，长时间保持易导致疲劳。

4. 端坐位　指坐在床边或椅子上、脚放在地面的姿势，端坐位是日常生活动作中的基本姿势，端坐位是否稳定关系到移动、步行行为。

在端坐位时注意不要形成骶骨坐姿（图 4-2-3），骶骨坐姿是指坐在椅子或轮椅上时骨盆大幅度后倾，位于骨盆后侧的骶骨与座位接触支撑身体的坐姿。如果长时间保持骶骨坐姿，容易导致胸椎和腰椎变形，且会增加皮肤压力性损伤的风险。

5. 半坐卧位　也称为半倾斜坐位，半坐卧位时需将床头抬高 45°～60° 角，或者将枕头和被子垫在介护对象背后以保持这种体位。

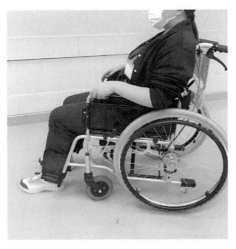

图 4-2-3　骶骨坐姿

三、翻身

翻身动作要以全身屈曲的姿态进行，主要动作是以左右躯干的单侧为轴的旋转运动，称为"体轴内旋转"。

（一）翻身的形式

1. 用翻身方向对侧的下肢撑住地板，让骨盆旋转　此种方法没有发生体轴内旋转，无法有效地翻身，下肢留在后侧，下肢的重量会阻碍旋转运动（图 4-2-4）。

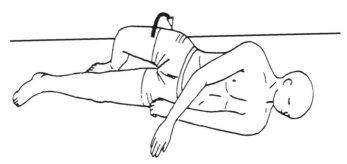

图 4-2-4　用翻身方向对侧的下肢撑住地板，让骨盆旋转

2. 用翻身方向的下肢撑住地板　处于伸展姿态时，介护对象无法有效地翻身，此时翻身侧的髋关节屈曲和外旋运动受阻（图 4-2-5）。

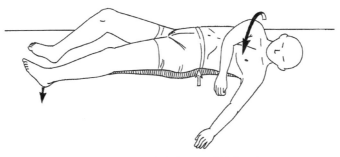

图 4-2-5　用翻身方向的下肢撑住地板

3. 用力甩动上肢 利用动能弥补旋转运动，从而产生翻身的旋转力（图 4-2-6）。

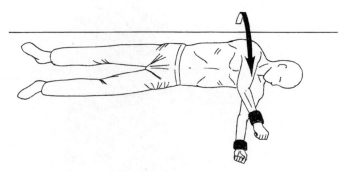

图 4-2-6 用力甩动上肢

4. 拉床栏杆和绳子 在介护现场介护对象通常会借助拉床栏杆和绳子翻身（图 4-2-7）。

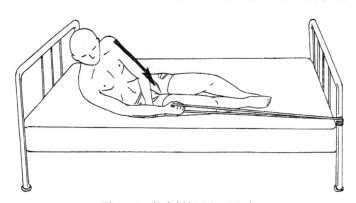

图 4-2-7 拉床栏杆和绳子翻身

（二）翻身的要点

对于可以自己翻身的介护对象，介护人员应指导其在翻身时进行以下动作：①以全身蜷曲的方式进行；②主要动作是以左右躯干的一侧为轴进行旋转运动（体轴内旋转）；③动作开始后，上肢和下肢不停留在旋转方向的对侧；④头部和肩峰沿旋转方向回旋并轻微移动，注意肩胛骨向前突出，使上侧的肩胛部向翻身侧伸展；⑤肩峰抬起，躯干回旋肌随着向上的移动而旋转，肌肉被拉伸并开始活动，骨盆抬起；⑥骨盆的回旋导致下肢旋转侧的髋关节外旋，对侧下肢的髋关节也内旋和屈曲，下肢沿旋转方向摆动。

（三）翻身的介护

介护人员面对身体僵硬、痉挛的卧床介护对象，或面对通过协助才能活动的介护对象时，需要进行翻身介护。

1. 翻身的要点 首先确认介护对象是否可以使膝关节立起，然后确认其是否能抬起手臂，最后再确认其是否能抬起头，一般能做到这三点即可以完成翻身。

2. 翻身的练习 使介护对象的膝关节充分立起，手臂要笔直朝上，抬起头部和肩部，接着介护人员将介护对象拉向身前，此时介护对象就很容易翻至侧卧位。

3. 偏瘫患者翻身 将健侧的膝盖立起，做不到时可以采用双腿交叉的姿势；抬起介护对象的双手、头部、肩部，用健侧的手抓住患侧的手，将头部、肩部抬起，然后转向翻身方向。

4. 双下肢无法行动的患者翻身 对于双腿无法行动的介护对象，介护人员首先帮助其双腿交叉，然后介护对象将手臂和面部向翻身方向抬起，再向翻身方向大幅挥动双臂和旋转面部，此时力量从上半身旋转到下半身，将臀部向着翻身方向从后方慢慢地抬起（图 4-2-8）。对于臀部无法旋转的介护对象，介护人员可协助其抬起臀部。

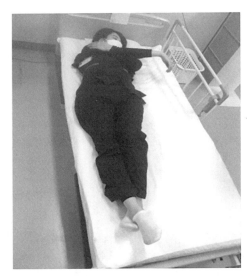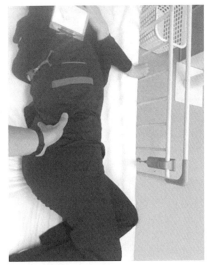

图 4-2-8 需要介护的翻身方法

四、床上移动

床上移动的原则是从仰卧位开始介护，因为仰卧位是最稳定的姿势，适合各种动作。

（一）向上方移动

介护对象由于各种原因向床下方偏移，需要帮助其向上方移动。

1. 向上移动的方法 首先观察介护对象能否立起双膝并用双脚踩住床面，可以完成上述动作时，身体从下到上用力就会容易一些；观察介护对象肩胛骨是否能够正常抬起，可以正常抬起肩胛骨则说明躯干上部可以活动；观察介护对象臀部是否能抬起，可以正常抬起臀部说明介护对象基本可以站立、起床。指导介护对象弯曲颈部、抬起头部，通过颈部伸展支撑从下肢、骨盆、躯干到上方的动作。需要注意的是，对于颈部患病的介护对象，不能强行实施颈部伸展。当老年人不能顺利完成向上移动时，可以交替实施动作，例如可以立起双腿，轮流将单侧肩胛骨抬起，从而实现向上移动（图 4-2-9）。

2. 脚部固定向上移动的介护方法 下肢关节痉挛的介护对象难以发挥肌肉力量，因此对于那些可以屈膝但是脚无法踩到床面的介护对象，介护人员需要按住他们的双脚并固定在床面上，介护对象稍微活动头部、肩胛骨、臀部后可以抬起臀部，实现向上移动（图 4-2-10）。

3. 抬起肩胛骨的介护方法 介护人员用手臂支撑介护对象的头部和颈部后侧，介护对象根据需要立起双膝、踩住床垫并抬起臀部，同时介护人员将其上半身笔直地向床上方拉（图 4-2-11）。

（二）向侧方移动

进行侧方移动前要确保移动一侧有足够空间，适用情况为床比较宽且介护对象能够进行翻身活动。

1. 侧方移动的方法 以向右侧移动为例：①首先立起双膝，将双腿向侧方移动，实施困难时可让介护对象从一侧腿开始交替移动；②脚部踩实、臀部稍微抬起向右移动；③固定骨盆后将肩部向右移动，固定左肩抬起右肩，头部压住床垫向右移动；④臀部继续向右移动；⑤肩部继续向右侧移动，移动肩部时头部处于伸展状态。

2. 介护下的侧方移动 对于足部无法固定、无法踩实的介护对象，介护人员按住其脚部，有利于其腿部活动和抬起臀部（图 4-2-12）；对于肩部无法抬起的介护对象，介护人员将其肩胛骨从下往上托起，

a. 立起双膝
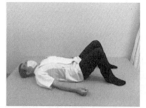

b. 抬起肩胛骨
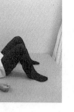

c. 可以抬起臀部
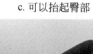
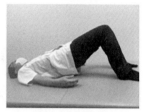

d. 颈部伸展

e. 抬起双腿

f. 移动成功
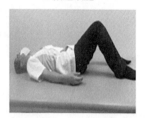
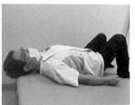

图 4-2-9　向上方移动的方法步骤

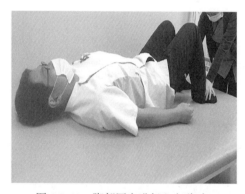

图 4-2-10　脚部固定进行上方移动

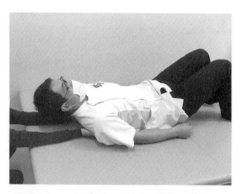

图 4-2-11　介护人员帮忙抬起肩胛骨

在介护对象向侧方移动的同时一起抬动（图 4-2-13），介护对象头颈部活动不便时，介护人员可以托起其后枕部帮助其移动。

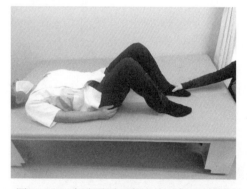

图 4-2-12　侧方移动时帮介护对象固定脚部

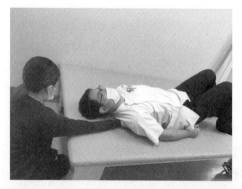

图 4-2-13　侧方移动时帮介护对象移动肩胛骨

五、起身

起身指以仰卧位为开始姿势，向坐姿变换的动作。起身动作是让占据了身体重量较大部分的头部和躯干部在矢状面向反重力方向回旋的动作。

1. 动作概要　起身运动的开始姿势是全身伸展的仰卧姿势，结束姿势是头部、胸部几乎垂直于骨盆的长坐位（图4-2-14）。起身运动的开始部位是头部，随着头部和躯干向前方和上方移动，支撑基底面不断收窄，重心移动，运动轨迹为向上前方移动的平滑曲线，最终头部和躯干的重心与脊椎重合。

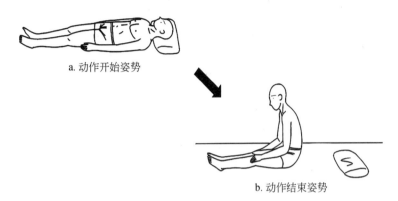

a. 动作开始姿势

b. 动作结束姿势

图 4-2-14　起身运动

2. 起身的模式　从仰卧位到坐位有三种起身模式。①从仰卧位变为长坐位：在固定下肢的前提下立起上半身；②从仰卧位到侧卧位再变为侧身坐：先进行翻身，再通过单手或双手支撑上半身力量，用上肢的肌肉力量来弥补髋关节和腹部肌肉力量的不足；③从仰卧位到侧卧位再变为端坐位：在侧卧位时将双腿从床上垂下，用上肢来支撑上半身的重量，即使身体有障碍的介护对象也可以采用这种方法（图4-2-15）。

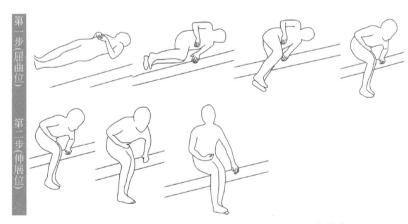

图 4-2-15　从仰卧位到侧卧位再变为端坐位的起身模式

3. 起身要点　起身时需要确认的要点包括：①首先评估介护对象能否做到侧卧；②其次评估介护对象能否向着起身方向做到单肘支撑的动作；③最后看能否伸直肘部、抬起上身后坐好。能做到这三个动作，介护对象就能够做起身动作。

4. 灵活借助物品起身　可以利用椅子帮助介护对象起身：①首先固定住床，提前将稳定性强的椅子固定在床栏杆上，最好选用椅面高度和床垫高度相同的椅子；②侧卧时将下方的手放在椅面上，且手臂与身体保持60°～90°；③做单肘撑床的姿势，用前臂挂着椅面，以单肘支撑身体；④垂下腿的同时起身，用手掌挂着椅面伸直肘部，把腿从床上垂下来，上身顺利地抬起（图4-2-16）。

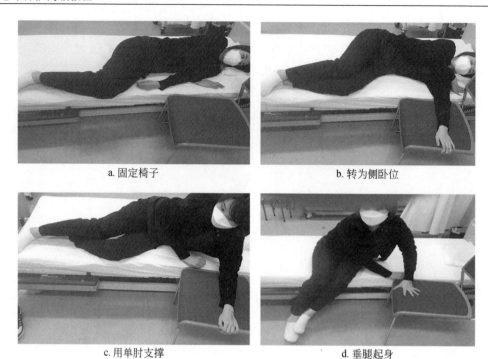

a. 固定椅子　　　　　　　　　　　　　　　b. 转为侧卧位

c. 用单肘支撑　　　　　　　　　　　　　　d. 垂腿起身

图 4-2-16　灵活借助物品起身

5. 起身介护　拉出侧卧位介护对象位于下方的手，打开到 60°～ 90°，让介护对象上方的手搂住介护人员的颈背部。接着介护对象做单肘支撑的姿势，用前臂支撑上身，这时按住介护对象的手背进行固定，介护对象便能更好地用手掌撑着床垫伸直肘部（图 4-2-17）。

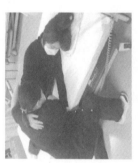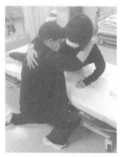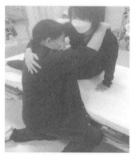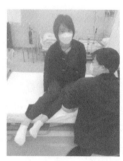

图 4-2-17　起身介护

6. 躺下介护　躺下动作和起身动作流程相反，首先让介护对象单手撑床，然后肘部发力，用身体下方的前臂支撑着上身，此时全身的重量都在手肘上，接着侧躺下，再转成仰卧位（图 4-2-18）。

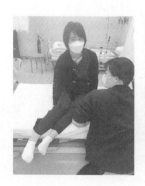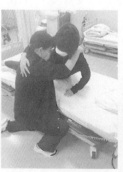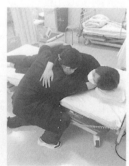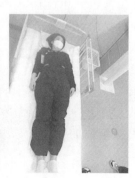

图 4-2-18　躺下介护

六、从地面起身

（一）从地面起身及坐下的自主动作

头部前伸以保持稳定，上半身向左或向右扭转，双手扶地来支撑上半身的重量。抬高臀部，让双膝接触地面，变为四肢匍匐爬行姿势。膝盖依次离开地面，伸直腿部。此时重心变高，极易失衡，需缓慢进行；手部离地，双手按顺序移至膝盖，伸直腰部、膝盖的同时缓慢起身（图4-2-19）。

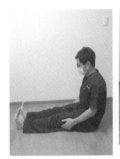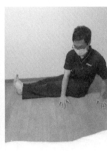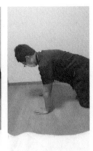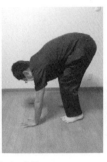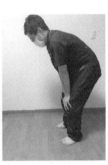

图 4-2-19　从地面起身的自主动作

从站姿坐到地上的一连串基本动作：①首先从站立的姿势开始，用双手稳固扶地（图4-2-20）；②膝盖依次着地变为匍匐爬行姿势；③扭转身体，让臀部着地；④把身体转向正面，依次把手部离地，双手放在膝盖上，此时把头部向前伸出能够稳定坐下。

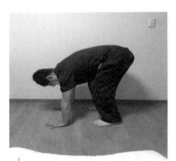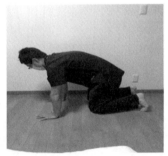

图 4-2-20　坐到地上的自主动作

（二）使用椅子从地面起身

通过使用椅子或低台，起身动作会变得容易。具体做法：在介护对象后方放置高度约45cm且结实的椅子，介护对象缓慢地扭转身体，变为四肢匍匐爬行姿势。椅子在眼前时为最佳位置，椅子太远手会够不到，双手按向椅面的同时，抬起膝盖缓慢伸直，双手离开椅子，完成起身动作（图4-2-21）。

高度
约45cm

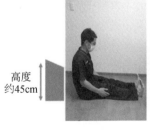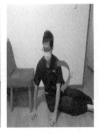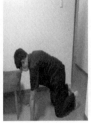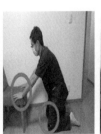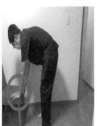

图 4-2-21　使用椅子从地面起身

（三）通过介护从地面起身及坐到地上

具体方法如下：①伸直膝盖坐好，介护人员位于介护对象身体扭转的反方向；②介护对象扭转身体，用双手扶地，此时介护人员要引导介护对象把臀部向斜上方抬起，用画圆的方式对介护对象的腰部进行引导会更容易；③抬高臀部变为匍匐爬行姿势；④伸直膝盖变为抬臀爬行姿势，介护人员对其臀部进行支撑，对于有腰带的介护对象，可以轻轻握住腰带；⑤保持姿势双手离地，缓慢抬起身体，介护人员在确认介护对象完全站起后再松开手（图 4-2-22）。

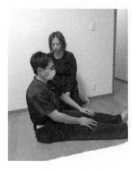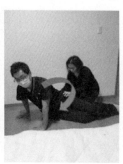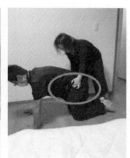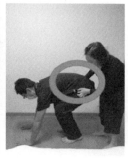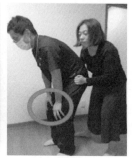

图 4-2-22　通过介护从地面起身

从站立位坐到地上的具体方法：①双手放在膝盖上，身体前屈，然后双手扶地，变为抬臀爬行姿势，为了防止介护对象失去平衡，介护人员用双手轻轻支撑在其腰部附近；②膝盖依次着地，变为匍匐爬行姿势再坐下；③介护人员轻轻地扶着介护对象的腰部，引导介护对象扭转身体让臀部着地；④伸直膝盖，双手放在膝盖上，身体朝向正前方，头稍微前倾，这样便能稳定坐下（图 4-2-23）。

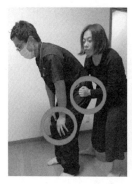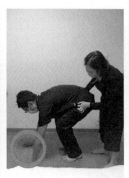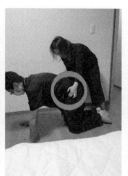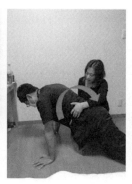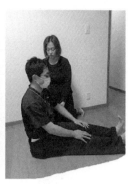

图 4-2-23　通过介护坐到地上

（四）偏瘫患者自主从地面起身及坐到地上

患者从地面起身时首先以长坐位坐在地上，把未瘫痪侧的腿弯曲并大角度向侧方张开，同时将膝盖弯曲横向地面。以膝盖和瘫痪侧的脚踝之间的连线作为三角形的底边，把未瘫痪侧的手作为三角形的顶点，此时发力臀部会自然地抬起，用三点支撑身体，抬起未瘫痪侧的膝盖，膝盖离地时仅用手和瘫痪侧脚进行支撑。当介护对象严重瘫痪、腿部无法活动时，可用长支具固定膝盖和脚踝。让腿伸直，将手离地，移动至膝盖，缓慢地抬起上半身，瘫痪侧的腿向未瘫痪侧的腿部靠拢（图 4-2-24）。

当要坐到地上时，患者可用健侧的手扶地，通过抬臀爬行姿势坐下来。具体动作方法如下：①根据瘫痪程度确定容易打开双脚的方法，可用健侧的手扶着墙壁来进行；②健侧的手快速扶向地面，此时瘫痪侧的脚保持伸直状态，用脚固定在墙壁；③健侧的膝盖着地，用健侧的手和膝盖，以及瘫痪侧的脚这三点来支撑身体，形成稳固的三角形；④臀部着地，此时健侧的腿向外扭转，形成半盘腿坐的状态；

⑤身体转向正面，手部放在膝盖旁，头部向未瘫痪侧伸出以保持稳定（图 4-2-25）。

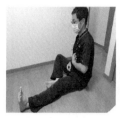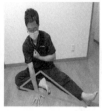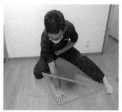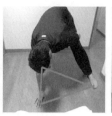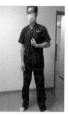

图 4-2-24　偏瘫患者自主从地面起身

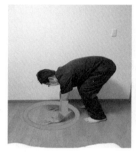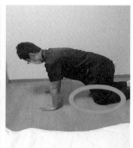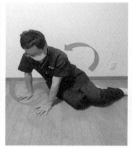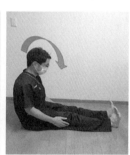

图 4-2-25　偏瘫患者自主坐到地上

七、起立

起立是日常生活中使用频率很高的动作（图 4-2-26），也相对比较简单。

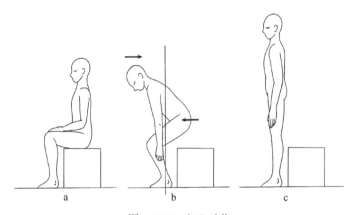

图 4-2-26　起立动作

（一）动作概要及动作分析

起立动作从头部开始，躯干前倾，在同一支撑基底面内向前方移动，直到臀部抬起变成站立位，支撑面也从由臀部和脚部构成的大面积基底面，变换为由双脚构成的狭窄基底面。具体动作分析如下：①重心前移，从坐位姿势到臀部离开座位（图 4-2-27）；②臀部离开座位，足关节达到最大背屈；③身体重心上升。

（二）起立模式

起立是从坐位变成站立位的动作，包括以下 6 种模式。①从椅子上站起来：躯干前屈使重心向前方移动，重心转移到脚上方后，伸直下肢转换为站立位（图 4-2-28）。②从地面站起来：从长坐位姿势弯曲下肢使躯干前屈，将重心转移到脚上方后，伸直下肢转换为站立位。③四肢触地后从地面上站起来：

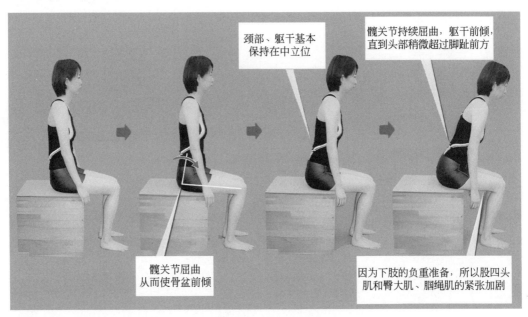

颈部、躯干基本
保持在中立位

髋关节持续屈曲，躯干前倾，
直到头部稍微超过脚趾前方

髋关节屈曲
从而使骨盆前倾

因为下肢的负重准备，所以股四头
肌和臀大肌、腘绳肌的紧张加剧

图 4-2-27　重心前移

由侧身坐抬起臀部转换为四肢触地，下肢分别立起转换为站立位。④抓握物体同时站起：侧身坐时用手撑住台面形成四肢均有接触面的姿势，下肢分别立起转换为站立位。⑤俯卧撑姿势从浴缸里站起：单手或两只手抓握扶手或浴缸的边缘向上撑起，慢慢抬起臀部，将双腿拉到身体的正下方，转换为站立位。⑥入浴时拉住扶手或浴缸边缘站起：一边将下肢拉近身体一边拉着扶手或浴缸的边缘，使重心向前方移动，将体重转移到脚上后，伸直下肢转换为站立位。

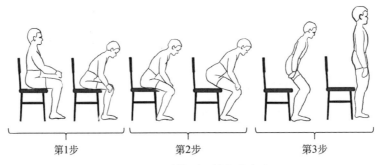

第1步　　　　　　第2步　　　　　　第3步

图 4-2-28　从椅子上站起的方法

（三）起立介护

1. 起立的要点　①介护对象能否做到前倾动作，头的中心部分前倾到脚尖前的位置；②在站起来之前介护对象能把腿收起；③椅子或床的高度适合。

2. 起立的诱导方法　介护人员从下方扶着介护对象的手臂或者手，明确进行动作的主角是介护对象。在起立时，躯干要保持舒展，介护人员弯曲膝盖帮助介护对象做前倾姿势，臀部离开床面，最终站立起来，要注意避免向斜上方牵拉介护对象（图 4-2-29）。

3. 起立的介护方法　首先让介护对象的手臂环绕介护人员的颈部，介护人员从下方扶着介护对象的手臂，弯曲膝盖，来帮助介护对象做前倾姿势，之后稍微往前拉一点，找到平衡点，臀部自然抬起。介护人员伸直双膝，这时姿势不能前倾要挺直站起来（图 4-2-30）。坐下时，将起立时的动作顺序反过来做即可。

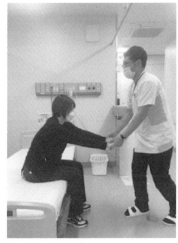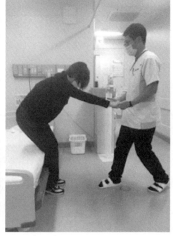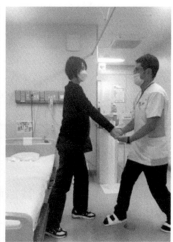

图 4-2-29　起立的诱导方法

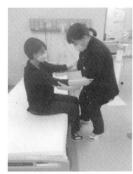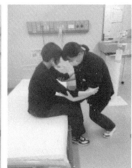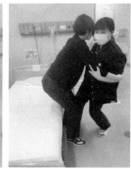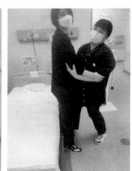

图 4-2-30　从床上起立（部分介助）

八、案例研究

（一）偏瘫

偏瘫是由脑血管疾病导致的身体障碍。偏瘫的特征如下。①运动障碍：是指身体一侧手脚不能活动、无法发力。吃饭时拿不稳碗筷，行走时身体偏向一侧，不能笔直行走，容易被绊倒。②感觉障碍：身体一侧的手脚发麻，手部的感觉变迟钝，包含触觉、位置觉、痛觉、温度觉、振动觉等。③语言障碍：几乎一半的脑血管疾病患者存在语言障碍，如有想说的话但是说不出称为"运动性失语"；不能理解对方说的语言或是写出来的文字称为"感觉性失语"；口齿不清或说话不流畅称为构音障碍。④脑高级功能障碍：由于枕叶障碍，患者出现能看到东西但不能识别的视觉失认；由于颞叶障碍，产生听觉失认；由于劣势半脑的顶叶到枕叶的障碍，产生视空间失认、身体失认等症状。⑤精神障碍。⑥视觉障碍：出现视物有重影、视觉范围和视野变窄等症状，视野缺少一半被称为同侧偏盲。

1.脑血管疾病的病情分期　脑血管疾病患者的病情分期、对应的治疗机构及复健训练的重点见表4-2-1。

表 4-2-1　脑血管疾病的病情分期

	急性期	恢复期	维持期
时期	发病起1～3周	1～3周至3～6个月	3～6个月以后
治疗设施	急性期医院	复健训练专业医院	复健训练专业医院、居家

续表

	急性期	恢复期	维持期
复健训练要点	预防废用综合征	功能恢复训练	维持功能
	风险管理	心理上的支持	减轻介护负担
	（坐姿、运动负荷）	为维持期做好过渡	调整环境
	并发症管理		使用社会资源

2. 偏瘫介护对象的起居动作特征

（1）偏瘫介护对象起身动作的特征：①在起身时经常会用健侧的上肢拉床边护栏或床垫，从而更快地完成起身动作，但重复这种方法的话，会加强背部肌群的收缩紧张；②躯干的肌肉难以发力，导致腹部肌肉的活动作用变弱，起身时难以把重心移动至作为支点的胸廓、肩胛骨，结果导致偏瘫一侧的症状不能得到改善；③持续强行做动作，颈部、体干伸展的肌紧张加剧。

（2）偏瘫介护对象起立动作的特征：①和起身动作一样，也有用健侧上肢拉扶手以站起来的情况；②背部肌肉收缩，并未产生站起所需的髋关节的屈曲及躯干的前倾，重心保持在身体后部，臀部不能充分起立，导致站起后重新坐下的情况；③依赖健侧，导致偏瘫侧肌肉的肌紧张进一步加剧，使起立变得更为困难。

3. 偏瘫介护对象动作介护时需要注意的事项

（1）促进介护对象的自立，让介护对象更有自信、更愿意自立生活。

（2）对介护对象进行准确的动作观察，还可以通过触摸、运动来感觉。

（3）语言的重要性，在和不同人接触、活动时，根据说话的方式，介护对象的理解、动作会有变化，在介护时要对细微动作进行提醒，如说"用力伸头"，起身时如说"右手腕横向展开"，从而让对方掌握正确的动作。

（4）让介护对象意识到支撑面的重要性，在介护时要以移动支撑面的意识来进行，而不是以扶起来的意识进行。

（5）要切实脚底接触地面，偏瘫患者存在感觉障碍、运动障碍，经常会感觉不到自己的脚，应尽可能地让介护对象先用脚着地。

（6）在可能的范围内，促使介护对象骨盆前倾、躯干保持正中位置。

（7）增加对成功的体验，分享喜悦。

以上注意事项不仅限于偏瘫介护对象，对所有的介护对象都适用。

（二）人工髋关节置换术后

人工关节置换术是用金属、陶瓷或聚乙烯制成的人工关节替换受损的关节，从而消除疼痛并改善行走能力。

1. 人工髋关节置换术后的康复训练　术后早期就要开始康复训练，手术次日起就可以开始在床上进行练习。根据人工髋关节手术方法的不同，确定哪些动作容易导致脱位，并在此基础上练习起身、站立、如厕等基本动作。同时在介护人员的指导下找到康复活动时较少疼痛的姿势，并充分进行踝泵运动，以预防深静脉血栓。

2. 家中康复训练　包括①臀桥运动：指平躺在床上、用双腿支撑抬起臀部的动作；②侧向分腿运动：手术侧的腿朝上侧躺，在膝盖弯曲的状态下，双脚贴在一起，然后分开双膝，努力抬起上侧的脚，达到锻炼臀中肌的目的；③抬大腿运动：指在坐着的状态下像踏步一样抬起大腿的运动，此时发挥作用的是附着在髋关节前的髂腰肌；④北欧式健走：指双手持北欧式健走杖，在支撑身体的同时行走，充分利用上半身的力量。

3. 预防人工全髋关节置换术后发生关节脱位　在康复训练时有相应的肢体禁忌动作。例如，前路手术的禁忌动作为屈曲、内收、内旋。后路手术的禁忌动作为伸展、内收、外旋。大部分的关节脱位都是在术后 3 个月内发生的，因此术后早期提升肌肉张力有助于预防关节脱位。为避免脱位，尽量避免跪坐和盘腿坐，不要跷二郎腿或深蹲，可以在膝盖下方放置垫子等限制膝关节的屈曲和伸展等。防止关节脱位的介助方式如下。①从床上起身至双腿下垂的坐姿介助方式：位于下方的手臂伸至与身体呈直角，膝盖少许弯曲从床上垂下；介护人员需要支撑住对方的肩部（手掌放在肩胛骨内侧）和腰部，将介护对象的上半身拉向自己的方向（身前）；介护对象用下方肘部支撑体重的同时，介护人员支撑其肩部的手逐渐移动至介护对象头部向斜前方引导，支撑腰部的手则向下方引导，直起身体，变为坐立姿势。②从卧姿起身至长坐位的介助方式：打开介护对象一侧腋下，弯曲另一侧的膝关节；介护人员站在介护对象打开的腋侧，让介护对象向着自己的方向翻身；介护对象下侧的肘部承受体重，帮助支撑介护对象的肩部和腰部，使其抬起身体；用支撑肩部的手扶住颈部，继续往上方引导，支撑腰部的手则向下方引导；抬起身体，起身完成。

第三节　移动、移乘、步行及相关介护技术

移动、移乘与步行是介护对象在日常生活中经常遇到的困难，帮助介护对象进行位置移动，对其身体复健、提高生活自理能力、改善生活质量具有十分重要的意义。

一、移动

移动是指从现在所在地点去往另一个地点，包括使用轮椅移动、挪动等。

1. 轮椅移动　驱动轮椅时，手握转动架、伸长手肘，用手臂的力量转动驱动轮。如要减速或刹车，用力抓住转动架后方，用摩擦力制动，从而推动轮椅向前移动（图 4-3-1）。

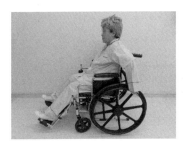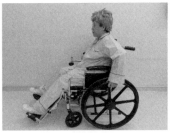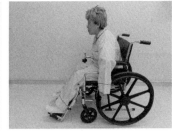

图 4-3-1　常见的轮椅驱动方法

2. 挪动　指的是保持坐姿、用手和腿的力量使自己移动的方法。

（1）向前挪动：①采取直腿坐坐姿，将健侧下肢放到患侧下肢下方；②将健侧上肢放到身体侧后方，③将重心放到健侧的上下肢，弯曲膝盖的同时让身体前移；④将健侧上肢收回到身体侧面（图 4-3-2）。

（2）向后挪动：①将重心放在健侧，采取直腿坐坐姿；②将健侧下肢放到患侧下肢下方并弯曲膝盖，将健侧上肢放到斜后方；③将重心放到健侧上下肢，伸展膝盖的同时将身体向后移动（图 4-3-3）。

（3）向侧方挪动：①采取直腿坐坐姿；②将健侧下肢放到患侧下肢下方；③将健侧下肢移向移动方向；④将重心放到健侧上肢，移动臀部。

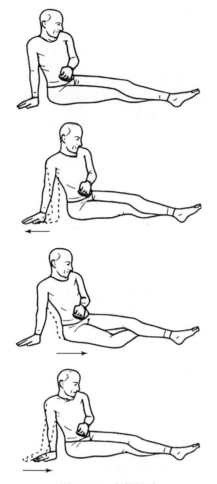

图 4-3-2 向前挪动

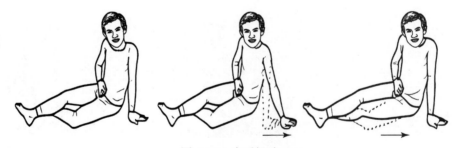

图 4-3-3 向后挪动

二、移乘

移乘时是指从之前坐着的位置换坐到其他位置的动作。移乘包括室内移乘和室外移乘，室内移乘指的是从床移到轮椅、从马桶移到轮椅等位置移动，室外移乘则主要指移动到车上等行为。

（一）移乘的原则

移乘时要根据介护对象的身体功能、介护人员的能力、生活环境、辅助用具这四个要素进行评估。

1. 不勉强抱起介护对象　对于明显会对腰部造成负担的移乘介护，应该积极使用升降移位机等辅助器具，原则上不应让介护人员靠人力抱起介护对象。

2. 对于介护对象和介护人员都要舒适　移乘是为实现最终目的而做的过渡动作，介护人员应该使用对介护对象来说舒适且对介护人员来说不会造成负担的移乘动作。

3. 根据介护对象的身体功能掌握移乘方法

（1）能够站立、转换方向的介护对象：可为其设置床用扶手、台子等支持其独立地完成站立位移乘。参照介护对象的身高来设置扶手或台子位置的距离和高度，如对于体型矮小的人，扶手或台子高度在50cm左右，对于体型高大的人，扶手或台子高度在60cm左右。

（2）松开手能保持端坐位的介护对象：若此类介护对象即使扶住东西，站立、转向也需要介助，可考虑坐姿移乘，可使用移位板自主进行移乘。

（3）有抓扶时能够保持端坐位的介护对象：由一名介护人员帮助坐姿移乘，坐姿时可从侧面、前方、后方进行介助。

（4）端坐困难的介护对象：使用升降移位机，使用时需注意如果介护对象不能稳定端坐又缺乏站姿意愿，可能会出现下肢无力、摔倒。

（二）移乘动作的组成要素

移乘动作的组成要素包括端坐、站起、站姿、转向、站姿坐下、轮椅坐姿（图4-3-4）。以从床上移乘到轮椅的方法为例（图4-3-5）：①介护对象端坐在床的一侧，轮椅位于介护对象的左边，与床呈30°～45°角；②靠近轮椅一侧的腿向内收，左手扶住轮椅扶手，右腿比左腿往前伸，此时的重心移动到左下肢及左手；③抬起臀部、支撑上半身站起来并抓住轮椅扶手支撑身体；④介护对象转身，使臀部正对轮椅，开始落座；⑤前屈上半身，慢慢坐到椅面。

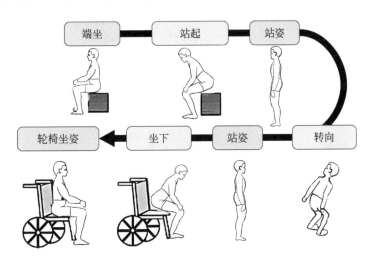

图4-3-4　移乘动作的组成要素

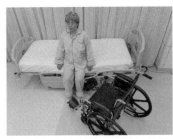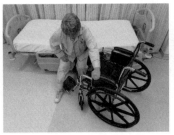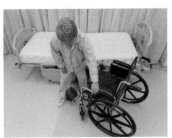

a. 轮椅放在与床呈30°~45°角的位置　　b. 靠近轮椅一侧的腿向内收　　c. 扶住轮椅扶手站起

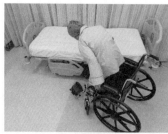 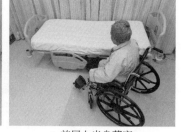

d. 旋转身体　　　　　　　　e. 前屈上半身落座

图 4-3-5　从床上移乘到轮椅的方法

（三）各种移乘方法

1. 垂直方向移乘　床或平台与轮椅呈 90° 角，进行前后方向的移动。此时使用垂直摆放方式，轮椅和床或平台等的高度一致，介护对象完成手撑的换乘动作。

2. 侧面移乘　当介护对象熟练了手撑的换乘动作之后，可将轮椅放置在床的斜侧方，此时介护对象需要较高的手撑能力，在抬臀时将头部转向移乘的反方向（背对移乘目标），将臀部转向移乘方向。

（四）脊椎损伤患者的移乘动作

脊椎损伤患者会出现运动麻痹、无法行走的情况，患者在床上、卫生间、浴室、汽车等空间中均需要移乘动作。

1. 直角移乘　尽量选用能调整高度的电动床，使用光滑床单，这样可减少床单与下肢的摩擦，还应利用床的扶手安装移乘板。移乘时：①伸展躯干，臀部前移；②上抬下肢，脱下鞋子；③将下肢放到移乘目标上，抬起两腿之后，将轮椅向前移；④上肢撑在移乘板上，形成直腿坐姿；⑤手撑推动身体移乘（图 4-3-6）。

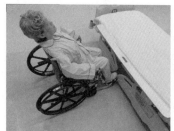 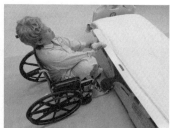 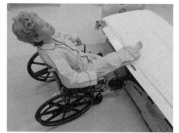

a. 伸展躯干，臀部前移　　b. 上抬下肢，脱下鞋子　　c. 将下肢放到移乘目标上，抬起两腿之后，将轮椅向前移

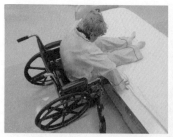 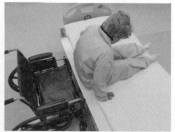

d. 上肢撑在移乘板上，形成直腿坐姿　　e. 手撑推动身体移乘

图 4-3-6　直角移乘的方法

2. 侧面移乘　床的高度和垂直移乘的标准一致，在床和轮椅之间放置移乘板可让移乘更轻松；在

臀部上抬不充分时使用可手撑的台子。移乘时：①将轮椅靠近床，使轮椅与床面形成20°的夹角，减少轮椅和床之间的缝隙以缩短臀部移动距离；②把下肢从脚踏板上放置到地面上，为了避免臀部撞到扶手或轮胎，尽量将臀部移到座位前方；③让躯干前倾，外侧的手撑住扶手，靠床一侧的手撑在床上，手的支撑位置以能够抬高臀部，方便移动为准，但手的放置位置不宜过远；④在躯干前倾的状态下，用力屈曲颈部，并趁势弯曲躯干、下沉肩胛骨、上抬臀部，把臀部平移到床上；⑤放下抬起的臀部（图4-3-7）。

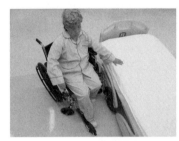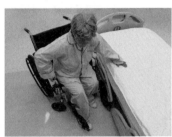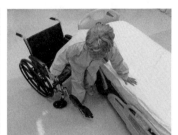
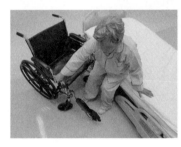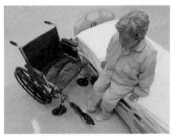

图4-3-7　侧面移乘的方法

3. 轮椅和垫子（地板）之间的移乘　①从轮椅移乘到垫子上：首先将轮椅正对垫子放置，双腿放到垫子上。单手撑在垫子上，另一只手抓住轮椅扶手，一边滑动下肢，一边旋转臀部下降。②从垫子移乘到轮椅：弯曲靠近轮椅一侧的下肢，侧面靠近轮椅，旋转并上抬臀部，坐到轮椅上（图4-3-8）。

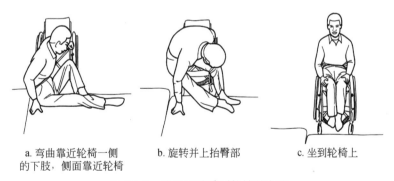

a. 弯曲靠近轮椅一侧　　b. 旋转并上抬臀部　　c. 坐到轮椅上
的下肢，侧面靠近轮椅

图4-3-8　从垫子移乘到轮椅的方法

（五）移乘介护

1. 从床上移乘到椅子或轮椅

（1）从后方介护：①介护人员扶住介护对象的腰部；②在介护对象的双手扶住椅背等支撑物时，介护人员需要稍微进行力量上的辅助，从而帮助介护对象抬起臀部；③改变身体的方向，让介护对象将臀部面向椅子方向；④让臀部慢慢地坐到座位上，之后松开双手（图4-3-9）。

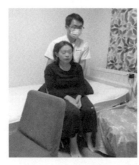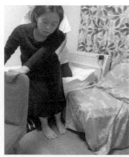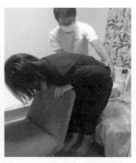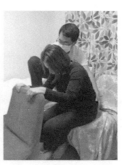

图 4-3-9 从床上移乘到椅子（从后方介护）

（2）从前方介护：①介护对象弯曲膝盖，做前倾姿势，双手抱住介护人员的颈部。介护人员屈膝，单膝跪地，引导介护对象将头前伸至脚前方；②介护对象在上身直立的状态下伸直膝盖，臀部抬起，慢慢站起；③改变身体的方向，慢慢向椅子的方向回旋身体；④当介护对象的臀部移动到椅子的中间部分后，让介护对象上身不动、慢慢屈膝，呈前倾姿势；⑤深深屈膝，介护对象逐渐低头，变成"鞠躬"近似动作，介护人员上身保持不动，慢慢向下移动；⑥介护人员单膝跪地，介护对象上身直立、头向前伸，臀部坐在椅子上；⑦调整姿势，移乘结束（图 4-3-10）。

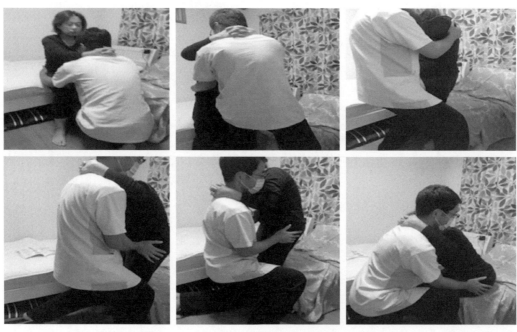

图 4-3-10 从床上移乘到椅子（从前方介护）

（3）有障碍老年人的移乘介护：具体步骤为①老人坐在床上，双腿向侧面垂下；②挪动老人的臀部使向前移动，直到双脚能碰到地面；③介护人员双腿大幅度分开，根据老人的前倾程度弯腰进行介助，双臂环绕到老人的后背，此时介护人员的膝盖固定住老人的膝盖，支撑住老人腰部的同时使老人站起来并慢慢转换方向；④让老人抓住轮椅扶手，在充分前倾的同时坐到轮椅上；⑤将老人脚放在脚踏板上，让老人将臀部向后挪，深深地坐在轮椅上，向轮椅移乘时需注意移乘前一定要确认扣紧轮椅的刹车，张开脚踏板；轮椅放置在健侧移乘会比较容易。

（4）偏瘫患者介护：①轮椅斜放在和床呈 20°～30° 角的位置，并且放置在健侧；②要提前扣紧椅的刹车，把脚踏板抬起；③移动时介护对象用健侧的手握住轮椅对面的扶手，然后把健侧的腿放在脚踏板附近，以这条腿为轴进行回旋，然后坐下；④在介助时介护人员保护健侧，还要防止膝关节无力导致的跌倒。

（5）从椅子移乘到床上（完全介护）：①介护对象保持端坐位，臀部坐在椅子稍前的位置，确认椅子已固定；②介护人员左侧躯干前倾、穿过介护对象腋窝，左上肢放到其背部，轻轻扶住肩胛骨的位置，右上肢放到介护对象腰部；③介护人员利用双侧上肢，将介护对象的上半身拉近，分配好重量后让介护对象抬起臀部；④介护对象将臀部抬高到床的高度，然后直接将髋关节向移乘方向回旋，确认臀部坐在床上；⑤持续进行介助直到介护对象达到稳定状态（图4-3-11）。

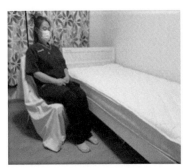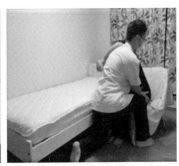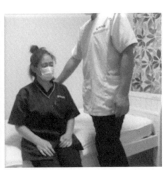

图4-3-11　从椅子移乘到床上（完全介护）

2. 从床上移乘到便携式厕所凳　移乘的基本动作：①介护对象取端坐位姿势，脚踩实地面。便携式厕所凳尽量放在离床边最近的地方；②让介护对象做前倾姿势，做好起立的准备；③将厕所凳的扶手或者介护人员的手臂作为支撑点站起，使介护对象站起来；④抓住便携式厕所凳的扶手或介护人员向厕所凳进行90°回旋；⑤让介护对象慢慢地坐在厕所凳的中央，脱下裤子，无法独立完成时由介护人员协助完成。

移乘时的注意事项：①轻量型的便携式厕所凳比较便携但容易移动，当老人扶住厕所凳站起来时有跌倒的危险；②向厕所凳坐下时，要避免身体失衡导致跌倒。若提前脱下裤子，脚容易绊到裤子导致摔倒。

3. 从床移乘到推车担架　推车担架是指带有车轮的简易床，可以让介护对象在仰卧位的状态下移动。移乘时需注意：①需要两人以上进行介助；②将推车担架置于床尾时，要扣好刹车；③将介护对象从推车担架上放下来的时候，应按腰部、足部和头部顺序进行。具体移乘过程如下（三人介护为例）：①将推车担架呈直角放置在床位旁边，推车担架的枕头一侧靠近床位一侧，扣紧推车担架的刹车，调整推车的高度使其和床的高度一致；②三人把手臂伸到身体下方，分别牢牢抱住介护对象的头部和后背、腰部和大腿部，以及大腿部和小腿部；③抱起介护对象绕圈，转向平行于推车担架的方向，并按照腰部和大腿部、大腿部和小腿部、头部和后背顺序小心放下介护对象；④三个人要配合好介助速度和节奏。

三、步行与上下楼梯

（一）自然行走的特征

正常的行走是通过左右腿对称的交替动作，进行有节奏的行走。每一个步行周期都被划为两个阶段：支撑相和摆动相（图4-3-12）。支撑相为足部与地面接触的全过程，支撑相开始于初始触地。摆动相为足部与地面无接触（在空中移动）、肢体向前移动时期，摆动相开始于足抬离地面的瞬间（趾离地）。一般情况下，支撑相大约占步行周期的60%，摆动相占40%。

在行走时，人体重心位于骶骨前方的骨盆内，从地面开始测量时重心位于成人身高的55%～56%处。关于行走时步行周期的重心移动见图4-3-13，重心的恰当移动可以实现高效且平衡的行走步态。重心在支撑相中期达到最高，在双支撑相时降到最低，移动的范围约为2cm。

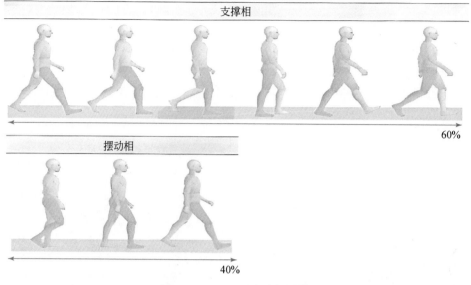

图4   3-12   步行周期

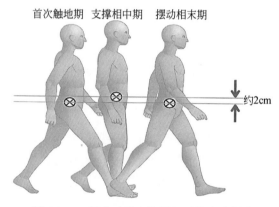

图 4-3-13   行走时重心位置上下移动示意图

（二）老年人平衡障碍及介护

老年人由于肌力的低下、关节活动度和软组织柔韧度下降、中枢神经系统功能的障碍，以及感觉系统的敏感度降低等导致平衡障碍，增加了跌倒、受伤的风险。

1. 体态变化导致的平衡障碍   老年人脊椎弯曲导致驼背状态，重心移向后方，容易向后方跌倒。髋关节和膝关节屈曲、挛缩，以及骨骼变形则会导致左右失衡，容易向侧方跌倒（图4-3-14）。

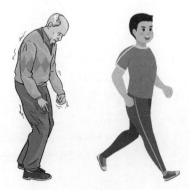

图 4-3-14   老年人（左）和健康成人（右）的步行

2. 支撑性降低带来的平衡障碍 肌肉无力，脊椎、髋关节、膝关节、足关节的活动受限，活动稳定性下降、平衡能力变差。

3. 知觉降低导致的平衡障碍 老化带来的对于高低差和障碍物的认知不足，以及反应的迟缓，会导致老年人无法做出适合当下环境的动作，容易失去平衡。

对于有平衡障碍的介护对象，可以进行步行介助，常见的方法如下。①侧方步行介助：让介护对象抓住介护人员的上肢，按照介护对象的步调行走，介护人员承担着支撑介护对象身体的"拐杖"作用（图4-3-15）。②前方步行介助：介护人员一边用双手支撑着介护对象的身体一边行走，但由于介护对象前方有介护人员、眼前的视野被遮挡，且介护人员也很难看到后方，容易发生事故（图4-3-16）。③后方步行介助：介护人员从介护对象身后抓握其腋窝或骨盆，注意不要抬起介护对象两腋，因为这会使介护对象重心向后移动，容易造成身体失衡（图4-3-17）。

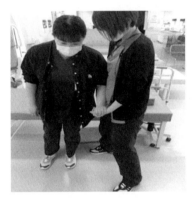 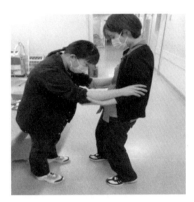 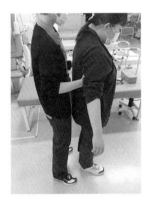

图4-3-15　侧方步行介助　　　　图4-3-16　前方步行介助　　　　图4-3-17　后方步行介助

（三）步行辅助用具及行走方法

1. 拐杖 使用拐杖的目的是支撑身体、辅助平衡、矫正步行模式、提升步行速度与持久性等。拐杖长度调整的方法是将拐杖前端放在脚尖前方15cm，再向外侧15cm的位置时可将胳膊弯曲大约30°；或是手臂自然下垂时，以手腕的高度作为把手的高度。对于驼背较严重的介护对象，拐杖可调整得较短。

拐杖有多种类型。①单脚拐杖：由握把、杆部、拐杖头及拐杖头的橡胶组成。功能型握柄拐杖在单脚拐杖中侧方稳定性较高。②多脚拐杖：根据支撑脚的数量称为三脚或四脚拐杖（图4-3-18），这种拐杖稳定性更好，但拐杖本身会较重。多脚拐杖支撑脚间距变大，所以在接触面倾斜或地毯等柔软路面上会不太稳定。四脚架拐重量较重，着地面积广，在狭小的室内等地难以使用，可在无扶手的室外环境使用。③前臂拐：由支柱、把手及支撑手臂的套口组成的拐杖，稳定性处于单脚拐杖和腋下拐之间。④腋下拐：腋下拐与单脚拐杖相比多了一个腋窝垫。腋下拐的侧方稳定性很高，在拐杖中可以承受的体重最重。

（1）单脚拐杖行走方法：单脚拐杖适用于需要行走辅助并且手臂比较有力、走路平衡感较好的人群。①拐杖三点步行走：又称三点支撑行走法，适用于拐杖初学者和腿部疼痛的人群。首先伸出拐杖使拐杖尽量和地面保持垂直，再伸出患侧的腿，注意腿不能比拐杖伸得远，随后伸出健侧的腿，重复上述动作。此种方法虽然行走速度比较缓慢，但是行走安全。②拐杖两点步行走：又称两点交替支撑行走法，适用于双腿没有疼痛、不适应三点步行走的人群及适应拄拐行走的人群。将拐杖撑在健侧，拐杖和患侧的腿同时伸出，然后健侧腿跟上患侧腿，重复这个动作。

（2）多脚拐杖行走方法：多脚拐杖接地面积大、比较稳定，适用于偏瘫、类风湿关节炎患者。具体行走方法如下：使用多脚拐杖要准确地垂直于地面，避免在不平的地方使用。将上肢撑在拐杖上，伸出患侧的腿，稳定之后伸出健侧的腿跟上，按照多脚拐杖→患侧→健侧顺序依次伸出（图4-3-19）。

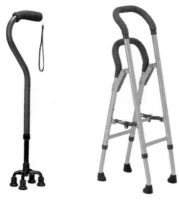

图 4-3-18　四脚架拐

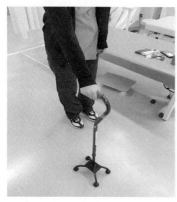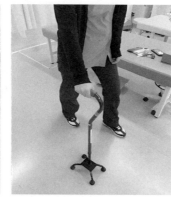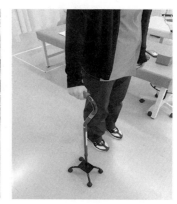

图 4-3-19　多脚拐杖行走（以左患侧为例）

（3）腋下拐的行走方法：腋下拐一般是两支为一组进行使用，是所有类型拐杖中最能承重的。因此，下半身瘫痪、骨折、髋关节炎症、下身截肢的人群均可使用。具体行走方法如下。①双拐两点步：左拐和右腿同时伸出，然后右拐和左腿同时跟上，交互向前进，这是比较稳定的行走方式（图 4-3-20）。②双拐四点步：按照伸左拐→迈右腿→伸右拐→迈左腿的顺序，依次交替前进。此法行走速度较慢，但能稳定地行走（图 4-3-21）。③双拐三点步：把腋垫垫在腋下，将双腋下拐和患侧腿同时伸出，然后健侧腿跟上去（图 4-3-22）。④摆过步，腋下拐同时前伸，双下肢向前摆出并超过腋下拐的位置，适用于脊椎损伤等的双下肢障碍患者，这种行走方式速度比较快；摆至步，先将双腋下拐同时向前伸，双下肢向前摆出但不超过腋下拐（图 4-3-23）。

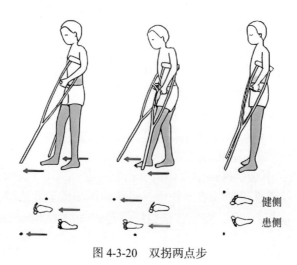

健侧
患侧

图 4-3-20　双拐两点步

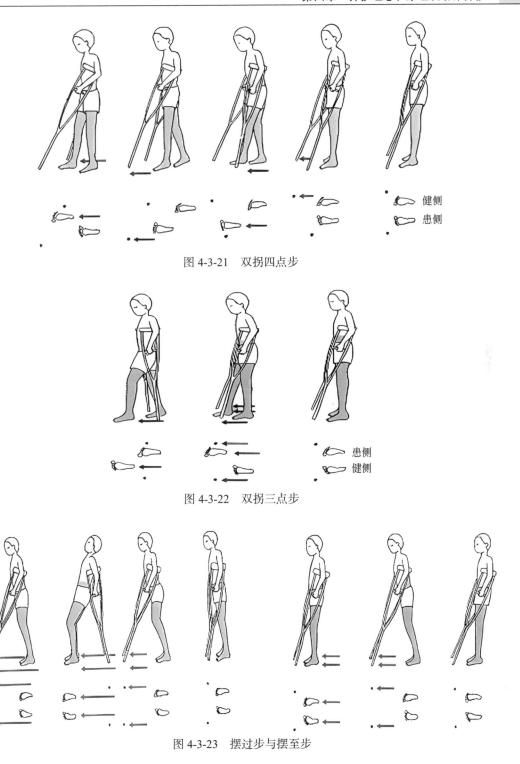

图 4-3-21　双拐四点步

图 4-3-22　双拐三点步

图 4-3-23　摆过步与摆至步

　　使用拐杖行走时介护人员需要根据介护对象的能力指导行走方式，并建议视线的位置，避免视线集中在脚下，不看前方会导致无法做出预判，在训练行走的同时，指导介护对象进行预判、采取行动。

　　（4）跨越路沟的行走方法：①单脚拐杖，使用单脚拐杖用三点步来跨过路沟，实施顺序为先出拐→患侧腿出→健侧腿跟上（图 4-3-24）；②腋下拐，跨越顺序为双拐先过沟→双腿一起跟过去。更安全稳妥的做法是用四点步的方法，即先出左侧腋下拐，然后跟右腿，再出右侧腋下拐，然后跟左腿，交互前进跨越路沟（图 4-3-25）。

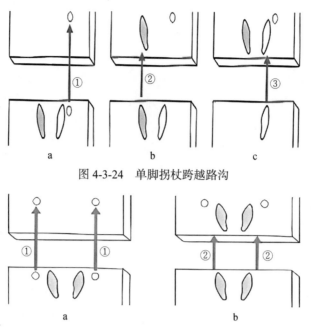

图 4-3-24　单脚拐杖跨越路沟

图 4-3-25　腋下拐跨越路沟

（5）跨越障碍物的方法：单脚拐杖跨越障碍物的实施顺序为先出拐→患侧腿出→健侧腿跟上，这是比较安全的方式（图 4-3-26）。

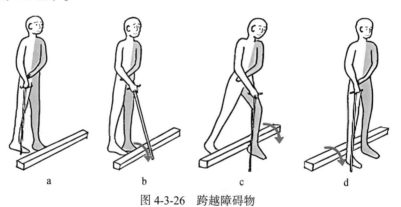

图 4-3-26　跨越障碍物

2. 平行杠　适用于走姿训练和肌力训练，是安全有效的训练方法。具体的行走方法如下。①平行杠四点步（图 4-3-27）：按照左手→右腿→右手→左腿的顺序行走。②平行杠两点步（图 4-3-28）：伸出左手跟右腿，或者伸出右手跟左腿，两点支撑慢慢地走。③平行杠摆至步和摆过步（图 4-3-29）：双臂撑起身体，同时将双腿向前摆出，适用于脊椎损伤人群。

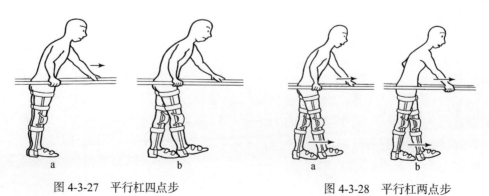

图 4-3-27　平行杠四点步　　　　　图 4-3-28　平行杠两点步

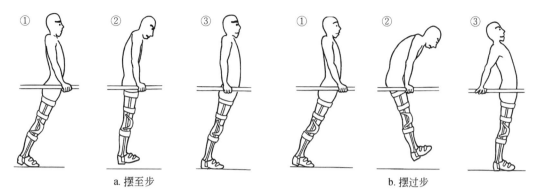

a. 摆至步　　　　　　　　　　　　　　b. 摆过步

图 4-3-29　平行杠摆至步和摆过步

3. 助步器　是从平行杠内练习行走过渡到借助拐杖行走时期使用的训练用具，其着地面广、稳定性强。但每次前进都需要先移动助步器，因此行走效率较低。使用前提是道路平坦。助步器种类见图 4-3-30。

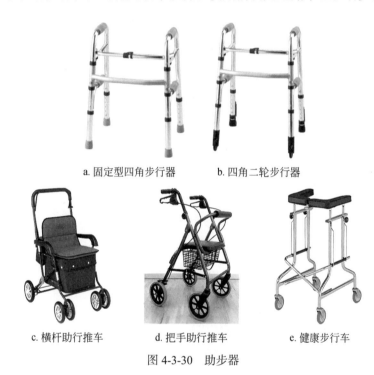

a. 固定型四角步行器　　　　　　　　b. 四角二轮步行器

c. 横杆助行推车　　　　　d. 把手助行推车　　　　　e. 健康步行车

图 4-3-30　助步器

使用助步器时，根据介护对象身高将把手调节到合适的高度，介护人员站在介护对象的侧面、侧后方。提醒介护对象在关注前方的同时注意脚下，根据周围的情况做出适当的行走动作。根据介护对象能力针对性地给予辅助，对于行走较为吃力、力量较弱的介护对象，应注意防范跌倒。

4. 轮椅

（1）轮椅的基本构造：如图 4-3-31 所示。①椅背，起背部支撑作用；②把手，也称握把，双手握住此位置时可操控轮椅；③车架，轮椅的骨架；④手推圈，在驱动轮椅时可双手握住此部位进行操作；⑤驱动轮，在电动式的轮椅中，此车轮可用于驱动轮椅前进；⑥车轴；⑦升降踏板，介护人员可脚踩此位置以提起或放下前轮；⑧制动器；⑨万向轮，即前轮；⑩脚踏板，是支撑使用者足部的部分；⑪护腿带，起腿部支撑作用；⑫脚托，用于辅助进行腿部操作；⑬脚部及腿部支撑，包括脚踏板、护腿带和脚托；⑭坐垫，使用者坐的部分；⑮挡板，是指为了防止衣物卷入车轮而连接在扶手上的布带；⑯扶手，使用者可以把肘部放在这一部位。

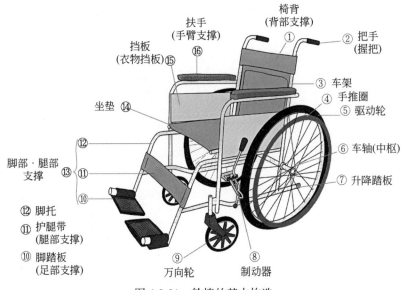

图 4-3-31　轮椅的基本构造

（2）轮椅的类型（图 4-3-32）：①后轮驱动型轮椅；②前轮驱动型轮椅；③单手驱动型轮椅；④电动型轮椅；⑤活动靠背轮椅；⑥躺式轮椅；⑦组装式轮椅；⑧助站轮椅。

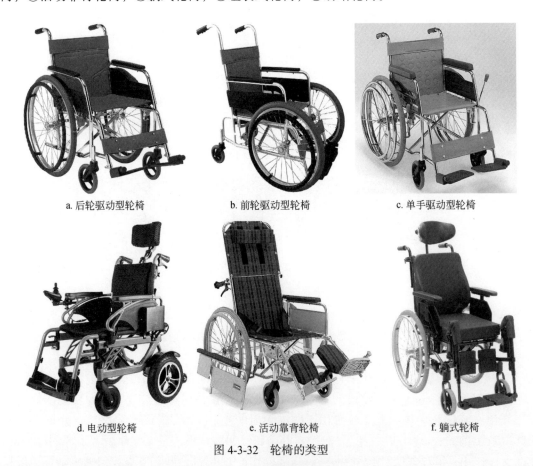

a. 后轮驱动型轮椅　　　　　b. 前轮驱动型轮椅　　　　　c. 单手驱动型轮椅

d. 电动型轮椅　　　　　e. 活动靠背轮椅　　　　　f. 躺式轮椅

图 4-3-32　轮椅的类型

（3）轮椅的使用：使用前应检查轮胎的磨损、皲裂和胎压情况；确认轮胎的气阀是否拧紧及刹车情况。轮椅使用时要完全展开：使用者可站在轮椅后方，握住两个把手后向两边打开，接着单手抓住把手，另一只手将坐垫向下压，充分展开轮椅。轮椅折叠时首先要抬起两个脚踏板，接着提起坐垫前后的中央位置，轮椅就会顺势收起，最后握住左右的把手向内折叠。一般将脚踏板调至距地面5cm以上的高度，以避免撞到障碍物或地面的凸起处。

介护对象上轮椅时，首先锁定两侧的刹车、抬起脚踏板，介护对象两手抓住扶手、慢慢坐下，落座后脚踩在脚踏板上。下轮椅的方法为锁定两侧的刹车，把脚从脚踏板上放下，两手抓住扶手、慢慢站起来。一定要确认介护对象放好脚踏板、锁定刹车。

驱动轮椅的方式有双脚放在脚踏板上双手推动以及双手双脚并用两种。从直行转向右拐时，双手握住转动架，左手从后向前，右手从前向后推动手推圈，轮椅就会向右旋转；往左拐时，双手各自往相反方向转动，操作方法就像操作汽车方向盘一样。

乘坐轮椅进入电梯时，注意不要让前轮陷进电梯门的缝隙。为了避免紧急情况时介护对象无法处理，一般需要介护人员与介护对象同时乘坐电梯。

（4）轮椅使用的介护：进行轮椅介助时，应以老年人慢慢行走时的速度为准，为时速3～4km。

1）坡道上的轮椅介护：上下坡道都需要介护人员的帮助，下坡时重力会使得车轮快速向前转动，因此介护人员应一边手握住刹车，一边前进。下坡时可让介护对象背朝前，慢慢倒退下坡，防止介护对象跌落。上坡时轮椅会因为重力向下滑动，介护时一定要抓牢轮椅走上坡道。

2）上下台阶的轮椅介护：轮椅能跨越高度20cm左右的台阶。上台阶时，先将轮椅靠近台阶、抬起前轮，此时单脚踩住轮椅后方突出的升降踏板，双手拉动轮椅、抬起前轮，确认将前轮放上台阶后将后轮贴紧台阶向前推进。下台阶时，首先后轮紧贴台阶，保持后轮与台阶紧贴的状态、慢慢后退。踩住升降踏板，轻轻抬起前轮，后轮落地后稍微往后拉一些。按住刹车，此时单脚踩住升降踏板慢慢放下前轮。原则上应尽量避免轮椅上下楼梯，必须要上下楼梯时，一般需要2～4人从前面、后面、侧面介护，将介护对象和轮椅整个举起、安全地前进。

（5）轮椅使用的要点：使用轮椅前应确认胎压，如果胎压过低需先充气；选择和身体贴合度高的轮椅；前座高度合适，确认坐垫和大腿内侧能充分贴合；确认介护对象移乘时扶着扶手；介护时的推车速度一般为时速3～4km，和老年人行走速度一致；拐弯和停止时要对介护对象示意，如"马上要拐弯了""要移动多长距离"等；移乘时脚要离开脚踏板，确认踩在地上之后再移乘；确认锁住刹车。

（四）上下楼梯

上下楼梯需要在单脚站立的状态下，用单脚的肌肉力量把所有体重都向上面的台阶抬起或下到下一层台阶。上下楼梯是较难的移动动作，障碍人群最好采用一阶两脚的方式，即双腿交替后，先双腿在同一台阶上站定再继续向前走。

1. 单脚拐杖上下楼　①三点步：上楼顺序为出拐→健侧摆出→患侧跟上，下楼顺序则是出拐→患侧摆出→健侧跟上（图4-3-33）；②两点步：上楼顺序是健侧和拐杖同时摆出→患侧跟上，下楼则是拐杖和患侧同时摆出→健侧跟上。

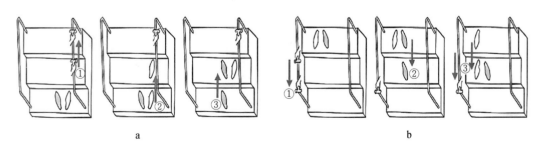

图 4-3-33　单脚拐杖上下楼

a.上楼梯。三点步：扶手（拐杖）→健侧→患侧；两点步：扶手（拐杖）和健侧→患侧

b.下楼梯。三点步：扶手（拐杖）→患侧→健侧；两点步：扶手（拐杖）和患侧→健侧

2.腋下拐上下楼 先迈健侧腿踩到上面的台阶,然后再把腋下拐挂到台阶上,再迈患侧腿(图4-3-34);反过来下楼时要先下患侧腿和拐。只用单腋下拐上下楼梯时,要用没有挂拐侧的手扶住扶手。

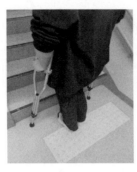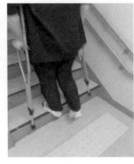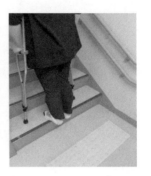

图 4-3-34 腋下拐上楼

3.上下楼梯介护的方法

(1)后方介护上楼梯:介护人员位于介护对象的后方或后侧方,用手搀扶进行介助。若介护对象发生意外,迅速地抓住其身体并进行安全处理(图4-3-35)。

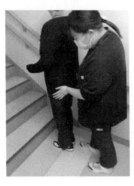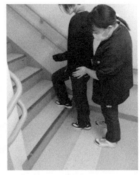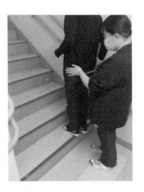

图 4-3-35 后方介护上楼梯

(2)前侧方介护下楼梯:介护对象抓握扶手下楼梯,介护人员位于介护对象的前侧方时能在一定程度上支撑其体重。此时,即使介护对象出现膝盖弯曲或摇晃,介护人员也可以安全地支撑其身体(图4-3-36)。

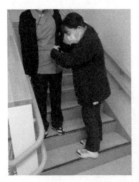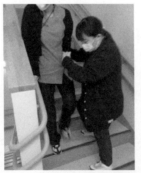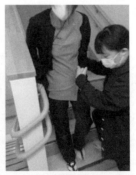

图 4-3-36 前侧方介护下楼梯

四、案例研究

(一)偏瘫

介护之前要了解介护对象运动麻痹、感觉麻痹、脑高级功能障碍、失语症等症状,根据患者情况选择辅助用具，对患者的各个动作都要进行风险管理。

1. 从床移乘到轮椅/椅子上介护　在介护对象无法转向的情况下，采取正对介护对象介助的方法。第一步，介护人员屈腿蹲下，身体前倾，让介护对象把手环在介护人员颈部。第二步，介护人员伸直膝盖站起，介护对象不要前倾、保持上身直立并伸展膝盖，此时介护对象臀部就会抬起，能自然地站立起来。第三步，介护人员慢慢将介护对象身体转向轮椅方向。第四步，介护人员慢慢弯曲膝盖，介护对象臀部对准座椅中央后，介护人员保持上身姿势不变、慢慢弯曲膝盖，此时要让介护对象身体前倾。第五步，介护人员进一步弯曲膝盖，介护对象头部逐渐下降、变为接近鞠躬的姿势。第六步，介护人员单膝接触地板，上半身保持直立，介护对象头部靠前、臀部进一步充分接触座面。第七步，介护对象调整姿势，结束移乘。

2. 多脚拐杖步行介护　原则上多脚拐杖一般只在平地使用。挂拐时应垂直安稳放下，以拐杖为支撑迈出患侧的下肢，稳定之后再迈出健侧，步行顺序是多脚拐杖→患侧腿→健侧腿。拐杖支脚张开得越大越稳定，但是拐杖也会越重。

3. 步行介护　步行的侧面介护方法：介护对象起身，介护人员从右侧面支撑，让介护对象抓住手或手臂，按照介护对象的速度前进。介护人员扮演的是拐杖的角色。步行的正面介护方法：介护对象正面扶在介护人员身上，介护对象用下肢承受体重。优点为调整方向更加容易，但由于介护人员在前方，介护对象视野受限，易发生事故。步行的后面介护方法：介护人员从后方固定介护对象的腋下或骨盆，在不妨碍动作的情况下进行介助。

（二）人工髋关节置换术后

1. 日常生活活动指导

（1）床上休息：患者术后躺在床上，需在两腿之间放置枕头，以防止髋关节向内扭曲。在床上坐位时，避免屈膝侧坐和跪坐等容易导致脱位的姿势。

（2）从床上起身：介护对象腹肌力量较强时，可从仰躺在床上的姿势直接正面朝上坐起。前路手术的人工髋关节置换术患者从俯卧位状态起身时，髋关节会呈现伸直、内收、外旋，容易导致脱位。

（3）移乘到床上：膝盖压在床上时躯干会向前弯曲，导致髋关节出现过度屈曲，增加脱位风险，因此要尽量避免抬高膝盖压在床上的姿势。

（4）坐位状态：髋关节外旋的坐姿，相对更安全。坐姿时不要跷起下肢，跷起患侧下肢会导致髋关节屈曲、内收、内旋，从而引起脱位。

（5）穿、脱鞋：建议采取髋关节向外翻的姿势，巧用鞋拔子穿鞋。在站姿穿鞋时，把脚放在床上或矮台上会相对轻松。

（6）穿、脱袜子：具体方法和穿、脱鞋相同。在床上以直腿坐或抱膝坐的姿势穿、脱袜子时，髋关节变为深屈曲，会提高脱位风险。

（7）站起动作：起身时双脚收在身前，膝关节呈90°角。如果双脚的接地位置远离身体，会导致髋关节变成深屈曲，出现典型的脱位姿势。

（8）从床上移乘到轮椅：标准移乘方法见本章移乘相关内容。上半身的动作要缓慢进行，避免做扭转动作。避免足部朝向移乘方向，出现脱位姿势。

（9）捡拾地上的物品：患侧髋关节伸直、保持正中位，健侧膝盖保持弯曲，弯曲上半身捡拾物品。注意如果弯曲患侧的髋关节捡拾东西会导致关节脱位。

（10）排泄：使用坐着的马桶，采用髋关节外旋姿势如厕。在便后擦拭臀部时从双腿之间，或者从健侧进行擦拭。

（11）家务动作：建议使用吸尘器、拖布，在持上半身直立移动的同时进行清扫，上身直立的姿势使髋关节不易脱位。

（12）上下楼梯：为避免对髋关节造成负担，首先要练习每上一级台阶后把双脚并拢，稳定后再练习用单脚上下楼梯。上楼梯的时候，先迈健侧的脚，下楼梯的时候，则先迈患侧的脚。

2. 提升日常生活活动能力的物品 拾取棒是前端装有钳形金属件、长度约 70cm 的棒子，用来拉近远处物品或拾取地上物品。用火筷子拾地上的东西也很有效。熟练使用辅助用具，可以提高拾取东西及穿脱袜子、内衣、裤子的自主程度，改善髋关节可动度。

3. 提升日常生活活动能力的动作 尽量根据介护对象情况调整床、桌椅、沙发到适合的高度，让其能够轻松地生活。入浴时，介护对象可以使用浴缸用椅或淋浴用椅，用大的海绵或毛巾清洗双手，脚的前端等可用带毛的刷子清洗。要注意洗头时姿势不要前倾，尽量伸直身体。使用浴缸时，健侧的脚先进入浴缸，再放入患侧的脚。在出浴缸时，也是健侧的脚先出浴缸，患侧的脚再出浴缸。通常使用拐杖提高步行自立度，分担两条腿承受的荷重，拐杖还可保护手术关节、提高平时走路的耐久性。上楼时先迈健侧的腿，下楼时先下患侧的腿。

（张　政　赖小星　张晓洁）

第五章　日常生活活动与老年人的日常介护

随着年龄的增长，老年人躯体功能逐渐退化，做饭、购物等日常生活能力下降，甚至进食、穿衣等简单的日常生活事件也无法自理。对于不能自己独立完成这些活动的老年人，介护人员需要给予必要的支援。本章将介绍日常生活活动的相关内容，以及饮食、排泄、入浴、清洁、更衣、服药、晨晚间介护等日常介护。

第一节　日常生活活动

日常生活活动是指人们为了独立生活而每日必须反复进行的、最基本的一系列活动，包括衣、食、住、行、个人卫生等方面的内容。老年人日常生活活动能力不仅能够客观记录老年人当前的生活状态，还可以为制订恢复目标提供依据。

一、日常生活活动的概念

1941 年全美康复讨论会首次提出日常生活活动（activities of daily living，ADL）这一概念，是指最大限度恢复障碍者身体、心理、职业、经济方面的可用性。1945 年之后此概念迅速发展，但当时 ADL 的概念尚不统一。1952 年 Rusk 在自己的著作中提到，身体有障碍时，若想步行、外出、处理日常生活、乘坐交通工具、使用盥洗室、取下义肢或通过口头、书面沟通时，必须要接受相应的再教育，针对日常生活动作的各种训练是康复的基础。当时，医学康复的五个基础目标：尽可能用手、确保移动能力、日常生活的自理、交流及尽量接近正常的外表。根据这五个目标，可以看出 ADL 的中心是动手、移动、日常生活自理，也就是以自理为目标。

1976 年日本康复医学会评价标准委员会将 ADL 定义为一个人独立生活所需进行的基本的且与他人共通的、每天重复进行的一系列身体动作群。1970 年美国加利福尼亚大学伯克利分校的一位重度残疾学生 Roberts 入学时，由于台阶等环境障碍而无法入住学生宿舍，于是联合其他校友发起了残障学生的生活自理运动。此时，对障碍者的支援从以专业人员的援助为主转变为确立以患者为中心的自理概念。由此，自理并非不接受他人的援助，而是即使接受他人的援助也可以自己选择、决定。这一概念得到广泛传播，形成了现在自理概念的基础。

2001 年世界卫生组织修订了"国际机能损伤、身心功能障碍与残障分类（IDH）"，在此基础上颁布了 ICF。ICF 明确了身心功能、身体构造、表现个人执行力的活动，以及与生活密切相关的参与之间的关系。根据 ICF，ADL 功能活动与活动和参与有关，进而工具性日常生活活动（instrumental activities of daily living，IADL）的概念应运而生。工具性日常生活活动包括购物、洗衣服、打扫、烹饪、金钱管理、服药管理、乘坐交通工具、接听电话等动作，通常需要使用一些工具才能完成，是个体维持自理、健康并获得社会支持及实现社会属性的一系列活动。

如上所述，ADL 的概念是广泛的，内容以自理为中心，包括更衣、步行、沐浴、饮食、移乘、如厕等。

二、日常生活活动的评价

ADL 评价的目的是了解介护对象的自理程度、介护量、需要引导的日常生活动作，为其制订治疗计划，判定治疗效果，预测预后等。目前广泛应用功能独立性评定量表及巴氏量表对 ADL 进行定量评估。

1. 功能独立性评定量表（functional independence measure，FIM） 是 1987 年由 Granger 等开发的（表 5-1-1、表 5-1-2），在 ADL 评价中可靠性和合理性最高，被广泛运用于医疗现场及介护现场。FIM 不仅包含了交流及社会性认知等项目，还对实际日常生活中的动作进行评估，是最适合确认变化的评价方法。FIM 的评价对象年龄为 7 岁以上，日常生活能力如果有浮动，以介护量最大时为准。该量表共 18 个项目，其中运动能力项目 13 项（包括自理活动、括约肌控制、转移、行走的能力）、认知功能项目 5 项（包括交流和社会认知的能力）。各项目有 1 ~ 7 分七个等级，满分 126 分，最低分 18 分，得分越高说明 ADL 能力越高。评价对象日常生活中正在进行时的动作是否需要介护，并对需要的介护量进行判断、打分。介护人员和其他职业人士共同评分，确定 ADL 的分数，以此避免因评价时间或评分者的原因导致分数变动及误差。FIM 可以评价所有疾病，能通过分数轻松地掌握状态，评价人不需要康复专业知识，且 FIM 具有良好的可靠性及合理性。此外，FIM 适用年龄广泛，是一种全球通用的 ADL 评价方法。

表 5-1-1　功能独立性评定量表（FIM）

项目			评分
运动能力	自理能力	进食	
		梳洗修饰	
		洗澡	
		穿裤子	
		穿上衣	
		如厕	
	括约肌控制	膀胱管理	
		直肠管理	
	转移	床、椅、轮椅之间	
		如厕	
		盆浴或淋浴	
	行走	步行 / 轮椅	
		上下楼梯	
认知功能	交流	理解	
		表达	
	社会认知	社会交往	
		解决问题	
		记忆	
FIM 总分			
评估人			

表 5-1-2　FIM 介护水平

评分	介护水平	说明
7 分	完全自理	全部活动都能正常地在合理时间内完美完成
6 分	修正自理	完成活动时需要使用辅助用具，或比正常时间长，或需要考虑其安全性等情况
5 分	监护和准备	需要介护人员的指示及准备
4 分	最小介护	需要手把手程度的介护，75% 以上的活动可以自己完成
3 分	中等介护	需要手把手程度的介护，50% 以上的活动可以自己完成
2 分	最大介护	25% ～ 50% 的活动可以自己完成
1 分	全介护	不足 25% 的活动可以自己完成

2. 巴氏量表（Barthel Index，BI）　是美国开发的 ADL 评价方法（表 5-1-3），基于能做到的 ADL 来评价基本动作。能做到的 ADL 指的是即使没有他人帮助也能安全做到的动作，以此判断自理程度，从而能够客观地判断介护对象的能力上限。巴氏量表通过 10 个项目来评价 ADL，各个项目的分数为 0 ～ 15 分，以 5 分为单位进行评价，满分 100 分，每 20 分为 1 个等级，共 5 个等级。

巴氏量表的特点如下。①能客观地了解自理程度。巴氏量表是一种简易客观的评价方法，介护人员、家属、医护人员均能够轻松评价介护对象的自理程度。②评价标准简单、容易记录。巴氏量表各项目的评价标准十分简单，记录简便、花费时间少。即使介护人员业务繁忙，也可以抽时间对介护对象状况进行评级。③能评估介护对象的能力上限。巴氏量表是介护对象能力上限的评价结果。④全球共通的评价方法。巴氏量表从 1955 年起在美国开始使用，目前在全球广泛使用，除了介护行业，医疗行业也广泛使用巴氏量表。

表 5-1-3　巴氏量表（BI）

项目	分数	内容说明
1. 进食	10 □	自己在合理时间（约 10 秒吃一口）可用筷子夹取眼前的食物。若需使用进食辅具时，可自行使用
	5 □	需别人帮忙备好辅具或只会用汤匙进食
	0 □	无法自行取食或耗费时间过长
2. 个人卫生	5 □	可以自行洗手、刷牙、洗脸及梳头
	0 □	需要他人部分或完全协助
3. 上厕所	10 □	可自行上下马桶、穿脱衣服、不弄脏衣服、会自行使用卫生纸擦拭
	5 □	需要协助保持姿势的平衡、整理衣服或用卫生纸
	0 □	无法自己完成
4. 洗澡	5 □	能独立完成（不论是盆浴或沐浴），不需别人在旁辅助
	0 □	需别人协助
5. 穿脱衣服	10 □	能自己穿脱衣服、鞋子，自己扣扣子、拉拉链或系鞋带
	5 □	在别人协助下，可自己完成一半以上的动作
	0 □	无法自己做
6. 大便控制	10 □	不会失禁，能自行灌肠或使用塞剂
	5 □	偶尔会失禁（每周不超过一次），需要他人协助使用灌肠或塞剂
	0 □	失禁，无法自己控制且需他人处理
7. 小便控制	10 □	能自己控制，不会有失禁，或能自行使用并清洁尿套、尿袋
	5 □	偶尔会失禁（每周不超过一次）或尿急（无法等待放好便盆或及时赶到厕所）或需要他人协助处理尿套
	0 □	失禁，无法自己控制且需他人处理

续表

项目	分数	内容说明
8. 平地行走	15 □	使用或不使用辅具，皆可独立行走 50m 以上
	10 □	需他人稍微扶持或口头指导才能行走 50m 以上
	5 □	虽无法行走，但可以操作轮椅（包括转弯、进门及接近桌子、床沿）并可推行轮椅 50m 以上
	0 □	完全无法自行行走，需别人帮忙推轮椅
9. 上下楼梯	10 □	可自行上下楼梯，可使用扶手、拐杖等辅具
	5 □	需他人协助或监督才能上下楼梯
	0 □	无法上下楼梯
10. 上下床或椅子	15 □	整个过程可独立完成
	10 □	移动身体时需要稍微协助、给予提醒、安全监督
	5 □	可以自行坐起，但从床上坐起时或移动身体时需要他人协助
	0 □	不会自己移动
总分		

三、日常生活活动的运动学分析

（一）体位调整

长时间维持同一个姿势会对身体产生不良影响，包括压力性损伤、关节挛缩、身体功能衰退等。其中最常见的是压力性损伤，压力性损伤是长时间对同一部位施加压力，使得该处组织、血液遭到压迫，细胞坏死。身体缺乏活动还会导致关节挛缩，人的关节主要有肩、肘、手、髋、膝及踝关节等，关节弯曲的方向、角度各不相同，长时间缺乏活动导致关节无法弯曲并固定在一个方向上，使身体变得僵硬。此外，身体缺乏活动也会对身体功能产生巨大影响，几乎身体所有功能都会因此而衰减。健康人可以通过睡觉、起床、运动、呼吸等活动，使心脏功能、血液循环通过自主神经更好地发挥作用。但是，卧床人群心率几乎没有变化，呼吸也存在困难，进而造成呼吸、循环、排泄等功能的衰退。

体位调整是针对介护对象因无法活动造成多种不良影响而建立的预防对策。人体有自己的中心轴，体位调整通过拉伸身体的中心轴达到放松身体的作用，也能让身体更容易活动，同时可以将介护对象调整到更安全、轻松的体位，有效帮助介护对象改善现状，因此体位调整是介护工作中非常重要的部分。

（二）体位调整的方法

1. 半坐卧位调整方法　图 5-1-1 为介护对象未调整的半坐卧位照片，图 5-1-2（彩图 1）为该姿势下的压力分布图。图中黑色、红色是压力最强的部分，黄色部分压力较小。能够自己调整体位的介护对象会运用手脚撑起身体，把臀部调整到稳定的位置。但如果介护对象无法活动，就只能长时间保持这个姿势，图中黑色、红色较多的臀部、肩胛骨、枕部就会长时间承受压力。因此，对于该类介护对象，需要协助其调整体位，使其保持轻松的姿势，尽量维持、改善身体功能，预防身体功能衰退。

进行半坐卧位调整时需整体将介护对象的身体向上移，在其臀部下方和背后插入枕头，通过加入靠垫使介护对象和床的接触面加大，压力会得到分散，体位更轻松，身体也能均衡承重（图 5-1-3）。如果介护对象无法支撑身体，为防止倾斜，在其手肘下方放入枕头，以承受手臂的重量（图 5-1-4）。调整后介护对象的身体呈一条直线，后背、腿下方有靠枕稳定承重分散了压力，红色、黑色压力较强的部分减少，绿色的部分增加（图 5-1-5，彩图 2）。

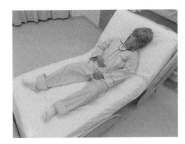

图 5-1-1　未调整的半坐卧位

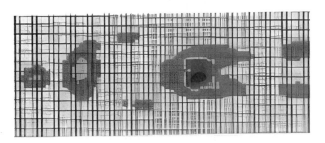

图 5-1-2　未调整的半坐卧位时身体压力分布图

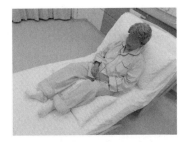

图 5-1-3　在臀部下方和背后插入枕头

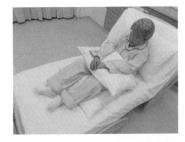

图 5-1-4　手肘下方放入枕头

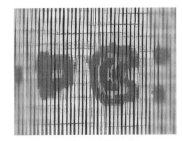

图 5-1-5　调整体位后身体压力分布图

2. 仰卧位调整方法　长时间仰卧位时介护对象的骶骨、足跟等部位容易发生压力性损伤。体位调整不仅能缓解相应部位的压力，也能更好地消除肌肉过度紧张的状态。仰卧位的调整需要关注各个部位，如果仅在膝盖下放置枕头，膝盖下的空隙虽然改善了，但髋关节外翻的问题依然存在，外踝部的压力也会加强。如果仅在足下放置枕头，虽然外踝部的压力得到缓解，但是会导致髋关节外翻，且介护对象像芭蕾舞者一样绷着脚尖，足容易发生痉挛。此外，因为足被枕头垫高，对骶骨的压迫也会增大。具体体位调整步骤详见图 5-1-6。

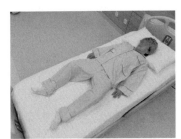

a. 调整体位前的仰卧位姿势

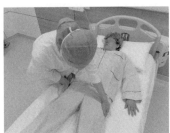

b. 髋关节的确认：确认髋关节的松弛状况(可动性)

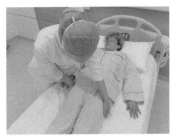

c. 闭合髋关节：双手闭合髋关节并确认是否靠近中间位置

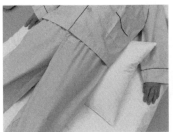

d. 在臀部垫枕头：垫枕头的目的是使骶骨部位和外踝部位的局部压力减小，将髋关节的外旋向中间位置靠近后垫上枕头

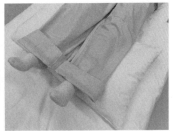

e. 下肢全部垫枕头：将髋关节外旋向中间位置修正后，若产生空隙用枕头支撑下肢所有部位，目的是使外踝部位减压和放松下肢

图 5-1-6　仰卧位的体位调整

3. 左侧卧位调整方法 通过向介护对象的背部垫入倾斜的靠枕，使身体与床大约呈 30° 角，右肩、右侧下肢变成半侧卧位。垫入枕头使得皮肤接触面积扩大，进而分散压力。左侧卧位时，压力集中在左臀肌肉部位。具体做法（图 5-1-7）如下：① 介护人员双手抱住介护对象，介护对象的膝盖保持弯曲，将介护对象向介护人员方向翻动、做出左侧卧位的状态；②抱住介护对象上身，将倾斜靠枕 30° 角面的一边放置在比脊柱线稍深的位置，使靠枕完全承受住上半身（从肩部到臀部）的体重；③实际工作中，调整体位时经常会遇到工具不够的情况，介护人员需要对不同的情况随机应变，采用现成工具进行体位调整，使用普通枕头不易设置角度，放置时需抱住躯干的 1/3 ～ 1/2；④将枕头稍微倾斜靠住，把下肢放在长方形枕头的对角线上，扩大接触面积，预防下肢悬在空中，放置时避免倾斜靠枕和长方形枕头之间留有空隙，如有空隙，会无法支撑躯干和下肢，产生疲劳感；⑤把枕头的高度稍稍调高（将枕头垫至肩下），使肩部悬空，头部中央线和脊柱线笔直，进而避免肩部受压，并且使头部处于中间位置，呼吸等也会变得轻松(枕头低的话会变成后屈位，阻碍自然呼吸）；⑥调整双足的位置，避免受压。

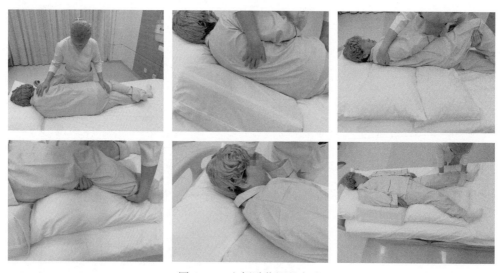

图 5-1-7　左侧卧位调整方法

4. 右侧卧位调整方法 具体做法（图 5-1-8）如下：①取完全侧卧位，将下肢轻微弯曲放在方形枕头上，尽量不要让枕头压迫下侧肢体，为了能利用枕头的宽度进行减压，将胸廓部位到髋关节、髋关节到踝关节的部位放在枕头上，保持 95° ～ 100° 角；②为对上半身进行减压、分散将方形枕头垫入胸口，避免垫得过深压迫胸腔或留出空隙导致胸前留有空间，如果放置枕头时压迫胸腔，会使介护对象产生压迫感，并且抑制胸廓的前后动作，容易感到呼吸困难；③展开下肢，确保体位稳定；④将枕头稍稍调高，使肩悬空，避免给肩和头部肌肉施加压力；⑤观察体轴有没有保持自然的趋向，有无紧张的部位。

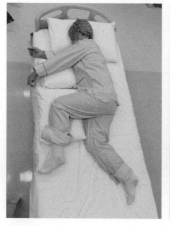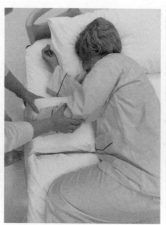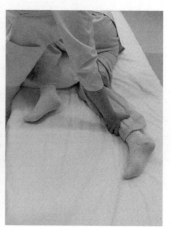

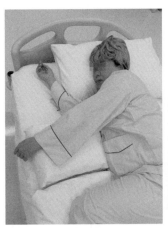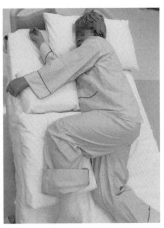

图 5-1-8　右侧卧位调整方法

5. 抗痉挛体位的调整　在介护工作中经常会遇到关节痉挛的介护对象，很多介护对象下肢的髋关节、膝关节是弯曲的。与膝关节伸展的状态相比，弯曲 60° 角时骶骨部位会承受超过 2 倍的压力。对于这类介护对象，应在腿下方用枕头充分承重，从而缓解骶骨的压力。

具体的体位调整方法（图 5-1-9）包括：①确定关节痉挛的部位、原因及程度；②在膝关节下方放置长方形枕头及普通软枕，膝盖和枕头间不要有空隙。如有空隙需调整软枕，同时使足跟悬空；③通过在膝关节下方垫入枕头，虽然可以为双下肢及足部放松和减压，但无法照顾到骶骨部位，为了将骶骨部位的压力充分减压、分散，应将腰部至下肢全部靠在枕头上面；④通过把双膝打开，垫入体位调整枕头，以改善膝部内侧受压状态，并确认足跟有无受压；⑤双上肢到肩关节发生痉挛，双肘会受到强压力，应垫入软枕。

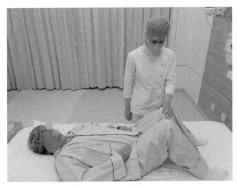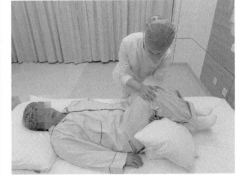
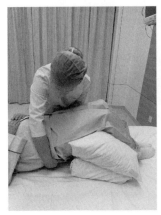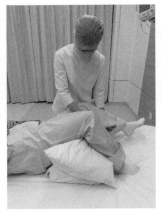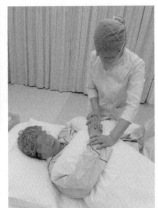

图 5-1-9　抗关节痉挛体位的调整方法

6. 体位调整案例分析 这位（图 5-1-10）卧床老人的姿势轻松吗？能想象到她身体各部分的压力状态吗？请思考这种姿势存在哪些问题？应该如何去调整体位呢？

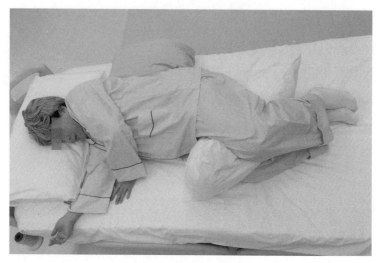

图 5-1-10　老人卧床姿势

（1）存在的问题：①枕头略高导致颈部线条不自然，看起来很痛苦；②右肩被上半身压迫，限制了自由；③背部靠枕只是碰到背部，使用目的不明确；④右外踝部由于重叠的左下肢，呈现容易受到部分压迫的状态。

（2）改善方法：①调整枕头的高度，提高舒适感，使头部正中线和脊柱线保持笔直；②在背部垫入长方形枕头，使其承担背部全部的压力；③在上半身和下半身左右插入枕头，增加稳定性及舒适性；④稍稍打开上半身，倾斜不要过大，最大到 45° 角左右，避免右肩内翻，使肩及上肢能够同时自由活动；⑤将下肢放在枕头对角线上，尽可能扩大接触面积，避免下肢重叠导致右下肢负重。详见图 5-1-11。

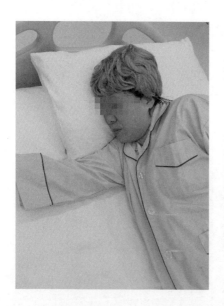
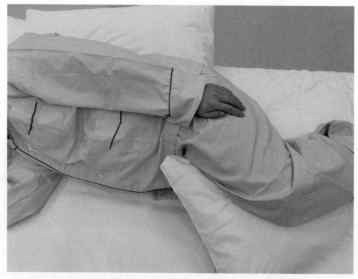

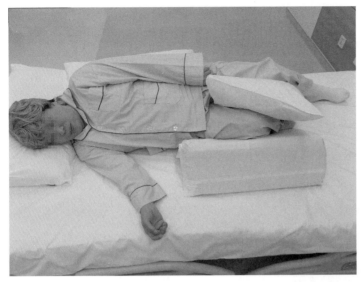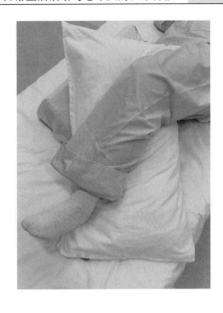

图 5-1-11　调整的措施

　　能够自主活动的介护对象可以自己调整体位，否则需要协助介护对象调整体位，让介护对象保持轻松的姿态。调整体位的要点包括：增加接触面积、保持介护对象舒适感及保证介护对象安全，以利于更好地预防功能衰退和压力性损伤，通过介护满足介护对象身体活动及生活需求。

第二节　饮食、排泄介护

　　饮食和排泄是人的基本生理需要，也是维持生命的必要条件。良好的饮食和排泄习惯有利于保持人的身体健康。因此，为老年人提供适宜的饮食、排泄介护是其日常生活介护中的重要内容。

一、饮食介护

　　营养均衡、规律的饮食不仅可以给老年人带来生理上的满足，还可以给其带来心理上的享受。同时，老年人多患有一种或多种慢性病，给予适合的饮食护理有助于其疾病管理和生活质量的提高。

　　1. 饮食的意义和目的　可以从马斯洛的五个需求层次理论角度理解。马斯洛层次理论认为人的需求可以分为生理需求、安全需求、情感与归属的需求、尊重需求和自我实现需求五个层次（可参考图 1-3-1）。人在满足了一个层级需求后就会寻求更高一层级需求的满足，最后达到自我实现需求。人类想要活下去，会产生维持生命的需求，生理需求就会起作用，而饮食就是为了满足这个天然的生理需求。再往上一层是安全需求，接下来是希望被爱，想要加入一个集体和别人产生联系，之后想从所属团体及身边的人获得认可，想让他人认可自己、承认自己的价值，最后希望发挥自己的能力去体验和经历创造性的活动，即自我实现需求。由于饮食因人而异，所以需要实施个性化的介护。

　　2. 饮食与心理　食欲是由大脑的下丘脑控制的，可由生理和心理两种刺激引起。食欲也可以理解为饮食和心理的平衡。

　　3. 饮食与身体　完成饮食行为需要各种各样的功能，联想一下平时进餐的情景：首先，使用筷子和勺子，需要借助手的功能捏住；其次，借助上肢的运动功能和躯干的稳定功能将食物送进嘴里；然后经历咀嚼、混合唾液形成食团、吞咽、消化等一系列过程。整个过程，利用了上肢的运动功能、躯干的稳定功能、咀嚼功能、吞咽功能及气道保护功能等。

　　4. 老年人的饮食　随着介护对象年龄的增长，身体功能、生活方式也会有不同程度的改变，饮食也会发生变化，介护人员需要注意到这些变化，并采取针对性的措施。例如，针对老年人咀嚼和吞咽功能的变化，我们可以制订个性化的膳食形态，提供饮食介护等，见图 5-2-1，也可以提供符合介护对象口味和季节特征的饮食，让其能够享受就餐过程。

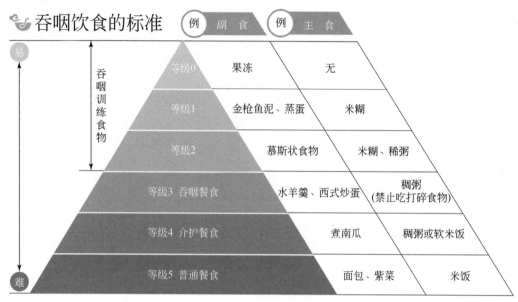

图 5-2-1　吞咽饮食的标准

5. 营养成分及作用　我们每天都从食物中摄取生存所不可或缺的营养成分：碳水化合物、脂肪、蛋白质、矿物质、维生素，缺少这五大营养成分中的任何一种，我们都很难维持健康的身体，所以要做到均衡摄取这五大营养成分，不偏食。另外，注意食物的色彩搭配、季节感，尽量让进餐更有乐趣。

6. 疾病与饮食

（1）糖尿病及饮食：糖尿病是由于血液中的血糖值上升而给人体带来各种影响的疾病。糖尿病介护对象血管变细，容易引起堵塞，从而形成血栓导致糖尿病肾病、神经障碍、视网膜病变，以及其他诸如心肌梗死、心绞痛、脑卒中等心脑血管疾病。糖尿病是一种生活习惯病，饮食的管理非常重要，需要牢记以下注意事项：①养成规律的饮食习惯；②根据每个人的体重、年龄、性别等摄取适当的能量；③多摄取膳食纤维以延缓消化道等对糖分的吸收；④调味清淡，控盐，以避免调味过重；⑤少吃糖和点心，避免血糖升高；⑥原则上禁止饮酒。

（2）高血压及饮食：高血压顾名思义是血压升高的疾病。血压持续处于较高状态，会在不知不觉中对身体造成危害，会对各种脏器造成不同程度的影响，如造成脑卒中、心脏病和肾病等。因此，应在早期，即对其他内脏还没有造成影响的时候，尽早开始控制血压的饮食方式。饮食要点只有一个，即减少盐分的摄入，以下为 7 种控制盐分摄入的方法：①突出食材的本味来控制盐分；②适量使用淡盐酱油；③借助柠檬和柑橘类的酸味来调味；④食用本身具有味道的蔬菜，如紫苏、洋荷姜和大葱等；⑤使用香辛料，如辣椒和胡椒粉；⑥少喝或不要喝完汤，这样可以在控制盐分的同时享受美食；⑦摄入富含钾的蔬菜和水果。

（3）高脂血症、动脉硬化及饮食：高血压、吸烟、饮食导致的肥胖、运动不足、压力过大等都是导致动脉硬化的原因。饮食的要点：①对于较胖者，需要减少饮食量，控制热量的摄入；②减少肉类和黄油等动物性脂肪的食用，转而使用植物油；③经常摄入鱼类，有抑制脂类的作用；④减少摄入胆固醇高的肉类和蛋类，如鱼卵；⑤为了抑制对胆固醇的吸收，可以多吃富含膳食纤维的食物。

（4）便秘的预防：便秘的原因有运动量降低，膳食纤维和水分摄入不足，压力过大，或者是其他药物的影响。为预防便秘的发生，饮食方面应遵循以下要点：①早餐喝牛奶，有助于促进肠道的活跃；

②进行散步等轻度的运动可以促进肠道的正常工作；③饮食要有规律；④多吃富含膳食纤维的食物，如糙米、玉米等禾谷类，大豆、红小豆等豆类，红薯、芋头、魔芋等薯类，牛蒡、西芹、芦笋、白菜、油麦菜等蔬菜类，橘子、葡萄柚等柑橘类水果，香菇、口蘑、金针菇等蘑菇类，以及海藻类食物；⑤摄取适量的水分。

（5）骨质疏松的预防：骨质疏松症是因为骨骼的强度降低而易骨折的疾病。对于骨质疏松比较严重的介护对象，有时仅仅是咳嗽就会导致骨折。为预防骨质疏松症，在饮食上最重要的是强化骨骼的强度，有必要摄取强健骨骼的食品：①钙能强化骨骼，所以要摄取富含钙的食物，如牛奶、小鱼、油菜、菠菜；②维生素 D 有促进钙吸收的效果，故应摄入富含维生素 D 的食物，如沙丁鱼、金枪鱼、香菇干、黄油、蛋黄等；③进行适当的日光浴，以提高体内维生素 D 的水平。

（6）食物中毒的预防：食物中毒是指由摄取含有害微生物和化学物质的食物而引起的急性腹泻、发热和呕吐等疾病。预防食物中毒，一定要牢记三大原则：不接触食物中的毒菌、不增加食物中的毒菌、杀死食物中的毒菌。因此，应使用新鲜的食物在干净的地方进行烹饪；烹饪者要洗手、消毒；餐具要定期进行杀菌；对食物进行充分的加热；做好的食物尽快食用。

7. 饮食介护的内容

（1）环境准备：提供食物之前，准备用餐环境，给对方提供一个能够集中精力愉快进食的环境，尽可能让介护对象在餐厅或客厅就餐。及时清理、擦拭餐桌，以保证餐桌区域整洁。

（2）就餐前准备：观察介护对象的生命体征、食欲，是否存在恶心、腹痛等情况，以判断其是否可以进食。饭前 30 分钟确认介护对象有无排尿或排便意愿，若有需求，帮助其完成排泄。洗手或用湿巾擦拭保持介护对象双手的清洁。帮助介护对象漱口以保证其口腔卫生，促进唾液分泌。若有需要，备好义齿。

（3）姿势调整：根据介护对象的日常生活活动能力和耐受程度，帮助其调整姿势至坐位或半坐位。将桌子的高度调整至介护对象肘部可自然放置在桌面上的高度，确保介护对象脚底接触地面，注意介护对象坐得是否够深、够实，不易晃动。注意将介护对象调整为颈部前屈的姿势，以防止误吸。如果介护对象的一侧肢体患有偏瘫，将瘫痪侧的上肢置于桌上，在介护对象易倾倒的方向使用靠垫或肘托。

（4）上菜：首先做到符合卫生学标准的洗手；其次检查膳食标签和膳食内容，确认食物的形态和内容是否适合介护对象，需要注意的是有些介护对象可能需要在饭前服用药物或使用食物增稠剂；最后，在上菜前，需要确认膳食标签和介护对象的姓名是否一致。

（5）在介护对象面前展示餐点，使其了解其将要摄入的食物，为就餐做好心理和身体的准备，且应多加注意有意识障碍、认知障碍、注意障碍或视觉障碍的介护对象。为介护对象介绍菜单，使其对就餐抱有期待。与介护对象保持眼神交流，不让对方感到有压力。

（6）食物的舀取：在介护对象可以看到的情况下，舀取合适的一口量，舀取的量过多可能会导致误吸或窒息；如果量过少，可能无法形成食团，难以诱发吞咽反射。最开始时让介护对象摄入茶水或汤等液体以湿润口腔，使其能顺畅地进食、吞咽。如果介护对象能够自己进食，可进行协助或看护，尽可能地协助其自主进食。

（7）勺子入口、抽出：勺子入口时，为保证整个勺头处于舌头的中央，应从正面放入口中；介护对象患有面部或口腔瘫痪时，将介护对象的头转向瘫痪侧，食物放在健侧的舌头上。抽出勺子时，沿着勺子的曲线慢慢地将勺子沿斜上方抽出。使用筷子时，将其平行插入，平行抽出。

（8）过程观察：确认介护对象是否咀嚼和吞咽，口腔内是否留有食物，是否呛到，以及喉咙处是否有咕噜声响。

（9）收拾整理：确认介护对象的食量后，再收拾餐具，进行口腔护理，并告诉介护对象在 30 分钟至 1 小时内不要躺下。

（10）记录介护对象的食量及进食状态。

二、排泄介护

人体的排泄不仅涉及消化系统和泌尿系统，还涉及皮肤和呼吸系统。当介护对象因疾病丧失自理能力或因缺乏相关的保健知识而不能进行正常的排泄活动时，就需要介护人员运用相关的知识和技能，帮助和指导介护对象维持和恢复正常的排泄功能，满足其排泄需要，使之处于健康和舒适状态。

（一）排泄

1. 排泄的三层意义

（1）身体意义：人的排泄物除了尿、粪便，还有二氧化碳、汗水、泪水，但一般来讲排泄物指的是尿、粪便。人为了生存需要摄取食物，并从中吸收所需的营养和水分，将不需要的废物经尿和粪便排出体外，防止毒素在体内堆积。如果有排泄障碍，会让人感到不适，导致皮炎、传染病、肾功能障碍等。

（2）心理意义：在六岁时基本完全独立进行排泄活动，此后排泄逐渐成为成长过程中的日常行为，也是有尊严地生活的基础。失禁会给介护对象带来巨大的心理负担，自尊心受伤，对自己失望，性格变得孤僻，接受排泄护理也会给介护对象造成心理压力。

（3）社会意义：独立排泄能力降低时，介护对象会减少出门，不愿见人和参与社会活动，对人际关系造成巨大影响。改善排泄的独立程度能改善介护对象的生活质量。

2. 使用尿不湿的缺点
当介护对象无法独立进行排泄活动时，尿不湿常被用于排泄介护中，但其存在以下缺点。

（1）降低生活质量：穿着尿不湿可能会导致介护对象放弃喜爱的活动，放弃兴趣爱好，让精神世界变得单调；导致压疮；尿液会污染尿不湿，细菌进入体内会引发肾功能障碍或各类感染。

（2）降低生活积极性：使用尿不湿会伤害介护对象的尊严，剥夺介护对象的希望以及对未来、生活的积极性，使介护对象食欲减退、身体迅速衰弱；成功地在卫生间排泄会让介护对象心情舒畅，恢复自尊心，露出笑容，表情也变得鲜活。

（3）日常生活活动能力降低：使用尿不湿会使介护对象减少去卫生间的次数，运动量减少，肌肉力量降低，影响移动动作；使用尿不湿还可能使身体失去平衡，行走困难。

（4）介护负担增大：介护人员需要脱下尿不湿，擦拭弄脏的部位，换上新的尿不湿，工作量加大，耗费时间、精力，介护人员的身体（尤其是腰部）负担增加。

（5）其他：换尿不湿变成机械劳动，违背了帮助介护对象独立的出发点；介护人员易丧失工作的积极性；尿不湿用量增加，支出费用增加；尿不湿无法循环利用，只能直接丢弃，产生大量垃圾。

3. 保持尊严和帮助独立
提供介护时应尽量想办法，让介护对象摆脱尿不湿，独立进行排泄。对介护对象做不到的事情进行支援，但不剥夺其本来能做到的事情。进行介助时应随时注意安全，预防危险发生。应根据介护对象的独立程度，提供相应的排泄介护。

4. 排泄用具
为减少尿不湿的使用，可根据介护对象的状况，选择合适的排泄用具，见图 5-2-2。

帮助独立排泄的用具——移动马桶

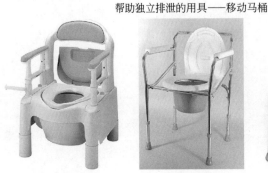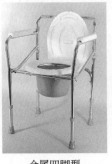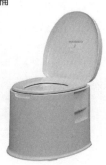

塑料椅子型　　　　　　　金属四脚型　　　　　　　一体型

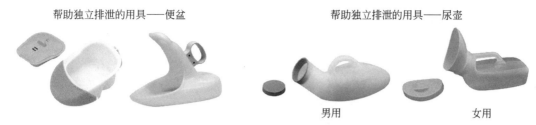

帮助独立排泄的用具——便盆　　　　　　　帮助独立排泄的用具——尿壶

男用　　　　　　　　　女用

图 5-2-2　排泄用具

（二）排泄机制与介护

排泄介护与羞耻心直接挂钩，是十分敏感的生活介护。介护人员应慎重选择介护方法，充分考虑介护对象的尊严。避免只选择方便介护人员的介护方法，而是要帮助介护对象独立。

1. 排尿的机制　通俗来说，尿液通过左右两侧的输尿管以固定速度流入膀胱。图 5-2-3 中左侧类圆形代表膀胱，尿液从输尿管（图中未显示）流入位于人体下腹部位的膀胱进行储存。有尿液进入膀胱不代表就一定会有尿意，一般需达到 300ml 才会引发尿意。当尿液超过 400ml 时，膀胱内压会急剧上升，膀胱壁的牵张感受器感受到刺激而兴奋，冲动通过脊髓传达到脑干的排尿中枢及大脑皮质，产生尿意。随后，大脑皮质发出排尿指令，将冲动传回脊髓排尿中枢，刺激膀胱壁的逼尿肌（平滑肌），使之收缩。随着逼尿肌的收缩，膀胱第一道进出口位置的不随意肌——尿道内括约肌舒张，这时能够受人控制的随意肌——尿道外括约肌舒张，通过腹部肌肉给予的压力实现排尿。

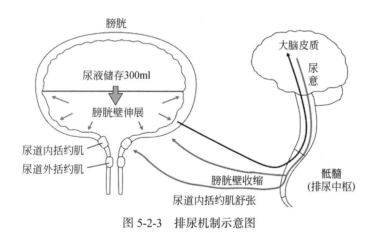

图 5-2-3　排尿机制示意图

人在健康状态下的每日排尿量为 1000 ～ 1500ml，最多 2000ml。以 1500ml 为大致标准，排尿次数大多为每日 5 ～ 6 次，也就是每次排尿量在 300ml 左右。

2. 尿失禁的分类

（1）压力性尿失禁：由于打喷嚏等腹压增加引发的尿失禁。

（2）急迫性尿失禁：无前兆的突发尿意，来不及上厕所而引发的尿失禁。

（3）充盈性尿失禁：尿液超过膀胱储存上限而引发的尿失禁。

（4）功能性尿失禁：排尿功能正常，由于运动功能或认知功能障碍引发的尿失禁。

（5）反射性尿失禁：由脑血管障碍或脊椎损伤导致传导尿意的神经损伤而引发的尿失禁。

3. 尿失禁的护理　对于存在尿失禁的介护对象，需要确认其属于哪种类型，观察是由什么原因引发的尿失禁，故评估介护对象的状态十分重要，要和医护人员协作对介护对象的日常状态进行评估。

（1）做好排尿日志：通过记录排尿日志可以做到信息共享，并可以向医护人员介绍病情，帮助医护人员准确地判断病因并做出正确的指示。日志要记录的内容：排尿时间、有无尿意、有无尿失禁、成功排尿时的尿量等。把能够观察到的内容记录进日志，便于通过排尿时间或尿失禁时间判断排尿的间隔及膀胱中有无残存尿液等，可为明确护理重点提供帮助。

（2）根据不同病因采取针对性的介护方法：对于功能性尿失禁，如果是因为介护对象身体受限，可考虑用轮椅、步行辅助器或者加装扶手等方法；如果是因为认知功能障碍找不到卫生间，可以在墙上贴上到卫生间的路线图，帮助介护对象找到卫生间。

（3）定时引导介护对象排尿：对于存在压迫性尿失禁的介护对象，在感到尿意时就已经发生了尿失禁，在掌握大致的尿失禁时间间隔的基础上，通过排尿日志判断每日的排尿次数和排尿时间，在固定时间提醒或引导介护对象排尿。存在充盈性尿失禁的介护对象，是由于膀胱中的尿液超过了膀胱的储存上限，从而导致尿失禁。因此，到了排尿时间要提醒介护对象去卫生间排尿，帮助其形成固定时间排尿的习惯。

（4）盆底肌群的运动训练：患有压力性尿失禁的介护对象会因为打喷嚏等产生的腹压而失禁。可帮助其对尿道及肛门周围的括约肌进行收缩－扩张训练，简单来说就是肌肉锻炼，即通过对盆底肌的锻炼，改善由打喷嚏等腹压增大导致尿失禁的情况。

以上列举了几种常用的介护措施，但并不是所有状况都适合采用引导的方式或坐轮椅的方式帮助介护对象去卫生间，需要了解和明确介护对象尿失禁的原因，并据此从中选择针对性的介护方法。

4. 排便的机制　排便是人类通过口腔摄取的食物经由食管、肠胃消化吸收后，其中的杂质结块成形，最后到达直肠，从肛门排出体外的过程。由于粪便的移动，直肠壁内压达到 40 ～ 50mmHg 时，刺激信号由直肠壁的骨盆神经传达至骶髓的排便中枢，再经由下丘脑传达至大脑皮层使人产生便意。在排便过程中，直肠内的粪便刺激引发直肠上方兴奋及运动加剧，降低直肠下方的兴奋及运动，从而形成类似被挤出去的运动方式，将粪便从肛门排出体外，见图 5-2-4。另外，人类有意识地用力排便会使腹腔及直肠内压上升，导致直肠肌收缩，横膈膜向下等一系列协调运动，把粪便从肛门处排出体外。在此过程中，用力时人们会大口吸气，然后闭嘴憋气，直肠内压能够达到 100 ～ 200mmHg，血压也会急剧上升，有可能影响全身的血液循环。

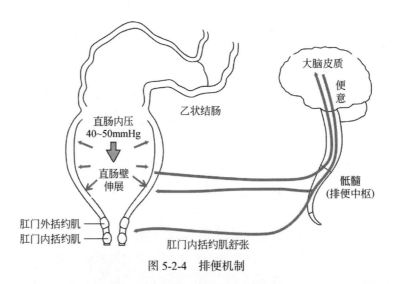

图 5-2-4　排便机制

综上，排便时有三要素：第一，便意是因为肠道在发力，肠道不断用力把粪便向外推，起到促进排便的作用；第二，腹部肌肉用力把粪便进一步向下推，使直肠内压增大，让粪便排出体外；第三，保持正确的排便姿势（身体略微前倾，脚蹬地），以便于腹部发力（图 5-2-5）。

5. 便秘的预防

（1）保持规律生活：每日规律地吃饭、喝水和睡眠，还要保持运动习惯，通过规律的生活来预防便秘。

（2）保持规律饮食、摄入膳食纤维：规律饮食也属于规律生活的一部分。由于排便是把食物消化后

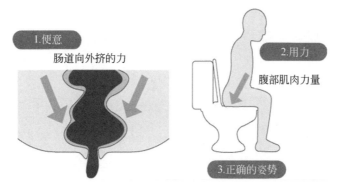

图 5-2-5　排便三要素

的杂质排出体外，故饮食很大程度上影响排便，要多吃富含膳食纤维的食物。

（3）保持水分摄入：水分摄取不足时，大肠、肠道会重吸收粪便中的水分，使粪便变硬，难以排出体外，所以需要保持水分的摄取量。

（4）运动、腹部按摩：运动会使肠道蠕动活跃，在排便时也更容易发力，因此，要养成运动的习惯。此外，腹部按摩等方法也可促进肠道蠕动活跃。

（5）养成坐位排便的习惯：排便的姿势很重要。坐位排便时腹部发力，可使粪便向下运动而产生便意，因此要养成坐位排便的习惯，不管能不能排出，都要坐在马桶上尝试。在吃完饭之后，肠道活动比较活跃，故更容易排便，养成饭后坐马桶上试试的习惯，也有预防便秘的效果。

（6）排便日志：排便日志包括记录排出粪便的形态、排便时间和排便量。如果使用泻药，还要记录用药时间、用药种类、用药量和用药后排便状况，便于调整用药和改善护理方法。

（7）根据排便日志考虑用药量的调整：根据排便日志，同专业的医护人员、药剂师共同商量确定用药的种类和剂量。若大便形态偏软，类似大便分类法中的第 6、7 类软稠状或液态状，就需要减少使粪便变软药物的用量。通过日志就可以看出类似的问题，有助于对便秘或腹泻介护对象的用药量调整。

6. 便秘的介护

（1）泻药：可以分为盐类泻药和刺激性泻药。正常情况下，大肠吸收粪便水分使粪便成形，盐类泻药可以抑制大肠吸收水分，软化粪便、促进排便。刺激性泻药能促进大肠蠕动，加速粪便在大肠内的移动。因此，要记录排便日志，根据粪便的硬度来调整用药量及用药天数。首先要保证补充充足的水分，在结果还不理想的情况下，粪便过硬要考虑增加用药量，反之则要减少用药量，联合其他方法，辅助介护对象能够顺畅地排便。

（2）人工取便：是指用手指从介护对象的肛门处向外取出粪便的方法，常用于肛门出口附近有粪便硬块堵住，无法正常排泄的情况。但在粪便较软或者肛门出口没有粪便时，手指没办法扣住粪便或者够不到粪便时很难操作，即此种方法分适用人群和禁忌人群。其中，适用人群为粪便存留肠内、无法自然排便的介护对象，且直肠、肛门无溃疡或出血等症状。因为手指要插入肛门内，如果有上述症状，则有可能引起溃疡、出血状况恶化，所以要尽可能避免使用该方法。除此之外，肛门周围有病变、炎症、疼痛或出血者也禁用人工取便法。

（3）灌肠：是指从肛门处注入药液，使肠道内壁润滑或刺激肠道蠕动，让粪便更容易排泄。这种治疗方法即刻见效，对于顽固性便秘也有很好的疗效，药液的使用需要根据医护人员的指示进行。图 5-2-6为常用灌肠器。

7. 尿不湿和护理垫的种类及选择　　根据使用目的、排泄部位、排泄间隔、排泄物的量和性状选择适合的护理垫类型，正确选择和使用各种类型的护理垫会降低介护对象的排便恐惧心理，使之愿意外出、参与社会活动，帮助其精神焕发地度过每一天，提高其生活质量。常见内裤和护理垫的种类及特点见图 5-2-7。

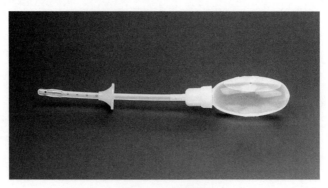

图 5-2-6　灌肠器

（1）能够独立外出者，在普通的内裤上垫上轻度尿失禁用的护理垫，既可以保证外观上不明显，也能减少尿失禁造成的困扰，介护对象能够安心地独自出门；对于很可能发生大小便失禁的介护对象，可通过穿戴纸内裤来吸收尿液。受生理特征的影响，男性使用护理垫时，其尿液难以完全吸收，故也可以选择纸内裤。

（2）在照护支持下，能够走路或坐立者，为了保证其在卫生间能够顺利脱下衣裤，可采用能够在卫生间独立脱下来的护理型纸内裤，再加上护理尿垫，这样可承受介护对象一定次数的便、尿失禁。

（3）对于大多时间卧床者，选择易护理的粘合式尿不湿再加上护理尿垫，方便介护人员打开确认介护对象的排泄情况，做擦拭等护理。粘合式尿不湿加护理尿垫的组合可以保证即使在排尿量大的情况下，也能不弄脏床上、周围及衣服。

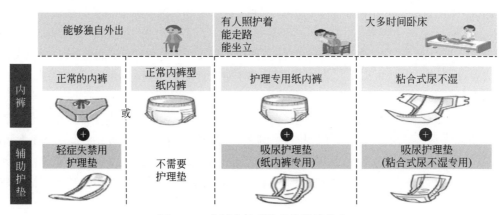

图 5-2-7　内裤和护理垫的种类及特点

8. 实践操作

（1）排泄时的环境：为介护对象创造安全、放心的如厕环境。应为介护对象准备独立的房间，以保护其隐私，使其不会感到羞耻；卫生间的门（外开门或推拉门）或钥匙要有紧急解锁装置；坐垫高度适合介护对象的身高；地板平坦，无台阶，进行防滑处理，加装高度合适的扶手，以确保蹲坐、起立时的安全；排泄时要注意遮盖声音；排泄后应及时换气，确保异味不残留。

（2）更换尿不湿：①告知介护对象要更换尿不湿，然后帮助其褪去衣物、改变体位、抬起臀部等；②解开穿着的尿不湿；确认排泄物的量和性状，如果排泄量大、阴部有较多污染物，应根据需要清洗阴部；如果存在大便污染等，要用湿厕纸或卫生纸擦拭；③将旧尿不湿向内侧卷起推到身下，防止排泄物漏出。让介护对象侧卧，从反方向拿走旧尿不湿；④更换尿不湿前，仔细观察介护对象的皮肤状态；⑤让介护对象保持侧卧位，将新尿不湿的中心对准脊椎位置，插到腰下展开，让介护对象换为仰卧位，从反方向拉开尿不湿，从两腿间将纵向对折状态的尿不湿拉出展开；⑥调节尿不湿位置，使其充分覆盖臀部（应用尿垫包裹男性的阴部），尿不湿的松紧带要对齐介护对象的腰部，用身体中央压住尿不湿，将尿不湿向左右分别拉开，尿不湿的中心要对准身体的中央；⑦护翼要向两侧展开防止漏尿，尿垫要贴合阴部；⑧下面的胶带朝斜上方粘贴（沿着骨盆），上面的胶带朝斜下方粘贴（不要勒住肚子），腹部周围、大腿周围注意不要太紧，但也不能太松，可以放入 1 根手指为标准，要让护翼贴合大腿周围；⑨如果弄脏了睡衣、床单，要同时更换。在更换完尿不湿后，需装回侧护栏，恢复床的高度，旧尿不湿、尿垫要装入塑料袋，系好带子后再丢弃。全部处理完毕后，一定要用肥皂洗手，消毒，并换气。最后记录排泄物的量、性状。

总之，帮介护对象更换尿不湿是需要考虑其羞耻心的护理。工作时，一定要充分考虑介护对象的隐私，应清洁并尽量快速地完成更换，保持介护对象的心情舒畅和皮肤清洁，预防压力性损伤和尿路感染。

（3）床上排泄

1）用具：常见的床上排泄辅助工具见图 5-2-8。

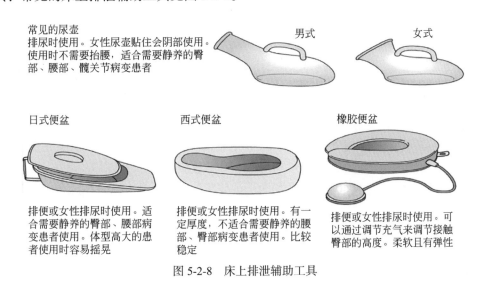

图 5-2-8　床上排泄辅助工具

2）小便：为了防止感染，需要采取标准预防措施，介护人员要使用一次性手套。如有必要，可两名介护人员一起辅助。男性尿壶：将阴茎放入尿壶顶端后，示意介护对象排尿。女性尿壶：将接尿口紧贴住会阴。

3）大便：放入便盆时，肛门要对准便盆中央，确认介护对象的身体是否稳定。可事先在便盆中央垫上卫生纸，以便于事后清理排泄物。可以在女性的阴部盖上卫生纸，并用手在耻骨上方按住卫生纸。对于无法自主抬腰的介护对象，可协助其调整至侧卧位，将便盆贴在介护对象的身后，再辅助其躺平。放入便盆后，可以为介护对象盖上浴巾等避免身体暴露，见图 5-2-9。排泄时，介护人员应让介护对象独处，在离开前告诉介护对象排泄结束时立即呼叫自己。排便后，介护人员要向介护对象确认有无残留，有必要的话可以进行阴部擦拭或清洗，保持阴部的清洁。之后，拿走尿壶或便盆，盖上盖子。尊重介护对象排泄后洗手的生活习惯，可帮助其用盆洗手或使用热毛巾、湿巾等擦手，保持手部清洁。如有必要可进行通风换气，恢复日常的生活环境。

（4）移动马桶

1）适用人群：难以前往卫生间；可以行走，但是有跌倒或忘记方向的可能；感到尿意后，很短时间内就要排泄。

2）放置：如果介护对象有偏瘫，要将马桶安放在其健侧的床边。例如，介护对象右侧瘫痪，在一定帮助下可以坐起，那就让介护对象坐在左侧的床上。将移动马桶放在左侧，辅助如厕。偏瘫者在进行起床、

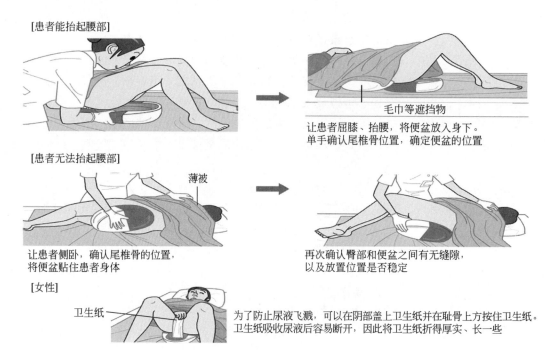

[患者能抬起腰部]

让患者屈膝、抬腰，将便盆放入身下。
单手确认尾椎骨位置，确定便盆的位置

毛巾等遮挡物

[患者无法抬起腰部]

薄被

让患者侧卧，确认尾椎骨的位置，
将便盆贴住患者身体

再次确认臀部和便盆之间有无缝隙，
以及放置位置是否稳定

[女性]

卫生纸

为了防止尿液飞溅，可以在阴部盖上卫生纸并在耻骨上方按住卫生纸。
卫生纸吸收尿液后容易断开，因此将卫生纸折得厚实、长一些

图 5-2-9　大便辅助工具的使用

将腿放下床这些动作时，应用健侧手扶住护栏，从健侧下床。下床后，用健侧的手扶住移动马桶的扶手，坐到马桶上，见图 5-2-10。如果将移动马桶放在患侧，这一连串的动作则无法顺利进行。此外，应将移动马桶放置在与床呈 30° 角的位置。如果将马桶和床平行放置，介护对象会较难抓住马桶的扶手，无法顺利移动。

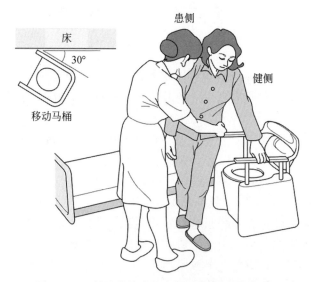

床

30°

移动马桶

患侧

健侧

图 5-2-10　帮助有偏瘫的介护对象使用移动马桶

3）在帮助患有偏瘫的介护对象使用移动马桶如厕时，要根据其保有的身体功能，决定一人辅助还是两人辅助：如果在脱裤子时，介护对象能够用健侧的手稳固地抓住扶手站立，可单人辅助；否则，需要一人支撑介护对象的身体，另一人负责帮助介护对象脱裤子。

第三节　入浴、清洁介护

入浴和清洁是保持皮肤健康、维持良好皮肤屏障功能的重要措施。根据老年人的身体状况，为其提供适宜的入浴和清洁介护，能改善老年人的身心健康。

一、入浴介护

正确的入浴介护方法不仅可帮助介护对象清洁皮肤，维持身体温暖，还可以舒缓情绪和压力，预防和改善慢性病。

（一）入浴介护的基础知识

1. 泡澡清洁的目的与意义

（1）泡澡清洁身体的目的大致有四个：去除皮肤污垢；促进和改善新陈代谢；缓解疲劳、体验舒爽感；提高生活动力。

（2）泡澡清洁身体有生理、心理和社会三个方面的意义。生理方面：能保持身体清洁，使身体变暖、促进血液循环及新陈代谢，缓解肌肉紧张与疲劳，放松身心，有增进食欲、促进排便、助眠的效果。心理方面：进入合适温度的水中可使人体的副交感神经活跃，心率及血压降低，肌肉得以松弛。放松的心情能让人产生自由开放感，有利于转换心情及减轻压力。社会方面：保持身体的清洁是注重仪表的环节之一，能给他人带来好印象，人际关系也将因此变好，使人们参与社会活动的意愿增强。

2. 泡澡对身体的影响

（1）温热作用（温热疗法）：温热效果因温度而异，如水温达到42℃以上时，人在水中时，其交感神经活跃，会出现血压上升、心脏负担增大等现象；水温在40～42℃时，人体的肌肉放松、毛细血管扩张、促进血液流动，产生舒爽感；水温为38～40℃时，人体的血压下降，能量消耗减少，能够起到静心和放松的作用。

（2）静水压作用：水对身体表面的压力与水深成正比。因为血液及淋巴液一同返回心脏，心脏承受着较大压力，若泡澡时水位达到胸部及以上，会给心脏带来额外的压力。因此，泡澡时水位应保持在胸部以下，从而降低水压对心脏的影响。特别是对于有心脏疾病、心力衰竭的人，泡澡时水位应保持在胸部以下位置，胸骨剑突下正中凹陷处附近，这样能减轻心脏的负担。

（3）浮力作用：有助于手脚麻痹、关节痉挛及肌肉力量下降的人活动身体。同时，水的温热效果还可以提高介护对象的血流速度，放松其紧张的筋膜、肌肉，使其关节变得柔软、灵活。

3. 与泡澡相关的身体构造　皮肤是包裹身躯、保护生物体的组织，是感知触觉、痛觉、温度觉、冷觉、压觉的器官，并具有调节体温的作用。皮肤占人总体重的16%，拥有一定的伸展方向，即皮肤割线，见图5-3-1。在按摩的过程中，若沿着皮肤割线按摩，效果更佳。

（1）皮肤的构造：皮肤由表皮（0.1～0.3mm）、真皮（1～3mm）、皮下组织（2mm）构成，见图5-3-2（彩图3）。

1）表皮（角质层）：表皮可以防止细菌等外部刺激从皮肤表面进入体内，还可以防止身体水分过度蒸发至体外，从而保持身体不干燥。在新陈代谢的作用下，人体表皮细胞28天会变为污垢，保持皮肤的清洁有助于细胞的新生。

2）真皮：位于表皮下层，70%由胶原纤维构成，通过胶原蛋白保持弹力，有透明质酸的胶状物体有助于留存水分。血管和淋巴管以网状遍布在其中，负责带走有害物质，也会储存流入的物质。

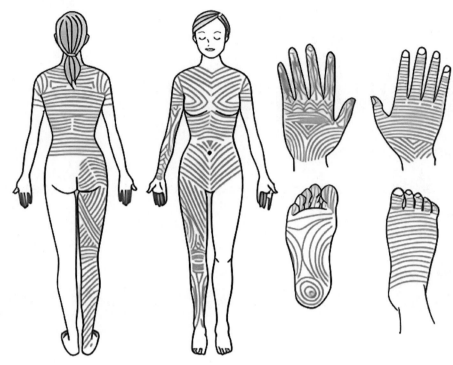

图 5-3-1 皮肤割线

3）皮下组织：由脂肪组织构成，可储存身体的能量，缓和来自外部的冲击，保护身体的内部组织，维持体温。人摄取的能量大多以皮下脂肪的形式被存储起来。此外，毛发、指甲、皮脂腺、汗腺等皮肤附属器官或组织对皮肤具有防止外部刺激、抗菌、调节体温等保护作用。

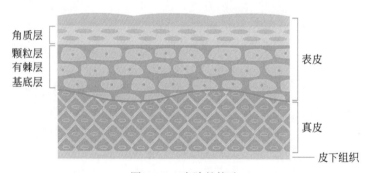

图 5-3-2 皮肤的构造

高龄者的皮肤厚度多减少，其主要原因是随着年龄增大，表皮上的基底细胞分裂能力下降，即皮肤的再生功能下降，导致其细胞数量减少，皮肤厚度降低。真皮上的弹性纤维变得脆弱，皮肤出现褶皱及松弛。

（2）皮肤的生理作用：皮肤具有保护、调节体温、感觉、分泌排泄的作用。

1）保护作用：皮肤表面能阻止细菌繁殖，防止其侵入身体内部。表皮存在的色素细胞会产生黑色素，可吸收紫外线，防止紫外线侵入真皮。

2）调节体温作用：由皮肤的血管和汗液调节。外界气温高的时候，血管扩张，发散体温，且汗液蒸发，通过汽化热的作用降低体温。外界气温低的时候，血管收缩止汗，通过收缩立毛肌产生热量来保持体温。这种维持体温稳定的现象称为身体的恒温性。

3）感觉作用：皮肤具有触觉、痛觉、温度觉、冷觉、压觉等感觉功能。皮肤的痛觉最敏感，温度觉最迟钝。触觉在指尖、唇、舌尖等部位敏锐。老年人随着年纪变大，感觉感受器萎缩或消失，皮肤血管对温度变化的反应变得迟缓，和年轻人相比感觉更为迟钝。例如，打开了暖气设备，高龄者难以感到热气，进而造成烫伤，看护者有必要确认高龄者的状态等。

4）分泌排泄的作用：皮肤可以分泌皮脂，由于受体内雄激素及皮脂类固醇激素含量的影响，青春期时分泌增多。但随着年龄的增长其分泌量减少。表皮角质层的水分让皮肤光滑，但随着年龄的增长，体内的水分难以到达角质层，皮脂能够滋润皮肤和毛发，防止水分蒸发，中和碱性物质，老年人皮脂分泌减少导致皮肤变得干燥，进而出现瘙痒等皮肤问题。

（二）入浴介护的注意要点

入浴可以理解为洗澡和泡澡，可为人的身心带来多种益处，但也可损害人的身体健康。因此，要谨记以下注意事项，准确掌握安全洗浴的技术操作方法。入浴介护对于介护人员来说是件体力活，介护过程中不要逞强，合理规划，思考流程、动作和姿势等。注意事项包括以下几点。

1. 准备环境　冬天感冒多发，为了保持体温，应尽量选择白天较为暖和的时间段安排老年人洗浴。可使用电暖炉等加热装置保证更衣室和浴室之间无温差。

2. 帮助介护对象进行安全的洗浴　一般情况下，要避免在介护对象饱腹和空腹时安排洗浴，水温在38～40℃为佳。人长时间泡在高温水里，会使心搏加快、心排血量增加、血压上升，故洗浴时间（包括换衣服时间）以15分钟左右最为适宜。

3. 预防事故　浴室是摔倒、溺水等事故的多发地，一定以安全第一为原则进行介护。浴室地滑，应灵活使用防滑垫等辅助用具。介护对象起身时要确保脚下没有残留香皂或洗发剂的泡沫。

4. 注意不能着凉　洗浴后，身上残留的水滴蒸发会带走热量，易导致受凉，所以一定要用浴巾把身上的水分擦干。

5. 补充水分　洗浴时发汗会使人体中的水分减少，导致血液黏度升高，从而使血管变得易堵塞。因此，应在洗澡前、后补充水分。

6. 紧急状况发生时的对策　如果发生以下异常，在正确应对的同时要迅速与医生、护士及介护对象的家属联系，寻求协助：①洗澡时介护对象突发身体异常，应先暂停洗浴，把介护对象的身体擦干，然后协助其离开浴室，或在平坦的地方保持安静，观察情况；②介护对象发生溺水时，马上将其移出浴缸，或拔掉浴缸出水口塞子放走水，确保其呼吸通畅，并观察其呼吸、意识状态，与医生、护士及介护对象的家属取得联系，必要时呼叫救护车；③介护对象因为暂时性脑缺血引起头晕时，将其移出浴缸，并采用仰卧位，保持安静；④介护对象感到头昏脑胀时，用凉水或凉毛巾擦拭介护对象的脸，保持安静，待症状缓解后，帮助其补充水分，观察情况。

7. 其他方面　注意维护介护对象的尊严和保护其个人隐私，建立良好沟通以提供更加舒适的入浴介护。因此，要注意评估介护对象以往的生活习惯；现在的身体、精神和日常生活活动的状态；介护对象对于洗浴和清洁的想法和期望等精神（内心）方面；洗浴场所等环境方面，以及辅助用具的应用情况等。

（三）入浴介护过程的实践操作

1. 入浴介护需要准备的物品　毛巾（大且吸水性强）、换洗衣物（根据情况准备尿不湿或尿垫）、沐浴液或香皂、海绵或浴巾、洗浴辅助工具（洗浴专用椅、防摔倒软垫等）、围裙（有防水性能）、橡胶制防滑鞋、手套、指甲刀，以及保湿霜或医生开具的软膏等。

2. 洗浴的流程

（1）洗浴前：确认介护对象的身体状态和是否需要如厕，将浴室和更衣室温度调至适宜，向浴缸里放水，准备需要的物品。让介护对象做好准备，向更衣室移动。

（2）洗浴时：向地板、椅子等直接接触介护对象皮肤的地方浇热水暖热。让介护对象坐在椅子上，若有扶手，可让其抓住扶手。介护人员确认水温后，让介护对象本人也确认水温。确认温度合适后，一边告知介护对象一边向介护对象腿上轻轻地浇水。协助介护对象进入浴缸。按照头→脸→上半身→下半身的顺序，轻柔仔细地帮助介护对象清洗，注意不要有泡沫残留。洗完全身后，支撑介护对象的身体或让介护对象自己抓着扶手慢慢站起来，不能猛然站起来，注意脚下，慢慢地走出浴缸。为了防止头晕，泡澡时间要控制在 15 分钟左右。

（3）洗浴后：用毛巾仔细擦干介护对象的头发和身体。注意脚底也要擦干，以防滑倒。让介护对象坐在椅子上，穿好衣服。根据需要可以涂一些保湿霜或软膏。补充水分，检查身体情况。让介护对象休息 30 分钟后，再做其他活动。

3. 浴板的使用方法　要根据浴缸宽窄选择合适的浴板和摆放的位置，然后用工具固定后再使用。使用方法：首先协助介护对象坐在浴板上，让其抓住扶手后，将双腿迈入浴缸，固定好姿势后，再全身进入浴缸（图 5-3-3）。

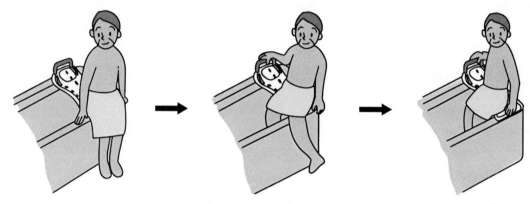

图 5-3-3　浴板的使用方法

待介护对象进入浴缸后，马上撤下浴板，否则，很难在狭窄的浴缸内保持坐姿等舒适的姿势。另外，患有瘫痪的介护对象需先将健侧腿迈入浴缸。

4. 洗浴时的注意点　①为了尽量不给身体增加负担，要从离心脏远一点的腿部开始浇水，每次浇水时一定要提前告知介护对象，水温设置在 38 ～ 40℃即可；② 洗浴时间不宜过长，长时间的洗、泡可能导致头晕、中暑或脱水，所以泡澡一定要控制在 15 分钟左右。

入浴介护能带来许多正面效果，但时刻伴有风险。介护人员要把这一点铭记于心，做好万全准备。选择适合介护对象日常生活活动能力的介护方法，力求提供安全第一的入浴介护。遵守洗浴时的注意事项，结合个人要求，实现舒适的入浴介护。

（四）入浴介护辅助用具实践操作

1. 活用辅助用具的好处

（1）使入浴动作更加简单容易：清洗身体、进出浴缸、浸到水中等入浴动作需要体力和肌肉力量，这些对介护对象是不小的负担，入浴辅助用具可以使这一系列的动作更加容易。

（2）防止入浴过程中发生事故：浴室地面高低不平、潮湿易滑。利用入浴辅助用具可以打造一个不易摔倒的环境。另外，介护对象在洗浴时容易出现血压急剧变化、突然身体不适等情况，这时顺畅地完成一系列动作就显得尤为重要。

（3）减轻介护人员的负担：在地面高低不平、潮湿易滑的浴室里，支撑着介护对象的身体进行入浴护理对介护人员来说也是一项重体力劳动。借助扶手和浴板，介护对象可以自己进出浴缸，使用入浴专用椅还能使介护对象保持方便洗浴的姿势，介护负担就会减轻。

2. 机械浴

（1）床浴：是一种躺在浴床上洗澡的方法，既可用于泡澡也可用于淋浴，见图 5-3-4。床浴的突出优势在于可帮助重度瘫痪介护对象入浴，有效减轻介护人员的负担。但是，由于床浴是全自动入浴，故介护对象很难反馈自己的意见，也无法锻炼身体功能，且介护对象躺着入浴，很难看到房顶以外的地方。此外，有些介护对象会对金属音和机器运作的声音感到不适，或身体会受到浮力的影响而变得不安。因此，在洗浴前必须帮介护对象系好安全带，在进行每一个动作之前，一定要和介护对象打好招呼。

　　介护流程：帮助介护对象脱掉上半身衣物后，换乘到浴床上，再脱掉下半身衣物。从介护对象的双脚开始浇水，用柔软的毛巾或泡沫仔细清洗其全身后，冲净身体，注意不要有泡沫残留。然后，再用遥控器操作浴缸向上升，介护对象可以继续进行沐浴。

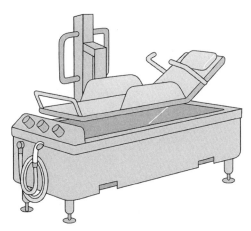

图 5-3-4　床浴专用床

　　（2）坐浴：是坐在有脚轮的椅子上进行入浴的方法（图 5-3-5），适用于无法抬腿迈进浴缸但是能保持坐姿的介护对象。坐浴的优点是介护对象可以自己确认周围环境，相比床浴视觉上会更安心。介护对象还可以拿着毛巾或海绵等清洗手能够到的身体部位，从而促进自我护理。但金属音、机器运作的声音及移动时的震动等可能令介护对象感到不适。另外，与家里用的浴缸不同，介护对象很难适应坐浴。另外，坐姿不稳定的介护对象可能会在洗浴时发生身体倾斜，故一定要帮其系好安全带以保证安全，并时刻关注介护对象的状态。进行介护时，介护人员一定要向介护对象打好招呼，解释好接下来要做什么。

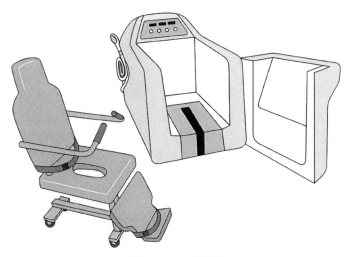

图 5-3-5　坐浴用椅

　　介护流程：帮助介护对象在轮椅上脱掉上半身衣物后，让介护对象扶住扶手保持站立，脱掉下半身衣物，然后移乘到洗浴用的轮椅上。若介护对象不能保持站立，可以配备两名介护人员帮助介护对象顺利地完成移乘，移乘后再脱掉下半身衣物。之后，把介护对象连同乘坐的洗浴用轮椅推进空浴缸，关上坐浴机器门，按下坐浴缸的注水按键，往坐浴缸里注水。入浴结束后按下放水按钮，30 秒左右浴缸中的水放完后，打开坐浴机器门，入浴完成。

（3）升降浴：适用于可以保持站姿、短距离行走，并且能够保持坐姿的介护对象。图5-3-6中浴缸旁边的是洗浴用椅子。

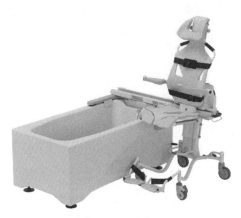

图 5-3-6　升降浴

介护流程：把轮椅停在升降浴机器前，帮助介护对象在轮椅上脱掉上半身衣物后，让介护对象自己或者在介护人员引导下，移乘到升降浴的洗浴用椅上，再在介护人员的帮助下脱掉下半身衣物。介护人员用遥控器操作使洗浴用椅上升并向浴缸方向移动，直到到达浴缸的正上方后，按向下的按钮，椅子和介护对象一同进入浴缸。入浴完成后用遥控器进行相反操作。

3. 机械浴的注意事项　因为机械浴是将介护对象完全交给机器来实施入浴的方法，所以介护人员一旦操作失误，就会有发生意外事故的危险。介护人员一定要提前熟练掌握机器的操作方法。另外，为了帮助介护人员正确应对，相关机构应该制作指导手册，并把它们放在方便查阅的位置。为了防止事故发生，除了操作失误外，还要注意以下3点。

（1）时刻注意观察介护对象的状态：沐浴过程中一定要时刻注意介护对象的状态，介护对象在泡澡时身体保持半坐位，容易浮起来，故一定要用安全带将其身体固定好，使其稳定。如果介护对象患有帕金森病等伴有身体震颤的疾病，即使系好安全带也有可能慢慢松掉，所以一定要仔细检查，保证入浴护理时的安全性。

（2）确立预防事故发生的制度：机械浴是从水温设定到人进入浴缸完成洗浴这一过程都由机器完成的入浴方法。如果介护人员没有完全理解操作方法，或对介护对象进行了错误的护理，或觉得自己对操作足够熟练而疏于检查等，都可能导致护理事故的发生。即使是每天都用的入浴方法也会有操作失误发生的可能，所以要把检查项目等手册化。为了确保介护人员能随时随地确认操作方法，可提前把画有简洁流程图的手册放在浴室等易翻阅的地方。另外，对于初次接触机械浴的介护人员，需开展机器操作讲解演示，教会介护人员正确的操作方法，且实施机械浴时一定要配备两名以上介护人员。

（3）使用适合个人体型的器具：机械浴是为非特定的、多数的介护对象而设计的，但介护对象的缺陷部位和体型却各有不同，使用不符合体型的器具就有可能导致事故的发生。体型较大的介护对象可能会因为坐不上担架或椅子而跌落下来。体型瘦小的或存在身体痉挛问题的介护对象则会发生在浴缸内失去平衡的情况，所以选择器具时一定要与制造商商讨，选择最适合介护对象体型的器具，并在介护对象入浴前对其进行评估，根据评估结果再选定入浴方法。

4. 其他入浴辅助用具　选出需要的工具之前，可模拟入浴过程中的一系列动作，重新审视浴室环境，提前测好尺寸等数据，见图5-3-7。

综上，正确、合理地使用辅助用具有助于介护对象获得更舒适的入浴护理，也可减轻介护人员的负担。机械浴虽然方便，但是错误使用可能会酿成大祸，故一定要做好风险评估工作，保证入浴安全。

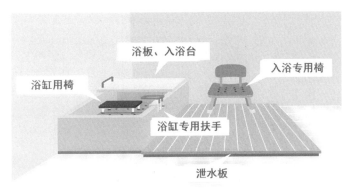

浴板、入浴台

入浴专用椅

浴缸用椅

浴缸专用扶手

泄水板

图 5-3-7　入浴辅助工具

二、擦浴介护

擦浴指的是当人不能泡澡、淋浴时，用温水、香皂等擦拭全身皮肤，保持清洁的方法。擦浴分为全身擦浴（擦拭全身）和部分擦浴（只擦手、脚等身体的一部分）两种。其中，全身擦浴由于擦拭面积大，介护人员和介护对象都会消耗大量体力，花费时间较多。若皮肤暴露时间太长，介护对象还可能会受凉、感到疲劳。因此，介护人员需掌握擦浴的步骤和要点，以减少体力的消耗和时间的花费，并让介护对象感觉舒适。

擦浴的目的：热毛巾擦身能够促进血液循环，预防压力性损伤；在此过程中，活动手脚能够预防关节僵硬等；擦掉汗水、皮脂等脏污，让介护对象保持神清气爽，改善脏污带来的瘙痒、焦躁等，帮助其精神稳定和放松；保持皮肤的清洁能够提高介护对象外出及参与社会活动的意愿，有助于提高其生活质量。

擦浴的注意事项：在介护对象身体状况良好时进行；尽量安排在气温较高的白天；避开进餐前、后1小时；将室温调节在 23 ～ 25℃，避免风从缝隙吹入房间；事先告知介护对象；让介护对象提前完成排泄；根据介护对象的身体状况和体力，选择全身擦浴还是部分擦浴。

用具准备：洗脸盆、桶、温水（45 ～ 50℃）、浴巾（2 ～ 3 条）、毛巾（准备面部、身体、阴部专用毛巾，7 ～ 10 条）、香皂（仅污垢较多时使用）、一次性手套、一套替换服装、保湿霜及指甲刀（根据需要准备）。

擦浴过程：全身擦浴应按照从上半身到下半身的顺序擦拭。衣服不要一开始就全部脱掉，应按照上、下半身的顺序依次脱掉。整个过程的擦浴顺序为面部、耳朵、颈部，手、手臂，胸部，腹部，背部、腰部、臀部，腿，阴部。不论擦拭哪个部位，均应注意要充分拧干毛巾，确认温度；毛巾要每次变换擦拭面，不要总用同一个擦拭面；用均等的力量反复擦拭同一部位；擦浴后要用干毛巾擦干皮肤上残留的水分；老人的皮肤很脆弱，应小心擦拭；擦浴时要同时确认全身有无压力性损伤等问题。另外，擦浴动作要利落，在此过程中，帮助介护对象取舒适体位，并与其不断沟通交流；尽量让介护对象擦拭自己能够擦拭的地方，尤其是阴部；每次用温水浸湿毛巾时，都要用自己的手臂内侧确认毛巾的温度是否适合。

（一）上半身擦浴

上半身擦浴的要点如下。

1. 用物叠法　①基本的毛巾叠法，如图 5-3-8 示横竖三折卷到手上，折向手心方向。②洗脸巾的叠法：纵向对折；对折之后再次横向对折；把手放入对折的洗脸巾中间，多出部分折向手心。避免洗脸巾边缘碰到对方身体，要将毛巾边缘卷向里侧。

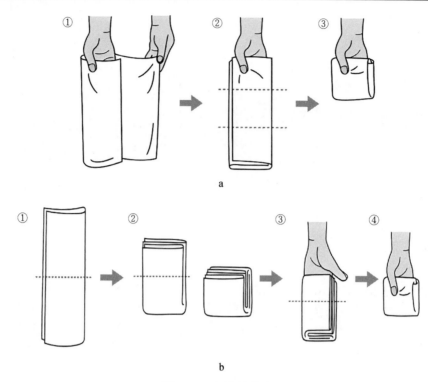

图 5-3-8　用物的叠法

a. 毛巾的叠法；b. 洗脸巾的叠法

2. 介护要点　以下是上半身擦浴的注意点。

（1）从正面开始擦拭，包括面部。告诉介护对象准备开始擦浴。帮介护对象脱下上衣，或让其自己脱衣。除了要擦拭的部位，其他部位应用浴巾盖住以保暖。拧干毛巾，准备工作完成后，介护人员用手臂内侧确认温度，然后告诉介护对象，"接下来我要给您擦脸了""擦完脸之后我再给您擦胸部和腹部"等，明确告知介护对象接下来会碰触身体的哪个部位。

（2）面部、耳朵、颈部：擦拭面部应准备专用的毛巾，且大多数人希望在水比较干净的时候先洗脸，所以应该最先擦拭面部。注意擦拭容易隐藏污垢的地方，尤其是鼻翼、耳朵、颈部的皱纹、下巴等，见图 5-3-9。

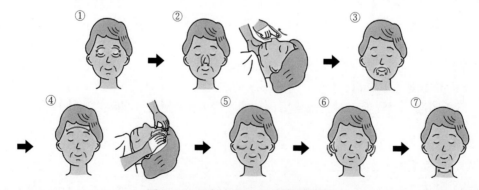

图 5-3-9　面部、耳朵、颈部擦浴顺序

（3）手、手臂：为了保温，只露出要擦拭的手臂即可。在擦拭的过程中，应轻轻握住介护对象的手腕进行擦拭。由于专心擦拭的时候，介护人员握住介护对象手腕的手容易不小心加重力量，要多加注意力量。注意容易隐藏污垢的地方，如手指之间、肘窝、腋下，见图 5-3-10。

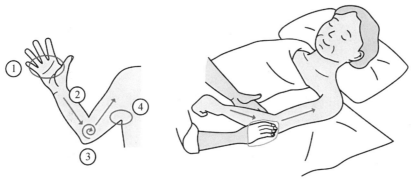

图 5-3-10　手、手臂擦浴顺序

（4）胸腹部：为了不让介护对象感到寒冷，擦拭胸腹部时，要一边换毛巾擦拭面一边擦拭。对于容易便秘的介护对象，可以将热毛巾放在其腹部热敷，或以肚脐为中心画圆圈按摩，可以有效改善症状。注意容易藏污纳垢的部位，如女性的胸部下方、经常弓着腰的介护对象的腹部卷曲部位，见图 5-3-11。

（5）背部、腰部、臀部：为了保暖，要用毛巾盖住介护对象身体的方式进行擦浴。臀部是压力性损伤容易发生的部位，应仔细温柔擦拭，以促进血液循环。背部是对温暖较敏感的部位，可根据对方的需求，将毛巾放在其背部，达到放松的效果，见图 5-3-12。

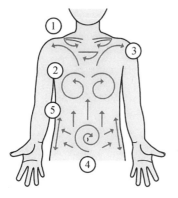

图 5-3-11　胸腹部擦浴顺序

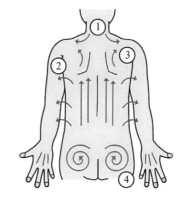

图 5-3-12　背部、腰部、臀部擦浴顺序

在上半身擦浴介护全过程中，要与介护对象保持沟通，按顺序擦拭时，不要忘记每次都出声示意介护对象，按照擦浴注意要点，反复练习，以提供熟练的介护措施。

（二）下半身擦浴

下半身擦浴的要点如下。

1. 观察皮肤情况　擦浴是观察介护对象全身皮肤的好机会，在此过程中应仔细观察其身体，尤其是下半身容易发生压力性损伤的部位。由于习惯的睡姿、坐姿的不同，容易产生压力性损伤的部位也有所不同：对于习惯仰卧，尤其是长期卧床，长时间维持一个姿势的介护对象，其后枕部、肩胛骨、骶骨、足跟，这些部位的骨较突出，容易发生压力性损伤；对于长期侧卧位的介护对象，与床接触的耳朵、肩部、关节突出的手肘、腰附近的髂骨、膝关节、脚踝，这些部位承重较多，容易发生压力性损伤；对于依赖轮椅、坐位时间长的人，其背部、尾椎骨、坐骨等位置则容易发生压力性损伤。此外，发红、干燥、水肿也可能导致其他创伤，因此要判断是否需要保湿，有没有伤口肿胀，有没有导致新的伤口等。

2. 介护要点　在开始下半身擦浴前，告诉介护对象上半身擦浴已结束，即将开始下半身的擦浴。让介护对象自己穿或帮助其穿好上半身的衣物，脱掉下半身衣物，盖上浴巾。

（1）腿部：足跟是压力性损伤的高发部位，应轻柔擦拭。若有部分发红，擦拭的力度不要很大，以免刺激患处。重点注意容易积攒污垢的部位，如脚趾间、足背、腘窝，腿部擦浴顺序见图5-3-13。

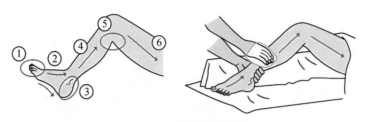

图 5-3-13 腿部擦浴顺序

（2）阴部：要换上专用的毛巾，毛巾的一面仅擦拭一次。在对女性的阴部进行擦拭的过程中，应首先从上到下擦拭尿道口和阴道口，后由上到下擦拭左右大阴唇。在对男性的阴部进行擦拭的过程中，应先环性擦拭尿道口周围，后上下循环擦拭两侧阴囊两次，最后由前到后擦拭肛门。阴部是非常敏感的部位，应尽量让介护对象自己擦拭，以最大限度地照顾其隐私和羞耻心。

综上，擦浴可以促进介护对象的血液循环，使精神舒畅，对身心健康都有积极效果。在擦拭过程中，不论哪个部位，都要一边出声示意一边介护，并注意观察介护对象的表情。如果介护操作不熟练，没有及时、提前出声示意，则可能会造成介护对象的不满情绪，故应在充分练习的基础上再进行实践。此外，如果介护对象身体不舒服，不要勉强，可根据情况灵活调整，分几天逐步擦拭身体的各部位，或仅清洗手部和腿部。

（三）整理仪表

1. 剃须　介护人员最好不用安全刮胡刀进行剃须介护，可以使用电动剃须刀。如果要使用安全刮胡刀，一定要用香皂或者剃须泡沫润滑皮肤。剃须之前用热毛巾敷脸软化胡须，并拉开皮肤皱褶处让胡须立起来，以易于刮除。

2. 整理头发　头发上容易沾染灰尘等来自外界的污染物，头皮还会日常分泌汗液、皮脂，因此平时的打理非常重要。头皮的脏污不仅会给介护对象本人，还会给周围的人带来不适感，导致介护对象的社会参与受到限制。

3. 鼻部清洁　鼻腔分泌物有时会缠在鼻毛上，这时不要用力抠挖，可以在棉签上涂上婴儿油，辅助去除分泌物。如果鼻腔分泌物太软，可将卫生纸裹起来塞入鼻孔进行清洁。如果鼻毛太长，可以用婴儿用剪刀或鼻毛剪进行修整。如果鼻涕用餐巾纸擦不掉，也可以用吸管吸除。

4. 耳部清洁　外耳、耳郭需要进行擦浴，要用温水浸湿毛巾，充分拧干后，仔细擦拭耳郭的沟槽及耳朵背后。在清理耵聍过程中，如果介护对象活动头部可能会伤到其鼓膜，因此可以将其脸朝向一侧，轻微按住头部以固定。变硬的耵聍不要用力清除，应用蘸了婴儿油的棉签涂抹，使之软化后，用挖耳勺或镊子清除。

5. 剪指甲　对于指甲没有异常，指甲周围皮肤没有化脓、炎症，且没有接受糖尿病等专业疾病管理的介护对象，介护人员可以帮其剪指甲，但应尽量戴手套，以预防白癣菌等的传播。

综上，整理仪表不仅有助于介护对象保持清洁，也有助于其保持与社会的联系。每天整理仪表可以让生活富有不同节奏，有效改善其精神状态。对于介护对象无法完成的部分，介护人员应伸出援手，让其养成整理仪容的习惯，促进其独立。

（四）部分擦浴

手浴、足浴可以促进全身的血液循环。血液循环的改善则让人情绪稳定、副交感神经兴奋，有安抚身心、放松、助眠的效果。此外，手浴、足浴的效果还包括保持手脚清洁；预防脚气等传染病；预防压力性损伤；软化指甲，使其更易修剪；预防水肿；缓解疼痛。长期卧床、运动不足、肌肉力量衰退的人容易引发血液循环阻滞，故推荐采取手浴和足浴的方式。

1. 手浴　开始前，告知对方即将开始手浴，每一个动作前都要先告知再行动。备齐用物，并提前铺上防水布或塑料布，以防浸湿衣物和床单。准备足量的温水，实际手浴时水温应在32℃左右。

（1）用具准备：洗脸盆、桶（装污水用）、冲水时用的水壶、温水（约40℃）、防水布或塑料布、浴巾、毛巾、香皂、保湿霜及指甲刀（有需要时准备）。

（2）介护过程

1）首先根据介护对象的身体状况选择卧位、坐位等其觉得舒适的体位。坐位介护时：在腘窝下放置靠垫或卷起来的毛巾，这样身体更稳定。卧位介护时：升起靠背，抬高头部，在肩膀、手臂下放入靠垫或毛巾，再将叠好的浴巾放在手肘下，抬高手臂。

2）铺上防水布或浴巾，在手可以轻松放入的高度放置装了温水的脸盆，并将水温调整至32℃左右。

3）卷起介护对象的袖子，防止弄湿衣服。介护人员慢慢将介护对象的手放入水中，没过其手腕，伴以轻柔按摩。对于半身瘫痪的介护对象，应从健康一侧开始清洗（躺卧介护时也同样左右手依次清洗）。从指尖开始为介护对象按摩，对其手指、手腕的关节进行拉伸按摩，见图5-3-14。

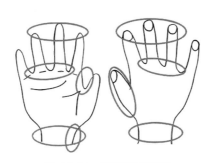

图 5-3-14　手部按摩部位

4）从介护对象下方扶住其手部，用涂抹了香皂的毛巾仔细清洗。手心、指间容易积存污垢，要注意仔细清洗。

5）洗掉介护对象手上的泡沫之后，更换脸盆里的水。

6）洗净污垢和香皂泡沫残留，然后用水壶冲洗。

7）洗完之后用干毛巾包住手，擦干水，撤走脸盆。

8）皮肤残留的水分蒸发，会使介护对象感到冷。因此，一定要擦拭干净。如果介护对象身体瘫痪或手指僵硬，可以用纱布、手帕等夹在指间擦拭，确保没有水分残留。

9）如有必要，需涂保湿霜、剪指甲。

2. 足浴　开始前，告知介护对象即将开始足浴，每一个动作前都要告知。应避开进食前后1小时的时间段。提前铺上防水布或塑料布，以防浸湿衣物和床单。准备足够量的温水（40℃左右），以没过介护对象的脚踝为准（图5-3-15），同时注意观察其皮肤状态。

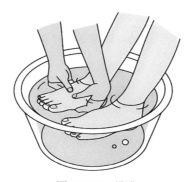

图 5-3-15　足浴

（1）用具准备：1个大一点的洗脚盆或水桶、1个装污水用的桶、1个冲水用的水壶、足量的温水（约40℃）、防水布或塑料布、浴巾、毛巾、香皂、搓澡毛刷、磨脚石、粗线手套、保湿霜、指甲刀等。

（2）介护过程

1）根据介护对象的身体状况，帮助其选择卧位、坐位等其觉得舒适的体位。如果是坐在床边，要调节床的高度，使介护对象的双脚能充分踩地。如果是卧位，应立起膝盖，在下面放入卷起的毛巾、软垫子等，并在其身下铺上防水布或浴巾（图5-3-16），将脚盆放置在上面，里面盛有足以没过介护对象脚踝的温水。

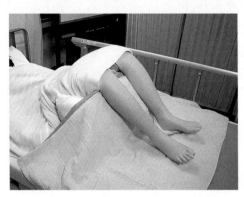

图 5-3-16　床上足浴时铺上防水布或浴巾

2）卷起介护对象的裤腿以防弄湿，温水没过脚踝，充分浸泡15分钟左右。此时，可以按摩介护对象的脚，拉伸弯曲脚趾、脚踝等部位的关节。

3）双脚充分温热后，依次清洗双脚。在把脚抬起来出水前，先用温水浸湿毛巾，然后拧干，一只脚出水后立刻用毛巾包住保暖。

4）取另一个毛巾，涂抹香皂，从脚尖开始清洗。脚趾间容易积累污垢，要仔细清洗。用粗线手套代替毛巾会更便于清洗。在清洗脚心位置时，可以将毛巾卷起来，稍微用力地擦洗，也可以用搓澡毛刷或磨脚石替代毛巾。

5）将洗完的脚放回水中，用同样的步骤清洗另一只脚。

6）换一次水，将脚上的香皂、污垢充分清洗后，用水壶做最后的冲洗。

7）用干毛巾充分擦干皮肤表面残留的水分，脚趾间容易残留水分，使介护对象受凉，所以脚趾间也要仔细擦拭。如有必要，可以涂保湿霜、剪趾甲，结束足浴。

总体来说，手浴、足浴不仅能保持清洁，还有放松效果，可促进血液循环，帮助睡眠。通过温水浸泡，还能在一定程度上缓解挛缩，或者改善因瘫痪而活动困难的关节状态。与全身或半身擦浴相比，手浴、足浴给介护对象和介护人员造成的负担都更小。

第四节　起床、就寝、更衣、内服药等日常生活介护

日常生活介护是最基础、最贴近介护对象的介护措施，是介护人员观察介护对象健康状况的主要途径，也是介护人员与介护对象沟通的桥梁。

一、晨间介护

人在一天中的某个时间自然入睡，在某个时间自然醒来，每隔一段时间会感到饥饿，女性周期性地来月经，这种与生俱来的身体节奏被称为"生物钟"。其中，"昼夜节律"以24小时为一个周期。

（一）概念

晨间介护是指从介护对象早起醒来到吃早餐为止这段时间内，为其提供的一系列介护，从"早上好"的问候开始，包括更衣、洗脸、刷牙、引导如厕等介护工作。通过提供优质的晨间介护，介护对象可以神清气爽地开启新的一天，愉快享用早餐，高质量地度过一天。

（二）意义

1. 增加舒适感　晨间介护包括面部清洁、刷牙和更衣等介护措施。面部清洁和刷牙有助于清除睡眠期间产生的污垢，清洁面部带来的愉快刺激也有助于人意识清醒。此外，将睡衣换成日常衣服的更衣行为也可以使介护对象意识到这是一天的开始，有利于促进大脑和身体的觉醒。

2. 提高活动性　虽然因人而异，但许多人都存在起床困难的问题。刚醒来时，人的大脑和身体还未完全清醒，新陈代谢功能低下，人处于不太活跃的状态。可通过问候，拉开窗帘，通风换气，让介护对象在问候声中醒来，沐浴阳光，呼吸新鲜空气，逐渐唤醒其大脑和身体。随着介护对象进行下床如厕、洗脸、刷牙和更衣等一系列活动，其活动力逐渐增强。在早餐时，介护对象基本能够完全清醒地享受美味早餐。

3. 改善生活和健康　适当的晨间介护可以增强介护对象的活力，即活动的原动力，并提高其白天的活动能力。随着活动能力的增强，日常生活中进行运动的机会增多，介护对象的日常生活活动能力和生活自理能力得到提升。此外，积极参加康复训练可以维持和改善介护对象的身体功能。

（三）具体内容

1. 早安问候　通过一句"早上好"唤醒介护对象，注意需在符合介护对象昼夜节律的起床时间向其问候。

2. 环境整顿　整理床铺及床周边，清理垃圾；打开百叶窗或窗帘，调整室内灯光等。阳光有重置人类生活节奏的作用，早晨起床后接触阳光有益身心健康。

3. 确认身体状况　若有必要，测量血压、脉搏、体温等生命体征，并确认介护对象的主观症状和情绪状况。

4. 起居动作的介护　早上第一次起身时，介护对象可能出现低血压和头晕的情况。因此，应让介护对象尽量避免突然起身，可以采取先坐后站的方式。

5. 排泄介护　根据介护对象本人的身体状况和需求情况，一边与其沟通一边选择介护手段与方法，如引导如厕、针对尿失禁的护理、更换尿不湿、导管护理、造口护理清洁等。

6. 口腔介护　起床后，口腔内存有大量细菌。早餐前进行口腔介护，有保持味觉、促进唾液分泌的作用，有利于吞咽，并可预防吸入性肺炎。因此，应辅助介护对象进行刷牙漱口、口腔清拭及义齿的清洁护理。

7. 仪容整理　首先擦拭面部、手部，或洗脸洗手：根据介护对象本人的身体状况选择在洗面台进行或是擦拭介护等，一边沟通一边选择介护的手段和方法。仪容整理包含发型整理和外表整理。发型整理：整理睡觉时弄乱的头发。外表整理：剃须，涂抹化妆水，化妆等。仪容整理不仅能保持清洁，还可以提高介护对象的生活积极性，对其身体状况产生积极影响。外貌自信有助于人积极生活，所以越来越多的介护机构开始注重化妆。若介护对象能自行完成，则尽量让其自行整理仪容。

8. 更衣　从睡衣换成日常穿着等，即使没有外出计划，也要尽可能地协助介护对象在白天换上日常衣物，有利于介护对象保持一天的生活节奏。通过挑选适合的衣物，可以唤醒介护对象的季节感，表达个性。

9. 起床服药管理　以骨质疏松症的服药管理为例：①起床时服用，因为进食可能会影响药物的吸收，此外，Ca、Mg 等矿物质会影响药物吸收，所以服药时，应尽量避免使用含 Ca、Mg 高的硬水送药；②服药时应足量饮水，否则药物长时间停留在食管可能导致食管溃疡或食管炎；③服药后 30 分钟内禁止饮食，以免出现吸收障碍；④服药后 30 分钟内避免卧床，避免药物停滞在消化道，引发炎症。

10. 口腔体操 日常生活中很少有人做口腔体操，其实口腔体操可以提高人们早上日常生活的活动性和可动性，还能促进口腔唾液的分泌、预防误吸，促进安全进食。

11. 其他 根据介护对象的不同需求、意愿和生活方式提供不同的介护服务，如配送早报、调节室内温度、更换导管等。

做完晨间介护后，就可以着手就餐准备了。先帮助介护对象摄入一定量的饮用水，以补充睡觉时流失的水分，然后将介护对象引导至餐桌前，为其提供早餐。一天的开始至关重要，晨间介护中包含许多因人而异的内容。因此，要注重介护对象的个性，协助其充满活力地开启新的一天。

二、睡眠与晚间介护

（一）睡眠相关知识

睡眠的目的是让身心获得休息。根据当天的活动时间和疲劳程度，人体内的生物钟会帮我们设定睡眠时间。如果白天午睡时间过长，晚上必要的睡眠时间就会变短。根据深度和特征，睡眠大致可以分为两种类型。①快速眼动睡眠：在此睡眠中，人的大脑处于活跃状态，眼球在眼睑下不停摆动，做梦一般发生于该状态。此时，四肢的肌肉处于休息状态，使不上力气。所以，对于健康的人来说，虽然其在梦境中会有各种动作，但实际上四肢并不会做出和梦里一样的动作。②非快速眼动睡眠：快速眼动睡眠以外的相对较深的睡眠状态。此时，肌肉活动相对活跃，但大脑处于休息状态，呼吸和心率都很平稳。由于此状态下人的睡眠比较深，故不太可能被轻微的噪声或轻度的晃动惊醒，即使被强制叫醒，人也不会立即清醒过来，可能会表现得迷迷糊糊。

以上两种状态在人的整个睡眠过程中交替出现：从非快速眼动睡眠开始，很快进入深度睡眠。入睡 1 小时左右后，睡眠逐渐变浅，变为快速眼动睡眠。之后，又会变为非快速眼动睡眠，进入深度睡眠，之后睡眠又再次变浅，进入快速眼动睡眠。一个周期大约是 90 分钟，一个晚上会进行 3～5 个周期。

（二）高龄者的睡眠特征

睡眠会随着年龄的增长而发生变化。随着年龄增加，体内的生物钟发生变化，控制睡眠的体温和激素分泌等生物节律提前，使得高龄者与年轻人相比更容易出现早睡早起的倾向，且其非快速眼动睡眠时间减少，快速眼动睡眠时间增加。总体上来说，高龄者睡眠偏浅，在睡眠过程中容易醒来，可以通过改变环境等介护措施缓解因年龄增长带来的变化。

（三）睡眠障碍

1. 类型 高龄者的睡眠障碍通常包括三种类型，分别是入睡障碍性失眠、保持睡眠障碍性失眠和终末性失眠。

（1）入睡障碍性失眠：从上床到入睡，需要 1 小时以上的时间。原因有生物钟紊乱、心事过重、压力等。

（2）保持睡眠障碍性失眠：由于尿频、心事过重、睡眠浅没有熟睡感等原因，导致睡眠过程中多次醒来，并且难以马上再次入眠。

（3）终末性失眠：因晚上睡得太早、高龄者自然的睡眠节奏、抑郁症等原因，导致早上过早醒来并且不能再次入眠的状态。

2. 观察和记录 如果怀疑介护对象患有睡眠障碍，可以立即去看医生。不过在此之前，可以先进行观察并记录平时的睡眠模式，以便于获得针对性的帮助和治疗。

（1）确认介护对象在夜间有没有异常举动：身体状况恶化、癫痫、谵妄、药物的副作用等都是可能原因，所以要仔细观察症状，记录本人表达的内容和原有疾病。

（2）晚上睡得好，早上起不来：这可能是由药物影响，或睡眠变浅、睡眠时间变得零碎造成的。应注意记录给药时间和随后的睡眠状态，并确保对用药进行适当的调整。同时，要观察并记录是否有睡眠呼吸暂停综合征和其他症状（鼾声大，呼吸暂停）。

（3）昼夜颠倒：如果白天外出和活动较少，晚上对睡眠的需求会减少，容易发生昼夜颠倒的现象。为了更好地了解睡眠周期，应该对白天的活动和夜间的睡眠状况进行连续、不间断的记录。

（四）晚间介护

1. 概念　晚间介护是为了确保介护对象能舒适地就寝，从傍晚到睡觉前提供的护理，包括整理床铺、辅助如厕和洗漱、帮助介护对象更换睡衣，以及根据需要进行洗澡和泡脚等。

2. 具体方法　调整睡眠环境，环境的调整对于辅助睡眠非常重要。

（1）声音：提供一个安静的环境是毋庸置疑的，但另一方面，播放令人愉快的音乐也可以帮助介护对象入睡。在选择音乐时，可以和介护对象商量，选择符合其喜好的音乐类型。

（2）光线：作为人体内重要的睡眠诱导激素，褪黑素需要感知黑暗后才会分泌，灯光过亮会导致褪黑素难以分泌。因此，应在睡前 1 ~ 2 小时关闭明亮的灯光。另外，白天晒太阳也能促进褪黑素的分泌。

（3）温湿度：尽量保证夏季室温在 25 ~ 27 ℃，冬季室温在 18 ~ 23 ℃，房间湿度维持 50% ~ 60%。如果使用空调，应避免介护对象直接对着空调出风口；如果使用取暖工具，注意预防烫伤的发生。

3. 就寝介护

（1）寝具：由于人在睡觉的时候也会流汗，床单上会积累很多皮肤的污渍和汗液，最好一周洗一次床单、被罩和枕套，然后放在太阳下晒干。干净的寝具不仅有助于舒适地睡眠，也可以防止传染病和皮肤的相关疾病。

（2）衣物：睡觉用的衣物应该是吸湿性、透气性好的，且不会妨碍翻身等活动。睡觉前换上睡衣，让介护对象感觉生活节奏张弛有度。

（3）口腔护理：睡前刷牙不仅能防止蛀牙，也可以消除口腔内的细菌，可有效预防吸入性肺炎等疾病。另外，口腔的清洁和清新感可以带来安稳的睡眠。

（4）排泄：许多高龄者因为如厕次数多而感到焦虑，导致难以入睡，或者在晚上醒来如厕之后难以再次入睡。因此，睡前引导他们如厕和换尿不湿可以尽可能地帮助他们获得更舒适的睡眠。

（5）服用催眠药：如果介护对象被医生要求服用催眠药的话，请帮助他们在睡前服用，密切注意服药后的入睡状态，以及任何因副作用引起的头晕症状，并加以记录。催眠药常见的副作用有注意力、运动功能的下降，困倦，走路不稳，头痛及无力感等。

（6）压力性损伤的预防：长时间保持同一卧床姿势会导致压力性损伤的发生，并且很难痊愈，会降低介护对象的生活质量。因此，介护人员需每 2 ~ 3 小时帮助介护对象换一次姿势，检查其尿垫情况，如果需要，考虑使用保湿剂和皮肤保护剂。

三、就寝所需的辅助用具

对于身体功能较差的人，有专门的特殊护理床等，接下来介绍特殊护理床的特点及注意事项。

1. 特点　一般家庭中的床不能把介护对象的下半身或上半身单独抬起来，且不能移动。但是，特殊护理床是具有各种特殊功能的床，其床头部位即靠背可以通过床尾部的一个手动把手抬起来，现在很多医院都采用电动的方式抬高床头，如图 5-4-1 所示。

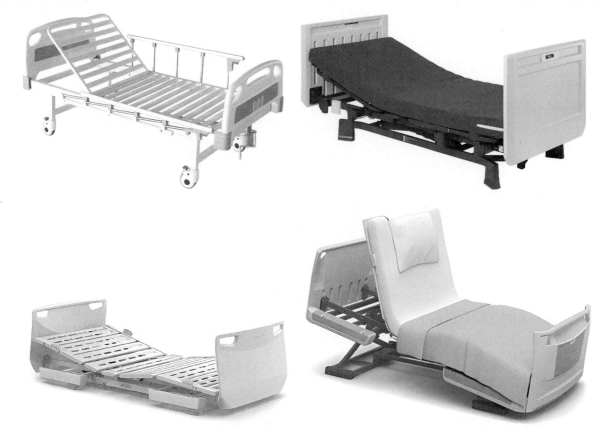

图 5-4-1 常见的特殊护理床

（1）抬高背部：通过电机将床抬起，帮助介护对象完成起床的动作。无法保持坐姿的介护对象可以通过抬起上半身来完成读书、吃饭等活动，也可以方便地完成下床的动作。卧床介护对象如果还有握力，可以自己拿起遥控器进行抬高床头的操作，且在操作之前务必检查介护对象的手没有伸到栏杆外，防止床抬起时夹住手，如图 5-4-2。

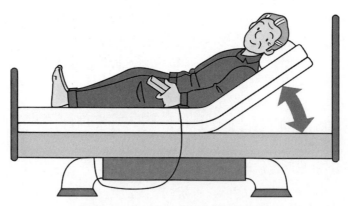

图 5-4-2 特殊护理床的抬高背部功能

（2）调整高度：可根据实际情况通过电机灵活调整床的高度。当介护对象需要从床上转移到别处时，可以将床调整到合适的高度。例如，如果介护对象需要脚掌着地，可以将床高调整至 35cm 左右，如图 5-4-3。为了使介护人员不用过分弯腰，可以在介护过程中将床高调整为 60cm 左右，此时，介护对象也容易站起来。遥控器可以记录每次活动设置的高度，方便数据的共享。

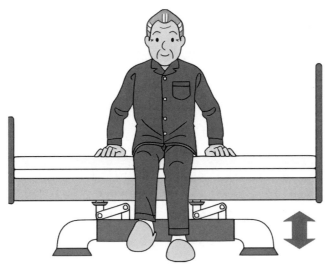

图 5-4-3　特殊护理床的调节高度功能

（3）抬高膝关节：特殊护理床还可以分别进行抬高背部和膝关节的操作。不仅可以调整为介护对象喜欢的姿势，也可以调整为有助于减少其下肢水肿的姿势。记住要先调整下肢高度，再调整靠背位置，以防介护对象身体下滑，如图5-4-4。最好让介护对象本人操作，调整成自己最舒服的角度。

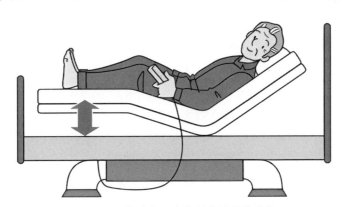

图 5-4-4　特殊护理床的抬高膝关节功能

（4）遥控器功能：通过遥控器可以对床的多种功能进行调整。

2. 注意事项　需要注意的是，只有介护等级在"要介护2"以上的介护对象才能租借此类型的床。该等级的介护对象表现为难以独立行走，介护水平分级见表5-4-1。

表 5-4-1　介护水平分级

要支援 1	日常生活中不需要介护 需要必要的支持以预防发展为需要介护状态
要支援 2	虽然不需要介护，但在日常生活中需要支持 有功能改善的可能性
要介护 1	难以稳定地步行 日常的排泄和洗浴等需要一定的介护
要介护 2	难以独立行走 排泄和洗浴等部分活动或全部需要介护
要介护 3	无法独立行走 排泄、洗浴、穿脱衣服全部需要介护

续表

要介护4	认定为生活自理水平低下 排泄、洗浴、穿脱衣服等日常生活各方面都需要介护
要介护5	难以进行交流 日常生活各方面都需要介护

关于特殊护理床在房间中摆放的位置，可以按如下标准（图5-4-5）：将黑色边框视为房间大小，首先要注意床和墙壁的距离，介护人员需要在床旁进行护理，所以，靠近墙的一侧最好能留出一个人可进入的距离，大概30cm。其次，常用的特殊护理床一般既能调整角度又能调整高度，为了方便调整高度，床头和床尾应与墙壁相隔15cm以上。另外，介护对象如果想从轮椅上转移到床上，需要将轮椅与床呈45°角，从对着床头的方向移动。对于无法自己从轮椅上转移到床上的介护对象，一般都需要介护人员辅助。因此，为了让介护人员能够更好地进行介护，最好要留出1m以上的距离。

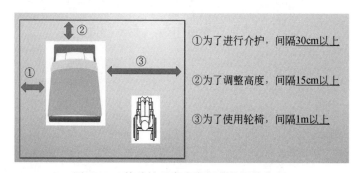

① 为了进行介护，间隔30cm以上

② 为了调整高度，间隔15cm以上

③ 为了使用轮椅，间隔1m以上

图5-4-5　特殊护理床在房间中的摆放位置

3. 配套用品的类型和特点

（1）床上用桌：可以通过手柄调整可升降桌子的高度。

（2）移位板：用于辅助介护对象从床上转移至轮椅，其后面的防滑扣可预防移位板滑脱。

（3）防护栏：固定的护栏可以弯折，但是不能移动。按下护栏上的按钮可以解除固定模式，以改变护栏的角度。例如，调整为容易站起来的角度，或是朝着走路的方向调整。防护栏一般较为坚固，即使介护对象把身体重量都压在上面，也可以安全地站起来，见图5-4-6。

（4）体位变换器：辅助介护对象根据需要改变体位，见图5-4-7。

（5）床垫：可以选择预防压力性损伤的专用床垫，见图5-4-8。压力性损伤是由于人体一直保持同一个姿势，体重一直压迫床垫等物品，压迫处的皮肤变得脆弱，最终会引起压力性损伤。

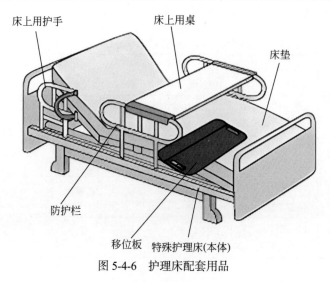

床上用护手　　　床上用桌

床垫

防护栏

移位板　特殊护理床(本体)

图5-4-6　护理床配套用品

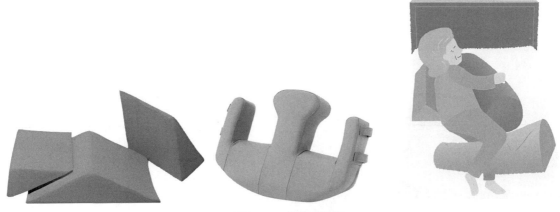

图 5-4-7　体位变换器

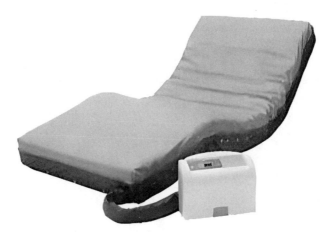

图 5-4-8　预防压力性损伤专用床垫

1）可以通过 OH 指数判断是否容易生压力性损伤，见图 5-4-9。

2）可以根据评分情况选择普通床垫和特殊床垫，见表 5-4-2。

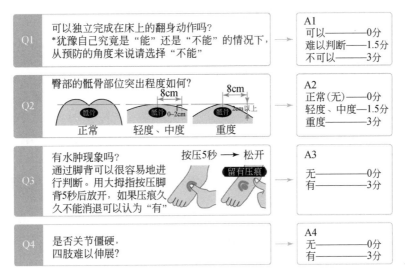

图 5-4-9　OH 指数评分

表 5-4-2 床垫选择标准

总分	容易患压力性损伤的程度	床垫选择标准
7 ~ 10分	非常容易	体压分散型床垫（自身厚度10cm以上），电脑控制型充气床垫
4 ~ 6分	容易	体压分散型床垫（自身厚度10cm以上）
1 ~ 3分	有些容易	体压分散型床垫（自身厚度10cm以下）
0分	不容易	普通床垫

四、更衣

协助介护对象更换清洁的衣服，以满足其舒适的需求，也是一项重要的介护操作。

（一）着装的目的、意义和基础

1. 着装的意义和目的 大致有五点：①保护自己的身体、维持健康；②营造生活节奏；③在社会中与他人建立良好的关系；④发现生活的乐趣，提升日常生活质量；⑤表现个性、保持自尊。

2. 着装的基础 穿衣服对于正常人是没有任何困难的，但是对于因为某些原因需要介护的对象来说则会有不少麻烦，会有介护对象因为自己无法完成穿衣的动作而感到困惑、焦虑，丧失自信变得失落。介护人员必须牢记一点：仪容整理缺乏独立性并没有削弱一个人的价值或尊严。当一个人不再能够按照其意愿进行一系列行动时，就需要介护。能自行完成的部分就交给介护对象完成，不能自行完成的部分则提供介护。通过介护可以获得更多乐趣和高质量的生活，在着装介护方面，最重要的是介护对象要有能动性。着装是高度个性化的，在长期的生活方式中形成的，可以展现一个人的个性。在发型和服装的颜色搭配等方面，尊重介护对象的价值观和审美观。整洁的外表可以帮助介护对象拥有更积极的心态，并促进社会参与。

（二）服装的作用、选择

1. 作用 ①调节体温：保护身体免受自然环境的影响，如寒冷、高温、干燥等，以保持恒定的体温。②保护皮肤和卫生的功能：衣服可以防止外部的物理和化学刺激，如灰尘、细菌、害虫、高温、阳光、药品等对皮肤的损伤，还可以通过吸收汗水、皮脂等分泌物保持皮肤清洁。③保持舒适的生活：穿着适合日常生活的服装可以提高舒适感。例如，做家务时，穿着干净的短袖；休息时，可以选择有弹性、宽松的衣服。④表达个性和适应社会生活：从根本上说，着装关系到自我个性的表达，可以通过穿着与个性、身体状况、所属群体和习俗相适应的衣服充实内心和生活。

2. 选择着装的注意点 在了解着装的作用和目的后，还需要注意尽量选择既能保证生活便利，又能满足介护对象喜好和需求的衣服。①吸湿性和透气性好的材料：棉料透气性好，吸湿性强，适用于日常便服和内衣。丝绸和亚麻的透气性和吸湿性虽然也很好，但是由于成本较高，适用于时尚服装。②对皮肤刺激性小的材料：老年人由于皮脂和汗液量减少，皮肤比较干燥，衣服在与皮肤直接接触的过程中，一些面料会带来刺激性和瘙痒感。③伸缩性强的功能性材料：选择具有弹性的功能性材料，避免限制身体的活动。④合身的尺寸：袖长、衣长和裤长尺寸需要合适，否则可能妨碍身体活动，引发跌倒。⑤易于穿脱的鞋子：选择低跟、深脚背、有松紧带或魔术贴、尺寸合适、易于穿脱的鞋子。⑥表达个性和价值观：介护人员可以推荐和介绍易于穿着和移动的衣服、鞋子等，但在颜色和设计上应尊重介护对象的喜好，尽量选择、采纳包含介护对象喜好要素的衣物，不能把自身喜好强加给介护对象。

从适合身体状况的角度来选择衣服时，可以从以下几方面考虑：①身体功能下降，由于衰老和疾病的后遗症，老年人患有瘫痪或痉挛，身体也随之变化，此时选择宽大、有弹性的袖口和领子，更易于老年人自行穿脱衣物。②漏尿、失禁：选择适合介护对象病情的内裤、尿垫和尿不湿，并协助他们购买内裤，要避免阻碍介护对象自立性的行为。③痴呆症：部分介护对象由于失去季节感和时间感，会出现一年四季都穿相同衣服的情况。因此，有必要在换季的时候，帮助介护对象保管衣服和配件，介助更衣。

（三）更衣介护

1. 更换裤子的介护　坐着穿脱裤子时，介护对象的重心发生改变，容易失去平衡。因此，可以让介护对象握住床边的栏杆等物品，或让其躺着更衣，以防介护对象摔倒。以下是具体的实践操作。

（1）脱裤子：让介护对象以平稳的姿势坐在椅子或床上，高度以介护对象的脚能够完全着地为宜，介护人员站在介护对象患侧。帮助介护对象将裤子脱至膝盖位置：对于只能处于坐位的介护对象，用手解开裤子的腰带后，让介护对象慢慢地左右挪动臀部，将裤子脱至膝盖位置。如果是可以站立的介护对象，可以让介护对象站起来，方便介护人员更快地将裤子脱至膝盖位置。先将健侧的裤子脱下：帮助介护对象先将健侧的裤子脱至脚踝下，并将健侧的脚从裤子中抽出。如果是可以向前弯腰的介护对象，可以让介护对象自己来做。再将患侧的裤子脱下：在帮助介护对象将患侧脚从裤子抽出来的过程中，可以让介护对象用健侧的手轻轻将患侧的腿抬起。

（2）穿裤子：让介护对象坐在椅子或床上：坐的高度以介护对象的脚能够完全着地为宜。介护人员站在介护对象的患侧。先穿患侧：将要穿的一侧裤腿卷起来套在介护人员的手臂上后，用同侧的手轻轻抬起介护对象患侧的脚，另一只手将裤腿套住介护对象的脚，穿过裤腿。再穿健侧：用同样的方法将裤腿穿过健侧的脚。提起裤子：让介护对象用健侧手提起裤子至臀部，再慢慢地左右挪动臀部，一点点地将裤子提起。如果介护对象能够站立，可以辅助其站起，让其自行用健侧手提起裤子。将裤子提到腰部，整理裤子的褶皱，可以让站着的介护对象慢慢坐下整理。

2. 更换上衣的介护

（1）更换上衣介护的注意事项

1）调整房间温度：保持室温在 23 ～ 25℃。因为更衣时会露出大面积的皮肤，身体会感觉到寒冷，所以一定要将室内温度调整至适宜的温度。

2）预防跌倒（落）：更衣时，可以让介护对象坐在椅子或床上。在此过程中，要保持介护对象的身体平衡，对于身体摇晃、严重不稳的介护对象，需要两名介护人员进行介护。

3）观察皮肤状态：帮助介护对象穿、脱衣时，要一并检查皮肤的状态，具体包含皮肤的干燥程度，有无伤口或瘢痕、压疮状态等，及早发现危险因素，以实现早期治疗。

4）慎重触碰瘫痪 / 痉挛部位：当介护对象身体有瘫痪 / 痉挛等导致关节活动度变差时，应注意避免用力抓拽患部，以免伤害介护对象，谨记轻轻支撑，耐心认真地实施介护措施。

5）保护隐私和尊严：在更衣时，为避免介护对象因被他人看到或触到身体而感到羞耻，必要时可请同性介护人员对其实施更衣介护。

6）只针对介护对象无法完成的部分实施介护：为了维持介护对象的身体功能，除了对完全卧床不起的介护对象实施完全介护外，其余介护对象需采取部分介护的方式，即让介护对象做力所能及的事情，双方保持交流，介护人员根据每日的变化实施适当的介护。

（2）更换上衣介护的要点

1）选择易穿脱的衣服：综合介护对象的个人喜好和便于介护的原则选择易穿脱的衣服，推荐有伸缩性的衣服。

2）"穿患脱健"：指"从患侧穿、从健侧脱"，即穿衣服时从患侧开始，脱衣服时从健侧开始，这是为一侧瘫痪介护对象更衣的基本准则，以便顺利地穿脱衣服。

3）勤于说明：对需要部分介护的介护对象，每一个动作都要打招呼说明，如"稍微弯膝盖吧""要拉袖子穿过手臂了"等去引导对方配合动作。对需要完全介护的介护对象更需要说明每一步的动作步骤。不打招呼就辅助移动介护对象的身体会给他们带来不安感。为了介护安全，也要一边说明，一边进行介护。

（3）更换上衣介护的实践操作：根据介护要点实施介护，并鼓励介护对象做其力所能及的事情，并遵循"从患侧穿，从健侧脱"的原则。

1）套头的上衣：先辅助介护对象将痉挛或疼痛的手臂穿过袖子，并尽量穿到肩部，这样使之后的动作会更方便；将一侧手臂穿过袖子后，让介护对象稍微将头前倾，展开上衣的脖领处，辅助介护对象将头穿过衣领；然后再让另一侧手臂穿过袖子；单手支撑介护对象胸部，使其处于前倾姿势后，将其背部衣服放下，最后整理介护对象前面及下摆、手腕周围的衣服，具体过程见图5-4-10。

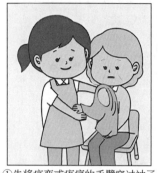
①先将痉挛或疼痛的手臂穿过袖子

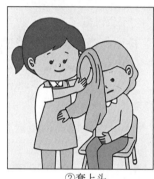
②套上头

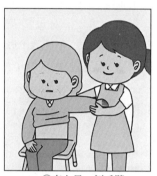
③套上另一侧手臂

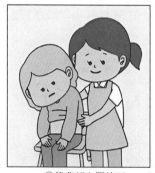
④将背部衣服放下

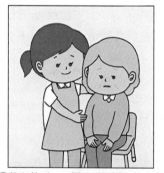
⑤整理前面、下摆及手腕周围的衣服

图 5-4-10　更换套头上衣的介护

2）前开的衬衫或针织衫：先辅助介护对象将痉挛或疼痛的手臂穿过袖子，并穿到肩部，以方便后续动作；用一只手支撑介护对象的上半身，将另一只袖子转到介护对象的另一侧，穿过另一侧手臂；支撑处于前倾姿态的介护对象并将背部的衣服放下，整理衣服后结束，见图5-4-11。

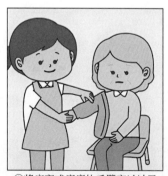
①将痉挛或疼痛的手臂穿过袖子

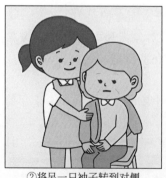
②将另一只袖子转到对侧

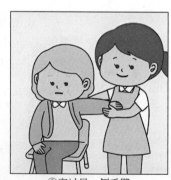
③穿过另一侧手臂

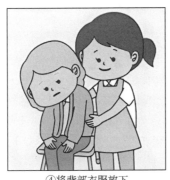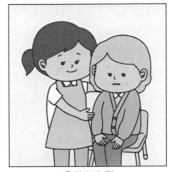

④将背部衣服放下　　　　　　⑤整理衣服

图 5-4-11　更换前开的衬衫或针织衫的介护

（四）与更衣介护有关的辅助用具

辅助用具是指让残障人士能够自己更衣的工具。此类工具的使用可以最大限度地保护介护对象的自尊心和尊严，见图 5-4-12。

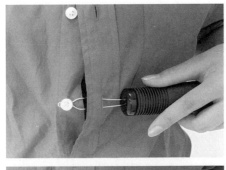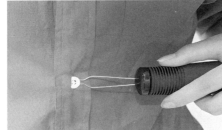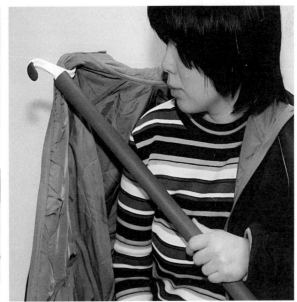

图 5-4-12　更衣介护相关的辅助用具

五、内服药管理

药物护理是重要的介护内容之一。内服药物有很多种类，其作用、服用时间和药量都是因人而异的。在服药介护中一定要正确遵守"6R"原则，了解与药物相克的饮食，知晓使用催眠药的注意事项，为了守护介护对象的安全，一定要谨慎！

（一）内服药的种类和服药时间

即使是一粒内服药也会给介护对象的身体带来巨大的变化，介护人员一定要注意不能出现错误配药的问题，切实守护介护对象的安全和健康。以日本为例，当出现以下情况时介护人员无法进行用药护理：老年人的病情不稳定时，如发生腹泻、恶心、呕吐或生命体征变化等；当医生或护士需要监测药物副作用的发生风险，并调整药物剂量时；介护对象有误吸的风险等。面对上述情况时，一定要向医生或护士报告，让其应对处理。如果介护人员自行判断或决断，不仅会损害介护对象的身体健康，其自身也可能有被追究责任的风险。因此，介护人员不要随便做判断或自行决断，各工作人员的职责不同，特殊情况下必须咨询医生或护士。此外，介护对象的状态发生变化时，如果已提前咨询了平时就诊的医生或护士，可以减少事故发生的风险，所以一定要及时地报告、联络和咨询。例如：对于经常发热的介护对象，医生可能会建议当介护对象的体温达到38.5℃以上时，可以给予某种内服的退热药，一天3次、一次两片等。事先确认好这些事宜，有利于在介护对象发生突发状况时，从容恰当地应对。表5-4-3为医嘱中常见的服药时间。

表 5-4-3　常见的服药时间

服药时间	具体时间
饭前	吃饭前约30分钟内服药
饭前即刻	服药后马上吃饭
饭后即刻	服完饭后马上服药
饭后	吃完饭约30分钟内服药
饭间	在两顿饭之间服药，在上一顿饭吃完2小时左右服药
起床时	早上起床后马上服药
就寝前	睡觉前30分钟服药，某些催眠药需要在睡觉前即刻服
顿服（一次性服下）	高热或有强烈疼痛感时，为了抑制当下的症状而服药。症状出现的时候再服药

（二）服药的"6R"原则

一定要在医生的指示下，遵守以下6条原则，见表5-4-4，不能根据自己的判断就改变服药时间、方法、用量、目的、种类或者服药对象，以避免错误服药。

表 5-4-4　服药的"6R"原则

原则	具体内容
正确的患者（right patient）	确认没有弄混同名、同姓、名字相似的患者
正确的药物（right drug）	注意名称相似、剂型相似的药物。另外，即使药物的名称相同，药物浓度也有可能不同
正确的目的（right purpose）	要清楚地理解服用这种药的目的是什么
正确的药量（right dose）	要确认药物的单位（g、mg、ml、mEq、U、IU等），即使是同一种药剂，一片、一安瓿、一瓶的药物量也有可能不同
正确的方法（right route）	给药方法不同，药效也会不同
正确的时间（right time）	确认是否是指示的日期或星期

（三）与药物拮抗的饮食

有些饮食会妨碍药物本来的作用，所以要向药剂师、营养师、医生、护士咨询，共同探讨饮食内容。

1. 维生素 K　对抗凝血药有拮抗作用，阻碍或削弱抗凝血药有效成分的发挥。抗凝血药是防止血液凝固、血栓形成的药物，会使血流变得通畅，但维生素 K 会削弱这一作用。因此，在服用抗凝血药，预防、治疗脑梗死期间，应避免食用含有大量维生素 K 的食物。富含维生素 K 的食物包括西蓝花、菠菜、纳豆、裙带菜、海苔等。

2. 咖啡　会影响口香糖形态的戒烟辅助药物效果的发挥。因此，使用口香糖形态的戒烟辅助药物期间最好不要喝咖啡，以及可乐、蔬菜汁、果汁等类似物。

3. 牛奶　会给多种药物带来影响。例如，某些抗生素和牛奶一起服用，会使消化道对药物的吸收变差。有数据显示，与喝水相比，服药时喝牛奶，血药浓度会降低 50% 左右，药物的效果将无法充分发挥。此外，某些便秘药、肠胃用药与牛奶一起服用时，药物会在胃里溶解，可能会引发胃部不适、恶心等副作用。因此，服用抗生素、便秘药及肠胃药时，应避免喝牛奶。

4. 葡萄柚（汁）　和钙通道阻滞剂类抗高血压药一起服用时，容易导致血压过度下降。因为葡萄柚的成分中存在妨碍钙通道阻滞剂在体内代谢、分解的物质，这导致药物被吸收到血液中的有效成分的量增加。因此，如果药物说明书中指明此药物不能和葡萄柚（汁）一起服用，一定要遵守这些注意事项。

（四）催眠药的使用

经常有介护对象声称自己睡不着，但实际上夜间会睡得很香。因此，首先应客观地确认他是否真的睡不着。如果他能睡着，但声称自己睡不着，就要询问对方是否有精神上的不安感等，并寻找使介护对象拥有良好睡眠的方法。

1. 掌握睡眠状况　现实生活中可以根据以下开放式问题了解介护对象目前的睡眠情况：几点左右开始觉得困？几点左右醒来的？从准备入睡到实际睡着花了多长时间？白天午睡了多久？睡不着的时候是否服用了药物（即使是不常用的药物）？睡不着时是否尝试过某些方法？是否使用了药物来控制高血压？夜间是否会醒来？去过几次厕所？早上醒来时是否感觉神清气爽，或有无熟睡感？

2. 寻找失眠的原因　通过睡眠状况和白天的活动量等了解生活规律是很重要的。介护对象答不出来时，可以询问其家人。如果介护对象一个人住，可以从相关人员那里收集信息。常见的失眠原因见表 5-4-5。

表 5-4-5　常见的失眠原因

类型	原因
身体原因	中枢神经系统疾病、疼痛、尿频、皮炎、慢性阻塞性肺疾病、高血压、糖尿病、甲状腺功能亢进
环境原因	睡眠环境不舒适
心理原因	精神压力大、不安、抑郁
精神医学原因	抑郁症、躁狂抑郁症、痴呆症
药理学原因	酒精、咖啡因、抗抑郁药、类固醇制剂

3. 寻找非药物干预方式　入睡时最重要的是让身心放松。因此，在使用催眠药之前有必要尝试一下各种使身心放松的方法，以促进睡眠。例如，轻轻按摩介护对象感到舒服的部位，或者进行肌肉放松疗法和芳香疗法；可用热水浴的方式助眠，水温以 41℃ 左右为宜；睡前做 20 分钟左右的足浴可以让副交感神经更加活跃，从而达到更容易入睡的效果。

4. 催眠药的使用　主要针对没有明显原因的失眠。催眠药有很多种类，需要及时向医生、护士汇报介护对象的睡眠状况，以调整药物种类和剂量，当不需要催眠药时，要迅速减量或终止服用。由于催眠药会产生注意力、运动功能下降，困倦，头晕，头痛，倦怠感、虚弱感等副作用，故在使用催眠药时，要恰当使用并注意其副作用。

（五）服药护理的重点

1. 服用药物时的体位　如果在床上服药，可以借助可调节靠背的功能，把床的靠背角度调整为 30°～90°，或者取侧卧位。保持平卧位可能会导致水分进入气管或肺部，引起误吸。若情况允许，最好在介护对象身体竖直的状态下进行介护，如让介护对象移乘到椅子或轮椅上，使其双脚完全踩住地面，保持前倾及收紧下颌的姿势，使吞咽更顺畅，从而防止误吸的发生。

2. 水的选择 相关研究表明，温水能让服药变得更容易。但是，如果有介护对象极其抗拒温水，用茶水也可以。用茶水服药时，最好选用咖啡因含量少的大麦茶或玄米茶。另外，用果汁服药可能会使药物效果减半或者引起副作用等，故应避免。

3. 药品的种类和数量 如果服用的药品种类很多，服药时间和数量可能出现变化，会增加药物管理的难度。为了避免发生错误服药的情况，介护人员应该仔细确认好药品的种类和数量，再让介护对象正确地服用。服错药和忘服药都称为"误服药"。为了防止误服药的发生，可以将介护对象一次需要吃的药"一包化"，或者使用服药盒。

药品种类很多的时候，可以提前把一次要吃的药都装在一个袋子里，这样既能减少从包装盒中取药的麻烦，还能降低误服药的发生概率。若有常驻的护士，可以请护士帮忙将药物配成一包。

使用服药日历或服药盒也可以有效防止误服药。服药日历就像日历一样，为写有日期的透明挂式储物袋。服药盒是一个内部被分好区的盒子，可以按照所服药品的日期和时间进行区分、整理。这样吃药时间变得一目了然，从而达到防止忘吃药的目的。如果哪天不用吃药，可以把写着"不吃药"的纸或卡片放在当天的格子里，这样比较好分辨。

4. 吞咽确认 经常会有介护对象虽然将药放进了嘴里，但是咽不下去，留在嘴里，之后可能会忘记嘴里还有药而发生误吸，或直接把药吐出去等情况。因此，介护人员需要请介护对象张开嘴，确认是否确实将药咽下去了。另外，造成吞咽不下去的原因很有可能是已经发生了吞咽障碍，需要咨询医生或护士。

5. 预防取错药品 一定要确认介护对象的姓名和药袋上的姓名是一致的，注意不要错拿其他介护对象的药。同时负责多名介护对象时，要有意识地一次只处理一个人的药袋，尽量减少差错发生的概率。

6. 观察服药后的变化 老年人服药之后可能会出现副作用，所以应观察其身体有没有发生变化。如果身体出现了变化，先让其保持安定，之后可以采取向熟悉老年人病情的医生或护士报告等应对措施。

7. 服用药片、胶囊、粉状药、颗粒药等药物的重点 ①服用药片或胶囊时，要一粒一粒地把药物放在介护对象舌头上；②服用的粉状药和颗粒药药量很大的时候，或者介护对象吞咽能力很弱的时候，可以把药包在糯米纸里分次服用，另外，还可以包在"服用果冻"的服药专用果冻里，也可以让服药变得更容易；③舌下片剂是需要唾液溶解才能被吸收的药，故不能嚼碎或者直接咽下去；④如果是液体药剂，要先摇匀药物后，再倒入杯子里服用，或者一点点地吸着服用。

（六）痴呆症患者的服药护理

患有痴呆症的介护对象经常会出现"忘记""拒绝"等症状，不仅会影响其日常生活，也会影响服药，所以一定要充分理解以下注意事项。

1. 忘记已经吃过药 当介护对象忘记自己吃过药时，介护人员不能说"你已经吃过药了"这类话语，如果这样否定他，可能会起到反作用，让他生气。介护对象会觉得自己认定的事就是事实，所以要顺着他，并表示理解。作为应对措施，可以拿弹珠汽水或者营养补充制剂等，或外形和药片非常相似，且对治疗没有影响的"安慰剂"给他吃，或者把话题从服药引到介护对象感兴趣的其他事情上等。

2. 拒绝服药 如果介护对象因为不喜欢药的味道而拒绝服药，可以给他换成胶囊或者换成儿童用的糖浆。有些痴呆症患者会认定自己没有病，或者认为药里面被下了毒，感到不安而拒绝服药，这种情况下可以提前准备好弹珠汽水、营养补充制剂等和患者的药非常相似的疑似药，当介护对象服药时，介护人员陪他一起服，以利于患者安心服药。但是，如果介护对象还是一直拒绝，可以在医生的判断和指示下，把药混在食物里让介护对象服用，但这只限于必须服药的情况。总之，不要自己去处理应对，和其他工作人员、医生、护士及介护对象的家人一起互相配合也是很重要的。

（七）用药介护的步骤

用药介护要按照下面的流程进行。

1. 用药前准备　询问介护对象的状态，确认其体位是否会导致误吸。

2. 拿药　将事先放在服药日历或服药盒里的、介护对象的药物及温水拿到介护对象的身边。

3. 确认药品上的名字和介护对象本人一致　例如，告知介护对象，"××先生/女士，我把中午要吃的药拿来了"等。对于能报出自己名字的介护对象，可以让其自报全名，如"不好意思，为了再次确认，能告诉我您的全名吗"。

4. 介护对象和介护人员双重检查药物

5. 介护人员关注介护对象服药状态　将药交给介护对象本人，在身边观察陪伴即可。对于有障碍的介护对象，需要帮助他把药放进嘴里。

6. 一般让介护对象用温水服药　但是，如果介护对象平时容易呛到，可以用增加了黏稠剂的温水服药。

7. 服完药后　请介护对象张开嘴，确认其是否将药物服下。

8. 在记录表上做好记号　以防忘记已经吃过药。

随着年龄的增长，老年人一次服用多种药物的情况会增加，故部分老年人需要接受用药介护。药物容易对身体造成影响，攸关老年人的性命，所以从把药拿给介护对象开始，到仔细地确认其已经把药服下去，再到仔细观察其服药后状态，都需要集中精神、认真对待。

（李小雪　李　凯）

第六章　老年人的进食与营养

正常的进食对于促进老年人的身体健康和疾病的康复至关重要，本章将介绍与进食、老年人营养相关的概念、机制、存在的问题及介护的方法。

第一节　吞咽与吞咽障碍

随着年龄的增长，老年人生理功能不断衰退，同时受多种疾病的影响，易发生吞咽功能障碍，导致不良后果。掌握吞咽的机制、明确吞咽过程中的观察要点，对采取有效措施以提高介护效果，并保证介护对象安全具有重要的意义。

一、吞咽的机制

吞咽是食物经口摄入并运输到胃的一系列动作过程，神经系统在吞咽过程中起重要的支配和调节作用。

（一）吞咽过程

1. 口腔前期　识别食物并将其摄入口中的过程。此期是激发食欲、促进唾液分泌及消化器官运动的重要阶段。

2. 口腔准备期　在此期，摄入口中的食物通过咀嚼，在舌的辅助下与唾液充分混合，形成易于吞咽的食团。

3. 口腔期　将食团送入咽部的过程。在此期，味觉、触觉、温度觉均会发挥重要作用。

4. 咽期　食团通过咽部进入食管的过程。当食团被运送至舌根时，舌根处触觉感受器被激活，产生一系列动作，包括软腭抬举、咽弓缩紧、声门关闭、咽缩肌收缩、环咽肌开放等，从而使食团顺利经过咽进入食管。误吸多发生在此期。

5. 食管期　食管蠕动将食物运送至胃的过程。此时食管上括约肌防止食物逆流至咽部，食管下括约肌防止胃内食物反流。

（二）吞咽过程中的神经参与

吞咽过程需要在各吞咽器官肌肉群及神经参与的相互配合下完成，下面介绍参与吞咽过程的主要神经。

1. 口腔前期　大脑皮质的功能是进行思考与判断，嗅神经感受食物的味道，视神经从视觉上判断食物，动眼神经、滑车神经、外展神经调整眼球运动、辅助视觉判断。

2. 口腔准备期 三叉神经控制面部和口腔内的感觉，同时还控制咀嚼运动，即咬肌、颞肌、翼外肌、翼内肌等的协同运动。面神经在此期控制口腔闭合，避免食物掉出。

3. 口腔期 三叉神经起到固定下颚，促使食团顺利到达咽部的作用；面神经负责口腔闭合，避免食物掉出；舌下神经控制舌的动作。

4. 咽期 舌咽神经控制咽部感觉和软腭运动，并在吞咽反射启动过程中起到重要的作用。迷走神经控制咽喉感觉、咽部肌肉收缩及声带运动，并支配食管入口的开放，同时也参与启动吞咽反射。舌下神经与软腭闭合和舌根运动有关。

5. 食管期 迷走神经参与食管蠕动。

二、进食的姿势

老年人或有脑卒中后遗症的介护对象吞咽能力下降，易引起误吸、吸入性肺炎，甚至发生窒息，采取正确的姿势就餐可有效预防误吸发生。

1. 坐在椅子上进餐 椅子的高度以屈膝 90° 角时脚能接触地面为宜，桌子的高度以肘部呈 90° 角弯曲时，手正好可以放在桌面上为宜。这就是所谓的 90° 原则，即坐位进餐的最佳姿势（图 6-1-1）。

2. 坐在轮椅上进餐 坐在轮椅上的进餐姿势基本与坐在椅子上的进餐姿势一致。坐稳后介护对象的足跟着地，屈膝 90° 角，身体呈略前倾姿势。需要注意的是，介护对象的脚不应踩在轮椅踏板上，而应该稳稳地放到地上，脚掌着地，这样才有利于身体呈略前倾姿势进餐。如果轮椅的椅面下陷，建议帮助介护对象移步到椅子上进餐，这样会更加安全、方便。

3. 床上进餐 抬高床头 45° ～ 80° 角，调整姿势确保病床与腰部之间不留间隙。可以协助介护对象将腿部微微弯曲，膝下放置垫子以增加稳定性。颈后也可垫一软枕，起到稳定头颈的作用（图 6-1-2）。

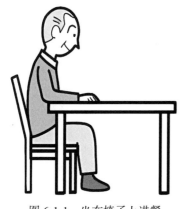

图 6-1-1 坐在椅子上进餐

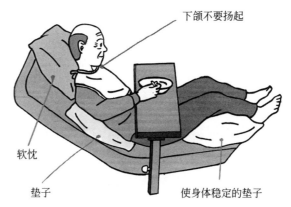

下颌不要扬起

软忱

垫子

使身体稳定的垫子

图 6-1-2 床上进餐

另外，驼背严重的介护对象进餐时可坐得靠前一些，用垫子填充后背和椅背之间的空隙，必要时在腿上垫一条厚浴巾，确保其进餐时保持面部向前、下颌收起的姿势。患有偏瘫的介护对象，身体容易向瘫痪的一侧倾斜，可将患侧上肢放在桌子上，以利于保持姿势稳定。

三、吞咽过程中的观察要点及处理措施

吞咽过程的任何一个环节出现问题都会导致进食障碍，因此介护人员需要密切观察，在明确具体问题的基础上提供有效的介护措施。

（一）口腔前期

该阶段是识别食物的重要环节，介护人员应协助介护对象看到、闻到食物，意识到进餐的需要。因此，在协助进餐前应先采用明确的语言进行说明。以下是此阶段介护对象的常见问题及介护措施。

1. 发呆　观察到该现象时，介护人员应了解介护对象是否出现了影响吞咽的因素，如意识变化、认知功能降低等。

2. 注意力不集中　该现象与介护对象注意力障碍、认知功能降低、疲劳等有关。介护措施包括延长用餐时间、提供利于专心进餐的环境。

3. 获取食物过程障碍　可能与介护对象出现视野障碍、运动障碍、脑高级功能障碍等有关。改善方法包括为其提供利于进餐的食物摆放位置，或对食物进行简单说明。

4. 难以保持稳定的坐立位　介护措施包括使用靠垫等用具调整姿势，或调节床头角度。

5. 无法将食物顺利送入口中　原因包括介护对象上肢运动障碍、感觉障碍、认知功能下降等。介护措施包括协助就餐、使用肘枕或调整上肢位置，使其处于易进食的姿势，另外还可以考虑康复训练。

6. 口干　与唾液分泌减少或张口呼吸有关。介护措施包括保持口腔湿润，在进食的同时补充水分。还可以增加食物中的水分含量，如将食物加工成流食等。

（二）口腔准备期及口腔期

此阶段应注意保持介护对象的味觉、触觉、温度觉等。在这两个时期，介护对象容易出现食物从嘴角漏出、口腔中有食物残留等现象。

1. 食物从嘴角漏出或经常流口水　原因为口唇闭合不全、面神经麻痹等。介护措施包括协助介护对象进行口唇闭合，还可以考虑由语言治疗师进行专业康复干预。

2. 言语困难　出现言语困难提示可能存在唇舌运动障碍或牙齿缺失，上述情况可导致咀嚼困难或难以将食物与唾液充分形成食团。此时可增加食物黏稠度，使其容易在口腔内形成致密的食团，还可以考虑由语言治疗师介入干预。

3. 口腔中有食物残留　这与舌的运动障碍有关，介护措施包括提供更容易凝聚成食团的食物或延长进餐时间。

（三）咽期

食团通过咽部的时间仅持续 0.5 秒左右，咽期但却是误吸的高发时期。以下是此阶段介护对象易出现的问题及相应介护措施。

1. 发声困难　原因包括呼吸功能下降及声门闭合不全。若介护对象经常出现该现象，应准备好吸引装置，做好应急预案。

2. 水或食物进入鼻腔　与腭咽闭合不全有关。改善方法包括增加液体黏度、调整体位等。

3. 感觉食物卡在喉咙　由喉上抬障碍、咽部收缩力下降、食管开口打开不充分等因素造成。介护措施包括增加食物的黏稠度、指导介护对象进行交替空吞咽、增加吞咽次数、减少一口量等。

4. 就餐时或就餐后声音沉闷、嘶哑　由于食团嵌顿在喉部或食物进入气管造成。改善方法包括指导介护对象吞咽后清一清嗓子、减少一口量、增加吞咽次数等。

5. 水分和食物入口后引起咳嗽　该现象提示发生了吞咽前误吸。介护措施包括增加食物黏稠度、提供容易凝聚成团的食物、减少一口量等。

6. 吞咽食物或饮水时呛咳　原因是发生了吞咽中或吞咽后的误吸。介护措施包括指导患者屏气吞咽和吞咽后清一清嗓子、减少一口量等。

（四）食管期

此阶段食团随食管蠕动进入胃。此时，介护对象可出现食物反流、打嗝等现象，介护人员应注意观察并给予相应的处理措施。

1. 食物或酸性液体反流至喉咙　出现该现象提示介护对象可能存在胃食管反流。为改善此症状，可指导介护对象餐后 2 小时内保持坐位。

2. 感觉食物堵在胸口　与食管动力障碍、胃食管反流有关。介护措施包括调整就餐的次数和时间，指导其餐后 2 小时内不可仰卧，也可将食物加工为柔软、利于吞咽的性状。

3. 打嗝、胃灼热感　提示胃食管反流。指导介护对象餐后 2 小时内不要仰卧，必要时就医。

四、吞咽障碍

由任何原因导致的吞咽过程受损，介护对象不能安全、有效地将食物运输到胃内均被称为吞咽障碍。吞咽障碍可导致误吸、吸入性肺炎、营养不良等并发症。

（一）吞咽障碍的分类

1. 器质性吞咽障碍　由机体组织、细胞发生不可逆转的损害而导致。病因包括食管肿瘤、外伤、手术等。

2. 运动障碍性吞咽障碍　多由神经肌肉性疾病所致，包括脑血管疾病（假性延髓性麻痹、延髓背外侧综合征等）、退行性疾病（肌萎缩侧索硬化、帕金森综合征等）、炎症（吉兰 – 巴雷综合征）、肿瘤、中毒、肌肉疾病（重症肌无力、肌营养不良）等。

3. 功能性吞咽障碍　常见因素包括吞咽时伴有疼痛（如急性咽喉炎、多发性口腔溃疡等）、痴呆症、咽部异物感、增龄等。增龄是功能性吞咽障碍的重要危险因素，与老年人唾液分泌量减少、口腔内菌群改变、咀嚼吞咽功能下降，以及高龄老年人多伴有脑功能障碍、感知觉下降有关。功能性吞咽障碍易引发吸入性肺炎。吸入性肺炎是因多种原因导致不慎将物质吸入肺内而引起的炎症。

误吸不等同于吸入性肺炎，但误吸是引起吸入性肺炎的重要原因。误吸分为显性误吸和隐性误吸，显性误吸多出现明显的呛咳症状，而隐性误吸往往不伴有呛咳。进食过程中发生的误吸通常为显性误吸，而饮食以外的因素常与隐性误吸有关，此时介护对象往往不出现明显的呛咳症状，常见原因包括唾液、咽部分泌物及残留物（痰、食物残渣等）引起的误吸，尤其需要特别关注夜间发生的唾液误吸。

吸入性肺炎的发生与误吸量、误吸物质含菌量、咳嗽反射、身体防御能力、营养状态等有关。吸入性肺炎常见症状包括咳嗽、咳痰、发热等。但部分老年人不出现以上典型症状，而仅表现为乏力、精神状态欠佳。因此，当发觉介护对象状态不佳时应给予关注，必要时就医。

（二）吞咽障碍的筛查方法

1. 反复唾液吞咽测试（repetitive saliva swallowing test，RSST）　是常用的吞咽障碍筛查方法。RSST 的具体方法：测试对象取坐姿，保持口腔环境湿润，检查者将手指置于测试对象的喉结及舌骨处，嘱其尽量快速反复吞咽，计时 30 秒。30 秒内能够进行 3 次及以上吞咽动作为正常，3 次以下则为异常。

2. 吞咽筛查量表 -10（Eating Assessment Tool-10，EAT-10）　由 10 项与吞咽障碍相关的问题组成，每项评分为 5 个等级，0 分表示无障碍，4 分表示严重障碍；评估后将各项得分求和。若总分超过 3 分，则提示可能存在吞咽障碍问题（表 6-1-1）。

表 6-1-1　吞咽筛查量表 -10

条目	无	轻度	中度	重度	严重	得分
吞咽问题已导致我的体重下降	0	1	2	3	4	
吞咽问题影响我在外就餐	0	1	2	3	4	
饮液体时费力	0	1	2	3	4	
吃固体食物费力	0	1	2	3	4	
吞药片（丸）费力	0	1	2	3	4	
吞东西时有疼痛	0	1	2	3	4	
吞咽问题影响我享用食物的乐趣	0	1	2	3	4	
吞东西时有食物卡在喉咙的感觉	0	1	2	3	4	
吃东西时会咳嗽	0	1	2	3	4	
吞咽时会紧张	0	1	2	3	4	

第二节　老年人的营养

营养是人体为了维持正常的生命活动而摄取和利用食物养料的过程。老年人的营养状况受生理因素、精神因素、生活习惯和社会因素等多方面的影响。合理改善老年人的营养状况对维持正常的生理功能、预防和控制疾病发展、延缓衰老进程具有重要作用。

一、老年人的营养状态与评估

老年人受生理功能减退及疾病等多种因素影响，普遍存在营养缺乏的问题。介护过程中需关注老年人营养状态，准确评估，尽早识别其存在的营养问题。

（一）老年人的营养特点

进入老年期后，人体的许多方面发生了退行性改变，如食欲减低、胃肠功能减退、认知功能下降、肌肉萎缩、咀嚼能力下降等均会导致老年人营养状态下降。机体的基础代谢率随年龄增长而降低，与中年人相比，老年人的基础代谢率降低 15% ~ 20%。蛋白质是构成人体组织细胞及血红蛋白、酶、激素、抗体等的重要组成成分。随着年龄的增长，机体内蛋白质合成能力降低，蛋白质含量逐渐减少。体脂包括存储在脂肪组织中的甘油三酯，以及血液循环中的各类脂蛋白、胆固醇、磷脂和游离脂肪酸，随着年龄的增长，体脂含量明显增加。碳水化合物是机体最重要的供能物质，是一切生物体维持生命活动所需能量的主要来源，进入老年期后，碳水化合物的代谢降低。同时，受葡萄糖耐量及胰岛素功能的影响，老年人常出现血糖升高的现象。

（二）老年人低营养状态

良好的营养状态可降低疾病发生风险，延缓失能发生。低营养状态是老年人常见的健康问题，不但影响其日常生活活动能力及生活质量，还可引发吸入性肺炎、尿路感染、皮肤压力性损伤等并发症，甚至缩短健康预期寿命。

低营养状态是指摄取的营养素的量低于人体需要量。其中，摄取必需蛋白质和能量不足的状态称为蛋白质 - 能量营养不良（protein-energy malnutrition，PEM）。随着年龄增长，老年人进食量逐渐减少，且易发生偏食，持续的不良饮食习惯导致蛋白质和能量摄入不足，增加了患 PEM 的风险。PEM 在老年人中常见，尤其是卧床老年人更易发生 PEM。除此之外，部分老年人摄入食物种类单一，缺乏维生素和矿物质；还有些老年人由吞咽困难导致高纤维食物摄入不足，以上不良饮食习惯均增加了老年人发生低营养状态的风险。

（三）老年人的营养评估

1. 营养筛查　老年人的营养状况需要从多个指标进行筛查，在居家服务及养老机构进行评估时应考虑到筛查方法的简便性、可行性。雀巢营养科学院（Nestlé Nutrition Institute）研发的微型营养评定（mini nutritional assessment，MNA）量表包含多维度内容，且操作简便，被广泛推荐。MNA 包括问诊和身体测量两方面，评估后将两部分得分求和。总分达 24 分及以上为正常，17 ～ 24 分为有营养不足的风险，低于 17 分则是低营养状态（图 6-2-1）。

2. 能量需要量评估　由于老年人日常活动及基础代谢减少，能量需要量较成年人减低。根据《老年人营养不良防控干预中国专家共识》，一般老年人每日能量摄入量推荐为 20 ～ 30kcal/kg。例如，体重为 60kg 的老年人，其每日的能量摄入量推荐为 1200 ～ 1800kcal。

为确保老年人能量摄入合理，也可以根据实际情况，有针对性地为其计算个体化的能量需要量。计算步骤如下。

（1）第一步：计算基础能量消耗（basal energy expenditure，BEE）

BEE（男性）= 66 +（13.7 × 体重）+（5.0 × 身高）−（6.8 × 年龄）

BEE（女性）= 655 +（9.6 × 体重）+（1.8 × 身高）−（7.0 × 年龄）

例如，某位介护对象为女性，50 岁，身高 155cm，体重 50kg，列式为 655 + 9.6 × 50 + 1.8 × 155−4.7 × 50，计算得到其基础能量消耗为 1179kcal。

（2）第二步：能量需要量的计算

能量需要量 =BEE × 活动系数 × 应激系数

例如，上述这位介护对象的活动系数为 1.4，应激系数为 1.0，BEE 为前面计算得出的 1179kcal，她的能量需要量 =1179 × 1.4 × 1.0 ≈ 1650kcal。在应用时，活动系数 1.4 代表中度劳动时的活动系数，重度劳动为 1.5 ～ 2.0，轻度劳动为 1.3。接受大手术者应激系数为 1.2，存在压力性损伤者为 1.2 ～ 1.6，存在重度感染症时为 1.6 ～ 1.7。

3. 三大营养物质需要量的评估　老年人对葡萄糖的代谢和耐受性均有所降低，应适当减少葡萄糖的供给，一般每日葡萄糖的需要量为（2 ～ 4）g/kg，可提供所需非蛋白热量的 50% ～ 60%，应用时应密切监测介护对象的血糖水平。脂肪供热量占每日总热量的 30% ～ 40%，老年人每日脂肪的需要量为（1 ～ 1.5）g/kg，可满足热量和必需脂肪酸的需求。对于老年人，应特别注意补充蛋白质，正常老年人每日蛋白质摄入量需达到 1g/kg，存在肌少症和衰弱的老年人蛋白质摄入量应保证每日 1.2g/kg。

4. 营养素计算的注意要点　老年人由于义齿磨合不良、牙齿脱落、吞咽障碍、胃容量减少等原因，摄食量下降，存在食物摄取不足倾向。另外，躯体功能衰退导致老年人外出购物受限、烹饪困难，影响日常饮食。实施营养管理时，如果未能准确掌握介护对象的实际摄取量，便难以判断营养物质的摄入是否过量或不足。因此，在进行营养素计算时，不仅需要用上述计算方法推算出介护对象所需的各种营养素需要量，还需要掌握食物实际摄取量与所需量之间的差异。

5. 营养评估的注意事项　为有效改善介护对象的营养状态及生活质量，评估过程中不仅要评估各种营养物质的摄取量，还应关注体重变化、血液化验值等客观指标，避免主观上的偏颇。根据评估结果把握重点问题，制订可实施的营养介护计划。实施过程中需要监测、判断营养介护计划是否恰当、合理、有效。同时，还需注意观察介护对象的排便、血压变化、有无发热等身体状况改变，根据实际情况随时调整营养改善方案。

姓名:	性别:
年龄:　　　体重:　　　kg　身高:　　　cm	评估日期:

请根据实际情况将下面评估项 1 中每项得分填入右侧方框内并计算得分。若得分低于 11 分，请继续作答评估项 2 并计算最终得分。

评估项 1

A 过去 3 个月内是否有过因食欲不振、消化系统问题、咀嚼吞咽困难等导致的食量减少？
　　0＝有明显减少
　　1＝稍微有所减少
　　2＝无　　　　　　　　　　　　　□

B 过去 3 个月内体重是否有所减轻？
　　0＝减轻了 3kg 以上
　　1＝不清楚
　　2＝减轻了 1~3kg
　　3＝无　　　　　　　　　　　　　□

C 是否能够独立行走？
　　0＝处于卧床或需要使用轮椅的状态
　　1＝能够不借助轮椅行走，但不属于能够外出行走的状态
　　2＝能够自由地独立行走　　　　　□

D 过去 3 个月内是否有感到过精神压力，或患过急性疾病？
　　0＝有　　2＝无　　　　　　　　□

E 是否有神经及精神方面的问题？
　　0＝有重度的认知障碍或处于抑郁状态
　　1＝有轻微的认知障碍
　　2＝无明显精神问题　　　　　　　□

F BMI 体重（kg）÷〔身高（m）〕²
　　0＝BMI 低于 19
　　1＝BMI 高于 19 低于 21
　　2＝BMI 高于 21 低于 23
　　3＝BMI 高于 23　　　　　　　　□

评估项 1 得分（最高 14 分）　　□□
12~14 分：　　营养状态良好
8~11 分：　　有营养不良的风险
0~7 分：　　　营养不良

【想要更详细进行评估，请继续作答评估项 2 的 G~R 题】

评估项 2

G 生活是否能够自立（非住院及入住养老机构）
　　1＝是　　0＝否　　　　　　　　□

H 一天需要服用 4 种以上的处方药
　　0＝是　　1＝否　　　　　　　　□

I 身体上有按压疼痛的地方，或有皮肤溃疡
　　0＝是　　1＝否　　　　　　　　□

J 平时一天吃几顿饭？
　　0＝1 顿
　　1＝2 顿
　　2＝3 顿　　　　　　　　　　　　□

K 摄取何种蛋白质以及摄取的频率

每天摄取一种以上的乳制品（牛奶、酸奶、奶酪等）	是 □	否 □
每周摄取两种以上的豆制品或蛋类	是 □	否 □
每天摄取肉类或鱼类	是 □	否 □

　　0.0 ＝选择 0~1 个是
　　0.5 ＝选择 2 个是
　　1.0 ＝选择 3 个是　　　　　　　□.□

L 每天是否摄取两种以上的果蔬类？
　　0＝否　　　　1＝是　　　　　　□

M 每天摄取多少水分（水、果汁、咖啡、茶、牛奶等）？
　　0.0 ＝少于 3 杯
　　0.5 ＝3 杯以上 5 杯以下
　　1.0 ＝多于 5 杯　　　　　　　　□.□

N 平时吃饭的情况
　　0＝不通过介护无法独自进食
　　1＝稍显吃力但可以独自进食
　　2＝完全能够独自进食　　　　　　□

O 评价自己的营养状况
　　0＝认为自己营养不良
　　1＝不清楚
　　2＝认为自己营养状况良好　　　　□

P 感觉自己的健康状态相较同龄人如何？
　　0.0 ＝较差
　　0.5 ＝不清楚
　　1.0 ＝相仿
　　2.0 ＝良好　　　　　　　　　　□.□

Q 大臂（非惯用手）臂围（cm）：MAC
　　0.0 ＝小于 21cm
　　0.5 ＝大于 21cm，小于 22cm
　　1.0 ＝大于 22cm　　　　　　　□.□

R 小腿腿围（cm）：CC
　　0＝小于 31cm
　　1＝大于 31cm　　　　　　　　　□

评估项 2 得分（最高 16 分）	□□	.	□
评估项 1 得分（最高 14 分）	□□		
综合评估得分（最高 30 分）	□□	.	□

营养不良状态指标		
24~30 分	□	营养状态良好
17~23.5 分	□	有营养不良的风险
17 分以下	□	营养不良

图 6-2-1　微型营养评价量表

二、营养摄取

营养摄取的途径主要包括肠内营养（enteral nutrition，EN）和肠外营养（parenteral nutrition，PN），老年人营养摄取的原则为首选肠内营养。

（一）肠内营养

肠内营养是老年人营养支持的重要手段之一，胃肠道功能正常或基本正常的介护对象应首选肠内营养。根据喂养途径的不同，肠内营养可分为口服营养补充及管饲。老年人进行肠内营养介护时需要考虑多种因素，包括是否存在误吸风险、有无腹泻或便秘、胃排出功能、肾功能、脱水情况及所服用药物剂型等。

1. 口服营养补充（oral nutritional supplement，ONS） 是经口摄入的特殊医学用途（配方）食品，可补充日常饮食的不足。ONS 可增加老年人能量及蛋白质摄入量、纠正体重下降、改善营养及功能状态、减少并发症及病死率，是防治老年人营养不良的重要措施之一。

（1）分类：根据氮源的不同，ONS 可分为半消化态营养剂、消化态营养剂和营养补充剂。半消化态营养剂的氮源是整蛋白，需要经过消化过程才可吸收；而消化态营养剂的氮源是氨基酸和低分子肽，不需要消化过程即可吸收。虽然半消化态营养剂与消化态营养剂的氮源不同，但它们的糖及脂肪成分是相同的，因此在糖和脂肪方面的消化情况并无差异。

（2）应用：一般情况下，无特殊疾病、消化吸收正常的介护对象选择 1kcal/ml 的半消化态营养剂。当介护对象存在肾功能不全、肝功能不全、糖尿病、慢性阻塞性肺疾病等情况时，应根据情况选择适合的营养补充剂。另外，还应注意水分管理，水分标准摄入量为每日 30 ～ 50ml/kg。某些疾病限制了介护对象的水分摄入时，应选择 1.5kcal/ml 以上的高密度营养剂。在使用高密度营养剂时，需防止便秘发生，保证介护对象每周 3 ～ 4 日有排便。

2. 管饲 当介护对象接受足量口服营养补充后，摄入量仍小于能量需要量的 60% 时，需考虑通过管饲喂养进行营养补充。管饲可有效增加老年人营养摄入，改善营养状态。

（1）管饲喂养操作流程：①连接营养剂注入容器和营养管套件，确认营养剂温度是否适宜；②介护对象取半坐位，判断其是否存在腹胀、呼吸急促等，如留置胃 / 肠造瘘，评估造瘘口周围皮肤有无红肿、感染、出血、渗液等；③将营养管套件连接上鼻胃 / 肠管或胃 / 肠造瘘管，打开开关夹钳开始营养剂注入；④观察老年人有无腹痛、呕吐等，判断是否存在营养剂外漏；⑤喂养后注入温开水冲管，维持喂养体位至少 30 分钟方可平卧。

（2）输注方式：管饲喂养可分为持续式输注和间断式输注。近年来更推荐采用间断式输注的方式，一般每日输注 3 ～ 4 次，每次以 200 ～ 400ml 为宜，单次注入时间 ≥ 30min。若采用经肠管饲，一般采取持续式输注，速度不超过 100ml/h。管饲注入速度需根据介护对象的情况进行调整。进行药物管饲时应注意药物与营养剂分开供给，给药前后用 20 ～ 50ml 的温水清洗导管。

（3）注意事项：①营养剂具有被细菌污染的可能，因此在调配营养剂时要保证配制环境清洁，配制人需充分洗手，使用专门的配药器械及容器。开封后的营养剂需要放入冰箱保存，并在 24 小时内使用，每次更换注入容器或营养管套装；②营养剂输注速度过快、高渗透压等容易造成腹泻，因此需注意渗透压及营养剂的组成成分、输注速度等，使用的前 3 日需监测大便情况；③建议存在误吸风险的介护对象采用持续式输注的方法，首次输注速度从 25 ～ 30ml/h 开始，根据介护对象的情况逐渐增加输注速度。

3. 常见并发症 包括管路相关问题、皮肤问题、消化道症状等，介护人员应尽力查找原因，及时解决问题。

（1）管路堵塞、破损：当发生营养剂或消化液渗漏时，观察是否存在导管破损，若存在，应及时更换。在使用过程中建议选择医用硅胶材质的导管，并注意导管使用期限。

（2）皮肤问题：若发现介护对象的胃 / 肠造瘘口周围皮肤感染、造瘘口长期不愈合，应及时到医疗机构就诊。

（3）呕吐：原因包括胃食管反流、食管裂孔疝及胃排空能力减退等。可适当降低营养剂输注速度、延长抬高床头的时间，若症状长期不缓解，需向医师咨询。

（4）腹泻、便秘：腹泻是肠内营养常见的并发症，引起腹泻的原因包括营养剂输注速度过快、温度过低、营养剂高渗透压或被细菌污染等，某些疾病情况（如合并溃疡性结肠炎等）及用药也可导致腹泻发生。需查找介护对象发生腹泻的原因，采取针对性措施进行解决。便秘者可以使用轻泻药，严重便秘可能与肠梗阻或肠癌有关，应对症治疗。

（二）肠外营养

肠外营养是通过静脉输注氨基酸、葡萄糖、脂类、电解质、维生素和微量元素等营养物质的治疗方式。肠道不耐受或肠内营养无法满足介护对象营养需求时需要采用肠外营养。

1. 适应证　存在消化功能障碍或各种原因导致的不适宜采用肠内营养的情况，如完全性肠梗阻、完全无法吸收营养素的情况、短肠综合征、频繁呕吐、重度腹泻等。

2. 静脉通路选择　周围静脉是短期给予肠外营养的首选，输入的营养液渗透压不宜超过900mOsm/L。对于需要接受高渗透压（>900mOsm/L）或长期肠外营养（>14 天）的老年患者，建议通过中心静脉输入。

3. 输注速度　根据介护对象的营养需求和耐受情况确定输注速度，持续输注速度应保持在40 ～ 150ml/h，间歇输注速度不应超过 200ml/h，含有葡萄糖的肠外营养输注速度为 5 ～ 7mg/（kg•min）。对于接受肠外营养的糖尿病患者，葡萄糖输注速度应 <4mg/（kg•min）。

4. 常见并发症　肠外营养常见的并发症包括导管相关性并发症（导管错位 / 移位、血栓性静脉炎等）、代谢性并发症（糖脂代谢异常、电解质紊乱、过度喂养、再喂养综合征等）、感染性并发症及脏器功能损伤（肝损害、胆道疾病等）等。为避免并发症的发生，应严格进行无菌操作，加强导管日常介护，定期监测电解质、心功能及营养相关生化指标。此外，长期肠外营养需警惕因肠黏膜屏障功能减退、继发性肠道菌群移位而引发肠源性感染的可能。应用肠外营养过程中，发生以上并发症需及时到医院就诊。

三、营养不良

增龄所导致的生理、心理、社会问题增加了老年人发生营养不良的风险。营养不良可导致老年人肌肉量和骨含量加速减少，增加跌倒和骨折的风险。此外，长期营养不良可导致血液中白蛋白含量降低，免疫功能下降，增加感染风险或导致创伤难以愈合。上述不良事件的叠加增加了老年人卧床及死亡的发生风险。

（一）营养不良的原因

老年人发生营养不良与以下因素有关。

1. 社会因素　独居、介护能力不足、孤独感、贫困等。

2. 精神心理因素　认知障碍、焦虑抑郁情绪等。

3. 增龄相关因素　消化功能下降、咀嚼吞咽障碍、嗅觉味觉障碍、食欲降低、日常生活活动能力降低。

4. 疾病相关因素　腹泻、便秘、器官衰竭、炎症、疼痛、消化系统肿瘤等。

此外，义齿磨合不良、不当的饮食习惯、对营养的错误认识、不合理用药等均是营养不良的诱因。

（二）营养不良的观察与识别

营养不良表现为身体逐渐消瘦、握力减弱、易引发皮肤炎症、伴有脱发及毛发褪色情况，以及抵抗力下降、下肢及腹部肿胀、伤口和压力性损伤难以治愈等。可参考以上症状，识别介护对象是否发生了营养不良。另外，还可通过体重指数、体重变化、血液检查等识别营养不良。

1. 体重指数（BMI）　BMI=体重（kg）÷身高（m）^{2}，BMI≤20的老年介护对象的营养不良风险增高，需引起重视。

2. 体重变化　体重减少是营养不良的最重要判断指标，应养成定期测量体重的习惯。如存在以下任意一项，说明有营养不良的风险：①体重在6个月间减少≥3kg；②1～6个月间的体重下降3%以上。体重下降率的计算公式：（原体重 − 现在的体重）÷原体重×100%。一般情况下，介护对象1个月体重下降率≤5%、6个月≤10%时，则处于通过营养补充可得到改善的阶段，处于营养不良的中风险。介护对象体重下降率超过以上标准提示为营养不良较为严重，属于营养不良高风险人群。

3. 血液检查　血清白蛋白、前白蛋白、转铁蛋白等是判断营养状态的重要指标。血清白蛋白<35g/L、前白蛋白<250mg/L、转铁蛋白<2.0g/L时，提示存在营养不良的可能，应当引起重视。

虽然体重变化和血液检查数据等是营养不良的重要指标，但不能仅凭其中某一项指标的数值判断是否存在营养不良，应综合评价各项结果和饮食状态进行全面评估。

（三）营养不良的管理对策

在日常介护过程中应关注老年人营养不良的情况，采取有效措施，改善老年人的营养状态。注意老年人的体重及BMI变化，做到三餐规律、营养均衡。肉、鱼、蛋、乳制品等动物性蛋白质对维持肌肉量和提升免疫力具有重要作用，应保证其摄入量。若老年人每餐摄入不足，可以适当增加进餐次数，少量高效地摄取营养。在烹饪方面，应做到种类丰富，口味上可以选择不同风格，激发老年人食欲。例如，患有高血压的介护对象需低盐饮食，若餐食口味过淡，可利用醋、香辛料、香味蔬菜等增加味道，提高老年人食欲。在选择食物时应考虑其所提供的热量，如1碗粥的热量仅为米饭的一半以下，因此喝粥时要注意增加营养素，保证摄入足够的热量和营养。对于存在吞咽功能障碍的老年人，可通过适当的食物加工方法将食物调整为易咀嚼、易成团、易吞咽的状态，如可用勾芡材料及增稠材料增加液体食物的黏稠度。

第三节　老年人营养相关问题

营养是维持机体生命活动的重要基础，与老年健康问题息息相关。本节介绍较为常见的营养相关问题。

一、皮肤问题

皮肤是人体最大的器官，从外到内分别为表皮、真皮、皮下组织。皮肤分布着丰富的血管、淋巴管、神经及皮肤腺、汗腺等附属器。皮肤具有保护内部脏器、调节体温、防止水分丢失等作用，在维持机体正常状态中发挥着重要作用。

（一）老年人常见的皮肤问题

1. 皮肤干燥　老年人常出现皮肤干燥。正常情况下，汗液和油脂可共同形成脂膜，具有防止水分蒸发、使皮肤保持一定弹性和湿润性的作用。而老年人代谢减慢，汗腺、皮脂腺分泌明显减少，导致脂膜的屏障作用减弱，皮肤中的水分丢失明显。此外，老年人可能存在水分摄入不足的问题，或因糖尿病等疾病导致大量水分排出体外，均增加了皮肤干燥的发生风险。皮肤干燥可表现为皮肤变薄、脱屑、瘙痒、皲裂、红斑等。

2. 皮肤瘙痒　皮肤瘙痒多发生在 60 岁以上的老年人群，目前发病机制尚不完全清楚，但与干燥症、感染、代谢因素、接触性刺激、食物及药物因素有关。老年性皮肤瘙痒是一种全身性瘙痒症，全身均可发病，呈阵发性瘙痒，且多数位置不固定。瘙痒以晚间为剧，影响睡眠。若长期搔抓导致皮肤出现抓痕、血痂，也可伴有湿疹样改变及色素沉着。

3. 带状疱疹　是由水痘 – 带状疱疹病毒引起的急性疱疹性皮肤病，其特征为簇集性水疱沿身体一侧神经呈带状分布，伴有神经痛和局部淋巴结肿大。约 50% 带状疱疹患者为老年人，且随着年龄增大，机体细胞免疫功能逐渐降低，带状疱疹的发生率亦相应上升。发疹前常出现轻度的全身症状，发疹的部位往往先有疼痛或痛痒感或皮肤过敏，且以神经痛表现最为突出。疼痛可为间歇性或持续性钝痛、刺痛、搏动性痛或烧灼样痛。神经痛 1 ～ 4 天后出现发疹，皮损表现为红斑、丘疹、丘疱疹、疱疹。

（二）与皮肤有关的营养素

1. 对皮肤有益的营养素　胶原蛋白是构成皮肤重要的结缔组织蛋白。胶原蛋白形成的胶原纤维在真皮内与弹力纤维相互结合构成的网状结构，可支撑皮肤结构、保持皮肤弹性和韧性、维持皮肤中的水分。维生素 C 能促进胶原蛋白的吸收，同时还具有抗氧化作用。B 族维生素含有促进营养代谢及促进神经细胞发挥作用的"辅酶"。膳食纤维可调节肠道内环境。同时，细嚼慢咽的饮食习惯也十分重要，通过咀嚼促进唾液的分泌，唾液中含有"腮腺素"，其与维持皮肤的光泽有关。

2. 对皮肤有害的食物　不合理的饮食可加速皮肤老化，对皮肤有害的食物包括：①油炸食品如薯条等多油食物会导致皮脂过度分泌，加速体内氧化，引起皮肤衰老；②盐分摄入过量会增加体内钠含量，导致细胞内的水分外移，引起皮肤弹性下降；③碳水化合物摄入过量或过多摄入甜食，在糖原分解过程中会消耗大量 B 族维生素，导致皮肤衰老；④饮酒过多会影响肝功能，导致毒素蓄积体内，进而导致皱纹、皮肤松弛等皮肤问题。

3. 可预防皮肤问题的食物　富含维生素 A 和维生素 E 的食材有助于预防皮肤问题。①富含维生素 A 的食材包括蔬菜（花椰菜、西红柿、卷心菜等）、动物肝脏（如牛、羊、猪等）、鸡蛋、牛奶等；②富含维生素 E 的食材包括干果（如黑芝麻、核桃仁、腰果、开心果等）、豆类或豆制品（如黄豆、黑豆、红豆等）、蔬菜（如白菜、菠菜、生菜、西兰花、茄子等）、水果（如苹果、榴莲、杧果、樱桃、葡萄、猕猴桃等）等。同时，水分丢失会导致皮肤暗沉、皱纹生长，因此饮食中应重视水分的补充。

二、压力性损伤

压力性损伤是由长期卧床等因素引起受压部位皮肤的血液循环障碍、淤滞，使部分皮肤变红、溃烂、出现伤口等。正常情况下，通过体位改变可缓解局部皮肤的受压情况。而当介护对象长期卧床时，充足的氧气和营养物质无法运输到受压的皮肤细胞，易发生压力性损伤。压力性损伤不仅发生于皮肤表面，还可累及皮下组织。

（一）压力性损伤的分期

根据伤口深度，可将压力性损伤分为 4 期（图 6-3-1，彩图 3），以及不可分期性损伤、可疑深部组织压力性损伤。

1. Ⅰ期压力性损伤　发生Ⅰ期压力性损伤时皮肤完整，表现为用手指按压红色受压部位，颜色及状态不改变，可能伴有疼痛、硬、软、热感和冷感。

2. Ⅱ期压力性损伤　在此阶段表现为出现水疱、肿胀、渗液等，此时存在深达真皮层的溃疡，可有发亮、干燥的浅层溃疡，但一般不出现黄色坏死组织。

3. Ⅲ期压力性损伤　发展至Ⅲ期压力性损伤时，溃疡伤及皮下脂肪、肌肉、骨骼，可肉眼看到皮下脂肪，但骨骼、筋膜、肌肉组织没有暴露。

4. Ⅳ期压力性损伤　此阶段损伤累及皮下脂肪、肌肉及骨骼，有深达肌肉、骨骼的溃疡，全层组织缺损，可见骨骼、筋膜、肌肉组织暴露。

5. 不可分期性损伤　全层组织缺失，溃疡基底部被腐肉（黄色、褐色、灰色、绿色或棕色）和（或）焦痂（褐色、棕色或黑色）覆盖。

6. 可疑深部组织压力性损伤　由于压力和（或）剪切力造成的皮下组织损伤，局部完整的皮肤出现紫色或褐红色改变，或出现充血性水疱。

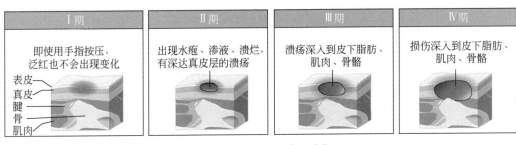

图 6-3-1　压力性损伤的分期

（二）从营养视角看待压力性损伤

产生压力性损伤的原因众多，其中营养不良及低营养状态与压力性损伤息息相关。营养摄入不足不但增加压力性损伤的发生风险，还可导致受压部位皮肤伤口延迟不愈，因此在预防与治疗压力性损伤时应注重营养补充。

1. 蛋白质与能量　对于蛋白质 – 能量营养不良症者，在考虑疾病影响的基础上，可采用高热量、高蛋白质的膳食补充。对有营养不良风险或已存在营养不良的压力性损伤介护对象，每天提供 30 ～ 35kcal/kg 的热量，1.25 ～ 1.50g/kg 的蛋白质。对不能通过口服摄入来满足营养需求的压力性损伤风险人群，应根据其个人情况和护理目标考虑肠内、肠外营养支持。

2. 锌　锌元素可增加血液灌注，对于维持皮肤完整性具有重要作用，有利于预防和治疗压力性损伤。富含锌的食物包括牡蛎、猪肝、牛腿肉、鳗鱼等。锌同柠檬酸、维生素 C 一起摄入能提高其吸收率。需要注意的是，谷物、豆类中含有的六磷酸肌醇、膳食纤维及属于食品添加剂的磷酸盐会妨碍锌的吸收，应避免一起食用。

3. 精氨酸　是构成蛋白质的必需氨基酸，具有扩张血管、促进血运、加速胶原蛋白合成、促进伤口愈合等作用，有利于压力性损伤的愈合。精氨酸在肉类、大豆制品、海产类中含量丰富。

4. 维生素 C　具有合成胶原蛋白、维持造血功能及抗氧化等作用。维生素 C 在水果（草莓及柠檬等）及蔬菜（青椒、红甜椒、花椰菜等）等食物中含量丰富。长时间加热后维生素 C 会大量损失，因此蔬菜及水果不可过度加热。

5. 胶原蛋白肽　胶原蛋白由胶原蛋白肽组成，具有促进伤口愈合的作用。富含胶原蛋白肽的食物包括鸡翅、牛筋、甲鱼等。

三、便秘

便秘是指无法将粪便足量且舒畅地排出体外。正常的排便频率是 3 次 / 天～ 3 次 / 周，但值得注意的是个体间存在排便差异，此排便次数仅可作为参考。便秘是相比平时排便次数减少或感到排便困难的状态。某些介护对象即使2～3天不排便，但未引起不适，也不可算作便秘。反之，即使每天均有排便，但感到腹胀、恶心，依然存在便秘的可能。

（一）便秘的识别

1. 便秘的判断标准　以下6项中满足2项以上且持续6个月可诊断为便秘：①4次大便至少1次排便费力；②4次大便至少1次排出硬便；③4次大便至少1次感觉排空不畅；④4次大便至少1次有肛门直肠阻塞感；⑤4次大便至少1次需手法帮助；⑥每周大便次数少于3次。

2. 粪便的硬度　布里斯托粪便分类法将粪便分为7型，是全球通用的分类法（图6-3-2，彩图5）。其中，1型和2型提示存在便秘；3型和4型是比较理想的便形；5型至7型表示有腹泻的可能。

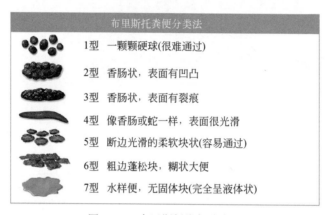

图 6-3-2　布里斯托粪便分类法

（二）便秘的分类

一般将便秘分为器质性便秘、药源性便秘和功能性便秘。器质性便秘是由脏器的器质性病变（如消化道疾病、内分泌代谢疾病、神经系统疾病等）所致。老年人常存在多重用药的状况，药物因素引起的便秘为药源性便秘。功能性便秘是老年人最常见的便秘类型，与老年人的饮食、生活习惯、运动、排便习惯、精神情绪等密切相关。功能性便秘分为弛缓性（肠道蠕动不足）、痉挛性（大肠过度紧张）及直肠性（排便不规则）。

1. 弛缓性便秘　是由缺乏运动导致肠道蠕动减弱而引发的便秘，有时伴有排便不净的感觉。改善弛缓性便秘应鼓励介护对象多运动，提高体力和肌肉力量。饮食方面应多摄入膳食纤维和水分。

2. 痉挛性便秘　压力导致肠道持续处于紧张状态，蠕动过强可引发便秘和腹泻反复交替出现。推荐食用可溶性膳食纤维以减轻肠道刺激，不推荐食用不可溶性膳食纤维和脂肪。

3. 直肠性便秘　由工作繁忙未能及时排便、生活不规律等因素造成。改善方法包括在固定时间如厕、早上起床后喝温水刺激肠道等。

（三）改善便秘的措施

1. 生活习惯　改善生活习惯是管理便秘最基本的措施，保持规律的生活、调节生活节律，可以调整自主神经功能，有利于规律排便。养成一日三餐规律饮食的习惯，尤其是早餐的摄入，其有利于调节生物钟、刺激肠胃道，促进排便反射。当介护对象感到便意时，应及时协助其如厕。另外，适量的运动具有促进肠道蠕动的作用。

2. 补充水分　水分摄入不足易导致便秘发生，应保证介护对象充分摄入水分。每天摄入的水分建议为 2000～3000ml。一般情况下，肉类约含 70% 水分，水果、蔬菜约含 90% 水分。

3. 膳食纤维 不易被消化，当其被运输到肠道时，食物残渣附着于纤维之上，形成粪便的便芯。膳食纤维还可刺激肠道运动，促进排便。

（1）分类：膳食纤维大致分为可溶性膳食纤维和不可溶性膳食纤维两种。可溶性膳食纤维能够增加肠道益生菌，具有软化粪便的作用。水果和含柔软的纤维蔬菜如胡萝卜、卷心菜、海藻等中富含可溶性膳食纤维。不可溶性膳食纤维可增加粪便体积、刺激肠道、使肠蠕动更活跃，从而促进排便。根茎类、菇类、较硬纤维的蔬菜、竹笋、豆类等富含不可溶性膳食纤维。

（2）作用

1）改善肠道环境：可溶性膳食纤维可在肠道菌群的作用下发酵，生成短链脂肪酸，使肠道保持酸性环境，增加乳酸菌和双歧杆菌含量，改善肠道环境。不可溶性膳食纤维可增加排便量和排便次数，缩短致癌物与肠黏膜的接触时间。膳食纤维预防大肠癌的机制也与肠道菌群的作用有关，无法被消化的膳食纤维能吸附致癌物质和致敏物质，将其排出体外。

2）预防、改善便秘：不可溶性膳食纤维能吸收水分膨胀、软化粪便、增加粪便体积，促进排便。

3）抑制血糖急剧上升：可溶性膳食纤维可以降低食物从胃进入十二指肠的速度，延缓碳水化合物的消化、吸收，防止进食后血糖突然升高。

4）抑制胆固醇吸收：可溶性膳食纤维可在小肠内吸收胆固醇和胆汁酸，使其随粪便排出。

5）防止暴食：膳食纤维能在消化道内溶胀，增大食团体积，延长食物在胃部的停留时间，从而增加饱腹感，预防能量过多摄入。

四、骨质疏松

骨质疏松是以骨量低下、骨微结构破坏导致骨脆性增加为特征的骨代谢性疾病。骨质疏松是老年人发生骨折的关键因素，严重威胁着老年人的身体健康和生活质量。

（一）骨质疏松的分型

根据影响骨代谢的因素，骨质疏松可分为原发性骨质疏松和继发性骨质疏松。继发性骨质疏松多由疾病、用药等因素引起。原发性骨质疏松又可分为Ⅰ型骨质疏松和Ⅱ型骨质疏松：Ⅰ型骨质疏松即为绝经后骨质疏松，主要由雌激素缺乏所致，常见于绝经 5～10 年内的女性；Ⅱ型骨质疏松为老年性骨质疏松，主要发生在 70 岁以后，男女均可发生，与营养密切相关。

（二）骨质疏松的表现

1. 骨痛与肌无力 骨质疏松是一种骨质逐渐丢失的疾病，骨质丢失轻者无明显不适症状，重者可出现腰背部或全身疼痛，导致负重能力下降或不能负重。其中，腰背部疼痛是骨质疏松疼痛中的最常见症状，约 67% 的患者主诉存在腰背部疼痛。

2. 骨折 骨质疏松患者轻微活动（弯腰、负重）或创伤（挤压、跌倒）即可诱发骨折。多发部位为脊椎、髋部和前臂。

（三）从营养角度改善骨质疏松

骨骼健康中最重要的营养物质是钙质，但钙质需要在其他营养物质的辅助下促进吸收。因此，在补充钙质的同时，还应注意其他营养物质的补充。维生素 D 可以促进钙质吸收；维生素 K 可以促进钙质进入骨骼；维生素 B_6、维生素 B_{12}、叶酸可以防止骨骼胶原蛋白流失，有效改善骨质量。

1. 钙　是骨骼的主要成分，是维持骨强度不可或缺的营养物质，体内 99% 的钙质包含在骨骼和牙齿当中，剩余 1% 存在于血液当中。血钙浓度需要维持在适当的水平，当血钙过低时，为维持一定的血钙浓度，骨骼中的钙质会消耗释放入血，导致骨钙降低，骨骼变脆。因此，应保持足够的钙摄入量，维持血钙浓度，预防和治疗骨质疏松症。正常情况下人体每日需要的钙元素量为 800mg，但钙的吸收效率较低，因此在日常饮食中应有意识地摄入富含钙质的食物，如奶制品、虾皮、苋菜、小油菜、榛仁、芝麻酱、燕麦、豆腐干等。

2. 维生素 D　钙的吸收与维生素 D 密切相关，维生素 D 能够促进肠道对钙质的吸收，并有利于血液中的钙沉积于骨骼。在维生素 D 的作用下，成骨细胞发挥作用，促进骨骼形成。建议每日摄入维生素 D 400 ～ 800IU。对于＞ 70 岁的老年人，建议每天应摄入维生素 D 的剂量为 800 IU。维生素 D 主要分布于动物肝脏、鱼类食物、奶制品、蛋类食物等，如瘦猪肉、鸡蛋、三文鱼、牛奶、糯米、香菇等。

3. 维生素 K　具有提高骨量、促进骨形成的作用，能够使骨骼中的骨钙素活性化，促进骨骼对钙的吸收，加速骨形成。建议维生素 K 的每日摄入量为 70 ～ 140mg。富含维生素 K 的食物包括动物肝脏（猪肝、鸡肝、鸭肝、鹅肝等）、各种烹调油（大豆油、花生油、橄榄油、芝麻油等）及绿叶蔬菜（菠菜、韭菜、芹菜、莜麦菜、生菜等）。

五、肌少症

肌少症是一种进行性、广泛性的，与跌倒、骨折、身体残疾和死亡等不良后果相关的骨骼肌疾病，其特征在于肌肉质量、力量和功能的逐渐丧失。肌少症与增龄密切相关，并与营养问题具有密切的相关性，常相伴存在，严重威胁介护对象的健康。

（一）肌少症的表现

肌少症缺乏特异性的临床表现，轻症难以发现，出现症状者通常肌肉质量下降及功能减退较为明显，可表现为虚弱、易跌倒、行走困难、步态缓慢、四肢纤细和无力等。

（二）肌少症的评估

肌少症的评估一般包含三个方面，即肌肉质量测量、肌肉力量测量及躯体功能评估。

1. 肌肉质量　四肢骨骼肌质量是肌肉质量评价的重要指标，四肢骨骼肌质量的测量方法包括双能 X 线吸收法、MRI（磁共振成像）、CT（计算机体层成像）或生物电阻抗分析测量。

2. 肌肉力量　手部握力是简易可行的评估肌肉力量的常用指标。常用弹簧式握力器测量，嘱老年人取站立位，伸肘测量握力，如果老年人不能独立站立，则选用坐位测量。推荐测量方案是用两手或惯用手，分别以最大力量等距收缩，至少进行 2 次测试，选取最大读数。男性握力＜ 28kg，女性握力＜ 18kg 时需警惕肌少症。

3. 躯体功能　常用评估方法有简易体能状况量表、日常步速评估、起立 – 行走计时测试、简易 5 项评分问卷量表等。

（三）肌少症的营养管理

足量蛋白质的补充对肌少症的预防与治疗极其重要。对于非肌少症老年人，建议每日摄入蛋白质 1.0 ～ 1.2g/kg 以预防肌少症；对于诊断明确的肌少症老年人，建议每日蛋白质摄入量达到 1.2 ～ 1.5g/kg；合并严重营养不良的肌少症老年人每日蛋白质摄入则需要＞ 1.5g/kg; 蛋白质摄入需平均分布于每日三餐中。蛋白质的种类对肌肉蛋白质的合成有差异。动物蛋白（如牛肉、乳清等）增加机体肌肉合成及减轻体重的作用更强，乳清蛋白可促进骨骼肌蛋白合成；而谷氨酰胺可增加肌肉细胞体积，抑制蛋白分解，促进肌肉生长。

第四节　老年性脱水

老年人由于生理功能衰退、慢性病及液体摄入减少等原因，常常出现体内水分不足的问题，易引发脱水。然而，作为老年人常见的营养问题，脱水在日常介护管理中经常被忽视。

一、老化对体液调节的影响

随着年龄增长，身体调节系统的生理储备能力下降，维持体液平衡的功能也会发生改变。老年人易发生脱水与以下因素有关。

1.肌肉质量减少　随着年龄增长，作为体液（水、电解质）储藏库的肌肉组织量减少，体液难以存储。

2.肾脏功能下降　老年人常伴有肾功能下降，尿液增多，造成体液流失。

3.基础代谢率降低　随着基础代谢率降低，水分的新陈代谢也相应减慢。

4.感知觉改变　老年人感知功能下降，常不能及时感受到口渴，脱水症状易被忽略，未能及时补充水分导致脱水进一步发展。

5.饮食问题　老年人常出现食欲缺乏等现象，造成水钠摄取不足。某些老年人因担心误吸及失禁问题，而有意减少水分摄取。

6.药物问题　不合理地使用利尿剂，导致体液流失。

7.其他因素　脱水的原因还包括发热、腹泻、高温环境及呕吐等。

二、老年性脱水的分类

水合状态是指体内水分保持动态平衡的状态，而脱水是一种不良的水合状态，是由一系列复杂因素导致的机体体液量减少。脱水主要分为三类，分别为低渗性脱水、高渗性脱水及等渗性脱水。

1.低渗性脱水　是指身体流失大量必要电解质（钠及钾等）引起的脱水症，伴有血浆钠浓度及渗透压降低。当腹泻、呕吐等情况发生时，如果只补充水分而未重视电解质补充，易引发低渗性脱水。

2.高渗性脱水　以大量丧失体内水分为主的缺水性脱水称为高渗性脱水，常见于大量发汗、极端缺水、高热、大量应用利尿剂、长期禁食等情况，此时血浆中的钠浓度及渗透压升高。

3.等渗性脱水　水分和电解质成比例丢失产生的混合性脱水为等渗性脱水。常见于急性腹膜炎、急性肠梗阻和大量呕吐等情况。

三、老年性脱水的表现

老年人的脱水症状往往不典型，早期可能仅表现为精神欠佳或认知改变。

1.低渗性脱水　一般无口渴症状，常见症状包括恶心、呕吐、头晕、尿量减少、尿比重下降等。

2.高渗性脱水　可存在口渴、乏力、少尿、口唇干燥、皮肤弹性下降、眼窝下陷等症状，严重时出现谵妄，甚至昏迷。

3.等渗性脱水　常伴有恶心、厌食、乏力、少尿等，一般无口渴症状。

四、老年性脱水的治疗

1. 低渗性脱水　初期一般无症状，在积极治疗原发病的基础上，可采用补液疗法进行治疗，提升血浆钠浓度。轻者静脉补充等渗盐水即可纠正，重度者先静脉输注等渗盐水，后补充胶体溶液，以恢复细胞外液量和渗透压。

2. 高渗性脱水　以水分补充为主，无法经口饮水时，可用等渗盐水和平衡液补充血容量，但应注意输液速度，速度过快可造成血浆渗透压急速下降，引发水中毒。

3. 等渗性脱水　应先识别并消除原发病因，并使用等渗盐水和平衡液补充血容量。

当发生轻度至中等程度脱水（包含中暑）时，可给予口服补液疗法，即补充电解质与糖分均衡配比的口服补液，口服补液疗法是迅速补给流失的水分及电解质的常用简单治疗方法。该方法被推广用于改善高龄者经口摄取不足及发热、过度发汗、呕吐、腹泻等造成的脱水状态。重度脱水经静脉补液治疗后，待状态稳定后改为口服补液疗法。

五、老年性脱水的预防

为了预防脱水发生，应重视介护对象的水分摄入。但老年人经常难以察觉到口渴感，易出现忽视饮水或忘记补充水分等情况。介护人员要特别注意观察介护对象有无脱水症状，并定时提醒其饮水，尤其是入浴前后、运动前中后、饮酒后，需注意补充水分。正确补充水分是改善脱水的首要措施，为了预防突发情况，应备好口服补液，也可以用食盐和砂糖调制代用的口服补液。发生脱水时应注意水分、盐分和糖分一起补充，但注意不要过度摄入糖分。

六、脱水与常见老年健康问题

1. 谵妄　又称为急性脑综合征，表现为意识混乱、注意力不集中、广泛的认知功能损害（如思维混乱、定向力障碍、产生幻觉、妄想）等。诱发谵妄的原因之一为体内水电解质紊乱，影响脑神经细胞活动。严重的脱水可引发谵妄，发生谵妄后又导致脱水进一步恶化，造成恶性循环。因此，切断两者之间的联系是十分重要的，脱水造成的谵妄常常被忽视，当介护对象发生谵妄时应识别是否存在脱水现象，在治疗脱水的同时也应密切观察，采取有效措施预防谵妄发生。

2. 痴呆症　自主神经在调节呼吸和体温过程中发挥着作用，伴有痴呆症的介护对象自主神经功能减退，体液调节功能受到影响，容易引发脱水。另外，痴呆症患者判断能力及表达能力均受限，难以察觉或意识到自己已经发生脱水，或无法向周围人准确表达自己的症状，而导致脱水现象易被忽视。因此介护人员需密切观察，及时发现痴呆症患者的脱水情况。

3. 营养不良　老年人进食量减少，从食物中摄取的水分量也相应减少。另外，发热、腹泻等症状又可导致水分进一步流失。因此，老人的营养不良和脱水常同时发生，且易发生同步恶化的情况。在管理脱水时，应关注介护对象是否存在营养不良的情况，若存在应及时纠正。另外，纠正老年人营养不良，尤其是严重的营养不良时不可操之过急。随着营养素的利用，电解质从细胞外移入细胞内，易发生水、电解质紊乱，造成严重后果。给予营养支持初期，应先补给所需营养的半量，再逐渐增加至全量，以降低水、电解质紊乱发生的风险。

第五节　辅助进食

进食困难与吞咽障碍不仅使老年人丧失品尝食物的乐趣，降低生活质量，还可引发营养不良、脱水、误吸等健康问题。在介护机构中，介护人员要结合介护对象的身体状态、营养情况及吞咽功能，采取适合的辅助工具与手段，协助其顺利进食，保持与改善介护对象的营养状态。

一、食物形态

食物形态关系到介护对象的摄食安全及营养维持，在进行食物形态选择与改良时，需兼顾饮食安全和维持食品味道，提高介护对象食欲，维持营养状态。

（一）食物形态分类

食物形态包括常规食物、一口量食物、软质食物、糊状食物和流质食物。需根据介护对象的吞咽能力和咀嚼能力，选择适当的食物形态。

1. 常规食物　即普通食物，主要提供给能够独立进食或无吞咽障碍的介护对象。常规食物与平时食用的食物基本一致，但偶尔会经过简单加工使其更容易食用和吞咽，如将鱼类去皮去刺，将肉类切成小块等。常规食物中的饮品以常见饮品为主；主食多为米饭、面条或面包；主菜、副菜也通常保持原有的形状。

2. 一口量食物　一口量即最适于介护对象吞咽的每次入口量。一般将食物加工成0.5～1cm大小的、容易吞咽的形态。一口量常提供给吞咽能力有所下降的老年人群。一口量食物包含多种类型，如粗切、普通大小、极小块等。需要注意的是，吞咽功能降低的介护对象在食用极小块时更容易出现误吸风险，因此多数情况下选择普通大小或粗切食物；极小块一般适用于张口困难的介护对象。

3. 软质食物　主要针对胃肠消化功能较弱、咀嚼能力降低的介护对象。软质食物保留了食物原有的性状但硬度降低，软质食物的硬度大多可以用舌头压碎，如将鱼、肉打碎后再制作成的食物。在主食选择上，软质食物多为煮软的米饭或粥，面条煮软后切成5～6cm的长度；膳食纤维较多的蔬菜加工为软质食物时，可先用水煮软后再加工成容易食用的状态。在制作软质食物时需要注意尽量避免油炸的烹饪方式，多采用蒸、煮等少油的方式烹饪，使食物更易消化。选择食材方面应尽量避免纤维性食材及坚硬的食材。

4. 糊状食物　是将主食（米饭、面条等）和副食（肉、鱼、蔬菜等）搅拌成糊状，并用汤汁调味。糊状食物无须咀嚼，主要针对咀嚼功能或吞咽功能下降的老年人群。糊状食物虽然形状为糊状，但应注意黏稠度。过于稀薄的液体食物仍可增加误吸风险，可使用增稠剂来增加液体的浓稠度。但需要把握好增稠剂的用量，增稠剂过量会导致食物过硬及影响食物味道。

5. 流质食物　多采用管饲的方式被直接注入胃肠道，主要适用于无法经口进食或吞咽功能显著下降导致误吸反复发生的老年人群。流质食物分为普通流质、浓稠流质、特殊流质三类。普通流质食物的主食包括米汤、不含调料的高汤、鸡蛋羹、酸奶等，这类食物无须咀嚼。浓稠流质食物更有利于保证蛋白质、维生素、矿物质等的营养均衡，每1ml的浓稠流质食物可提供1kcal以上的能量。特殊流质食物针对不同疾病患者，包括心血管疾病的低钠饮食、肾病的低蛋白质饮食及胰腺炎的低脂肪饮食等。

（二）合理选择食物形态

在选择食物形态时应综合考虑介护对象的咀嚼吞咽功能、营养状态、食物加工条件及介护对象的口味需求等。介护过程中还应动态观察，当介护对象的吞咽功能改善后，可以升级为咀嚼及吞咽难度更高的食物形态。以介护对象能够连续 3 次在 30 分钟内吃完所提供饮食量的 70% 为标准，达标者可考虑升级食物形态。在实际运用时，需要循序渐进，常见的做法是在每次饮食中只将一个菜品提升为更高的等级，逐渐提高整餐所有菜品的形态等级。另外，在提高等级时需要密切观察介护对象呼吸状态、咳痰量、有无呛咳、口中残留量及有无发热等情况。

二、就餐辅助用具

就餐辅助用具是根据食物形态特征和使用者的实际需求而设计的，其为存在功能障碍的介护对象进餐提供了便利，就餐辅助用具设计巧妙，有利于使用者更为顺利地摄取食物。

1. 勺子　专为老年人设计的勺子，其勺头可以调节为适合介护对象使用的角度，手柄加厚，外层为容易握持的套把以保证使用时不易掉落。适用对象为上肢或手关节活动受限、难以正常抓握勺子的老年人群（图 6-5-1）。

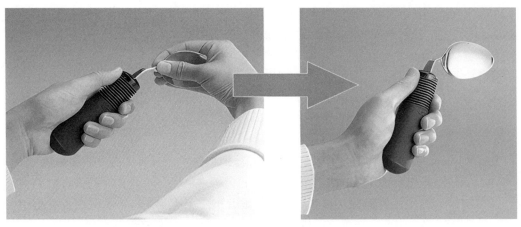

图 6-5-1　勺子

2. 具有握持功能的勺叉固定器　由可与勺子或叉子相结合的握把及皮带组成，握把具有一定的厚度，易于抓握，皮带可将固定器固定在使用者的手部。该设计有助于在无法完成正常手部抓握的情况下使用。介护对象只要能够控制手腕关节活动，便可以借助该工具将食物送到口中（图 6-5-2）。

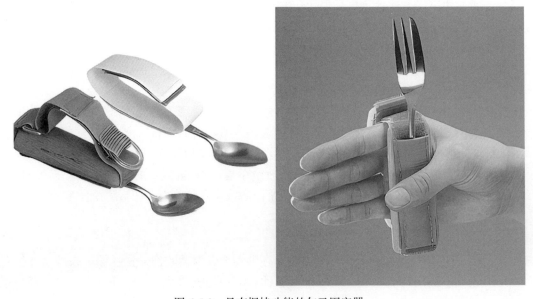

图 6-5-2　具有握持功能的勺叉固定器

3. 变形勺子　将勺子分成两半，形成类似筷子的形状，且在勺柄尾部焊接固定，这个形状可以代替"舀"的功能。舀取食物存在困难但手关节活动正常及手部力量正常的介护对象可以通过该工具舀取食物（图 6-5-3）。

4. 筷子　将筷子的尾部用塑料扣连接起来，使两支筷子无法分开。适用于虽然具备手腕和手指的力量，但是使用筷子夹取食物存在困难或者手掌展开存在困难的介护对象，如类风湿疾病导致手关节疼痛的患者、脑血管障碍导致运动麻痹的患者、手指畸形难以进行抓握分离动作的人群、握力较弱者及手腕活动障碍的人群（图 6-5-4）。

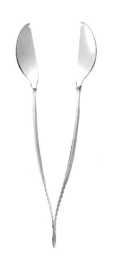
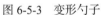

图 6-5-3　变形勺子

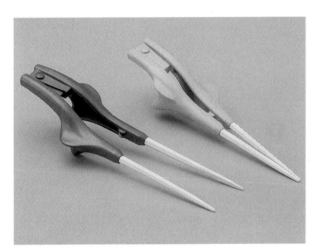

图 6-5-4　筷子

5. 喂水杯　从维持个人自理的角度出发，目前更倾向选择带吸管的杯子作为辅助饮水用具。专为老年人设计的吸管杯内置自动回流设计，可有效防止呛咳和误吸（图 6-5-5）。

6. 不仰头水杯　用普通的水杯饮水时仰头动作较大，需要头后仰至颈部伸展程度方可饮到水。图 6-5-6 中杯子的凹陷部分可以将鼻子的位置空出，这样即使不过度伸展颈部，杯面也能达到和地面水平的角度，使饮水过程更为轻松。适用对象为颈椎活动受限及平衡功能较差的介护对象。

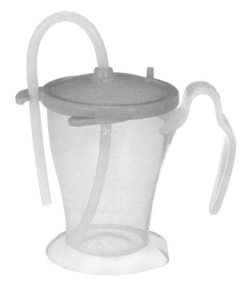

图 6-5-5　喂水杯

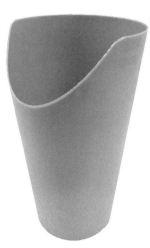

图 6-5-6　不仰头水杯

7. 盘子 适用于上肢功能出现障碍，肢体活动范围变小，夹取食物存在困难的介护对象。若使用单个的餐具盛装食物会导致食物摆放范围较大，不利于夹取。此时可使用图 6-5-7 中的分格餐盘，利用分格分别盛放食物，既能保证食物不混放，又能缩小摆放范围，方便取用。

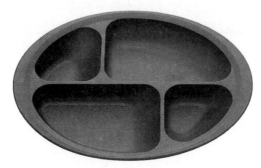

图 6-5-7 盘子

三、辅助进食介护要点

饮食介护中一项重要的任务是尽可能维持老年人经口摄食的能力。介护人员应掌握辅助进餐的技巧与要点，保证介护对象进餐安全。

（一）维持经口进食

经口进食具有诸多优点，包括：①进餐过程可刺激嗅觉、味觉等感知觉，从而维持大脑功能；②食物刺激口腔、咀嚼、吞咽等一系列动作，有利于保持意识清醒；③食物外观和气味可促进唾液分泌及肠道运动；④进餐过程需手指、手掌、手腕及上臂等多个部位的运动配合，有利于维持运动功能。

进食介护不仅是将食物送到介护对象的口中，还要促进对方维持进食的功能。老年人存在各种能力衰退的问题，但这并不代表其失去了所有功能，介护人员要分析其现存的能力，活用现存功能，认真思考促进其就餐的方法。当介护对象具有经口进食的愿望时，尽量让其自行进餐。如果介护对象不能自行进餐，此时应思考采取怎样的措施促进其进餐，根据老人现有的能力，结合进食与吞咽机制，选择适宜的食物形态和种类提供支持。在介护对象自己能够动手的情况下不要过多干涉，为其提供充足的就餐时间。另外，就餐的氛围也非常重要，一家人围坐在一起就餐或介护人员与介护对象共同进餐，也可增加进餐的快乐感。对于有吞咽障碍者，可以通过口腔护理和吞咽训练提高其经口进食的能力。

（二）辅助进食的注意事项

1. 选择正确的进食姿势 介护对象的髋关节、膝关节、足关节均保持 90° 角，即"90° 法则"。高龄者和痴呆症患者保持 90° 角存在困难，往往只能采取身体前倾和半坐姿势，此时要注意下肢及躯干能够保持稳定的姿势，其中以髋关节呈 90° 角、颈部居中为佳。

2. 选择大小合适的勺子 勺子的大小应小于嘴角幅度（从嘴唇的一端到另一端）。勺子过大或过小易造成喂食困难或勺子送入口中过深，引发恶心、呛咳等。

3. 注意勺子的持握方法 勺子的持握方法多种多样，应在充分理解介护对象身体状态及勺子结构的基础上，提供适当介护。通常情况下可指导或协助介护对象以 3 个支撑点固定勺子，即将中指、环（无名）指和小指向内弯曲，将勺柄放在中指上方（第 1 支撑点），用示指指尖捏住靠近勺头的勺柄部分（第 2 支撑点），勺柄的末端置于第一和第二掌骨之间（第 3 支撑点），使勺子夹在中指、拇指和示指之间。即使固定点略有不同，3 点支撑的方式也使握持更加稳定。握持勺子力量不宜过大，握力过大时肩关节易僵硬，舀起并送到嘴边的动作会变得困难、不流畅。

4.从介护对象的正面喂食　介护人员喂食时应确保勺子处于介护对象的正面。从侧面喂食时,介护对象的面部会不自主地跟着转向侧面,影响摄食和吞咽。

5.注意控制一口量　在进食介护时,要根据介护对象进食的情况摸索易于吞咽的一口量。通常情况下,流质食物一口量为1~20ml,糊状食物一口量为3~5ml,肉团类食物一口量平均为2ml。

6.勺子不可送入口中过深　应把勺子放在介护对象前舌或者下唇上进行喂食。勺子送入口中过深会影响舌的活动,一般以勺子的一半进入口中为宜。

7.勺子径直撤出　勺子撤出时上抬会导致介护对象颌上抬,颈部向后弯曲,从而造成气道被拉伸变直,易引起误吸。

8.进食时不讲话　进餐过程中不可与介护对象交谈。

第六节　口腔及口腔护理

随着年龄的增长,口腔出现增龄性变化,如口腔黏膜干燥、牙齿脱落及各种口腔疾病,这些均会影响老年人营养摄取及生活质量。在介护过程中应注意做好口腔护理,保证介护对象舒适,促进饮食。

一、口腔的结构

口腔是消化道的起始部分,前经口裂与外界相通,后经咽峡与咽相续。口腔主要由唇、腭、舌、唾液腺、牙齿构成(图6-6-1)。

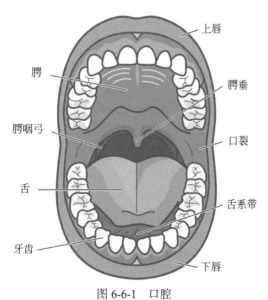

图6-6-1　口腔

1.唇　由皮肤、口轮匝肌和黏膜构成。上、下唇的游离缘共同围成口裂,口裂的两端称为口角。

2.腭　是口腔的"天花板",在发声、吞咽时起重要作用。腭的前2/3部分含有骨成分,称为硬腭;后1/3部分无骨成分,称为软腭。

3.舌　具有吮吸、进食、发声的作用,主要由横纹肌构成。通过横纹肌的运动处理口腔内的食物,同时使复杂的语言发声成为可能。

4.唾液腺　是分泌唾液的器官,在口颌的周围,包括大唾液腺和小唾液腺。大唾液腺主要包括三对腮腺、下颌下腺和舌下腺。小唾液腺包括唇腺、颊腺、舌腺、腭腺以及磨牙后腺等。

5.牙齿　具有切割、咀嚼食物的功能,还兼有保持面部外形和辅助发音等作用。老年人常出现牙齿脱落或磨损，影响食物咀嚼和营养摄入。

二、口腔护理

口腔护理不仅包括保持牙齿清洁，还包括口腔疾病预防及通过康复训练提高生命质量，它既是一种科学方法也是一门技术。

（一）口腔护理的种类和内容

1. 口腔护理的种类　包括基础口腔护理、功能性口腔护理及专门性口腔护理。基础口腔护理是以满足日常生活需求为目的的日常介护行为，如早晚协助介护对象漱口及日常进行的口腔护理就属于基础口腔护理；功能性口腔护理是由语言治疗师进行的以提高口腔运动功能、改善口腔内环境、提高吞咽功能等为目的的具有训练性的口腔护理；专门性口腔护理是由牙医进行的以检查及专门性治疗为目的的行为，除了治疗龋齿、制作义齿，也包括对介护对象和介护人员进行口腔护理指导。

2. 口腔护理的内容

（1）口腔清洁：包括漱口法、刷牙法，使用的工具包括牙刷、电动牙刷、牙间刷、棉签、纱布、海绵棒等。

（2）义齿的使用和保养：义齿的佩戴和清洗等。

（3）摄食、吞咽康复训练：由专业的语言治疗师进行，包括摄食训练、吞咽训练、口腔周围肌群及咀嚼肌按摩、舌部运动等。

（4）口腔内观察：尽早发现异常和确认治疗、护理效果，如观察义齿佩戴是否合适、是否有龋齿、牙龈是否有炎症等。

（5）其他内容：如去除口臭，预防口腔干燥，预防口唇干燥、开裂、出血等。

（二）口腔护理的目的

无论是哪种口腔护理，都以保持牙齿清洁、预防口腔疾病及促进身体健康为目的。

1. 改善口腔障碍　口腔护理能够减轻口腔内疼痛，预防和治疗口腔溃疡，保持介护对象口腔适度的湿润，维持味觉等。

2. 促进营养摄取　口腔护理能促进唾液分泌，从而达到提高食欲的效果。另外，唾液还有对食物进行初步消化的功能，从而提高对食物营养成分的吸收。

3. 预防疾病　口腔护理可以预防龋齿、牙周病、口臭、口腔干燥、口腔溃疡、细菌感染、吸入性肺炎及全身感染等。

4. 提升生活价值感　通过保持口腔湿润，促进清晰地发声，从而维持和谐的人际关系。另外，恰当地使用义齿可保持面部美观，有利于维持介护对象的形象。

（三）口腔护理操作

1. 口腔护理用物　包括杯子（鸭嘴壶/长嘴壶）、漱口软盆、防水围裙或防水垫、漱口水、保湿啫喱、棉签、牙刷、舌刷、海绵头刷子、牙膏、医用纱布、压舌板、凡士林或润唇膏、开口器、牙垫（张嘴困难时应用）等。根据介护对象具体情况，选择合适的物品（图6-6-2）。

2. 前期准备工作　介护人员首先要对介护对象的吞咽功能进行评估，确认其日常生活活动能力，并根据口腔状况准备相应物品。为防止介护人员成为传染源，操作前应彻底洗净双手。向介护对象解释口腔护理的必要性和具体的操作方法，即便是对有理解障碍的痴呆症患者，也要对其和家人详细说明口腔护理的必要性，以取得介护对象和家人的理解与配合。

3. 环境准备与调整体位　保证充足的光线以便观察口腔内情况。介护对象的身体姿势也非常重要，对能够前往洗漱台的介护对象应协助其移至洗漱台；对于卧床的介护对象，可协助其取坐姿或抬高床头；若介护对象只能采取平卧位，要注意防止漱口水或牙膏吸入气道；对于瘫痪的介护对象，可将瘫痪侧肢体朝上，保证唾液通过重力流向健康身体一侧。

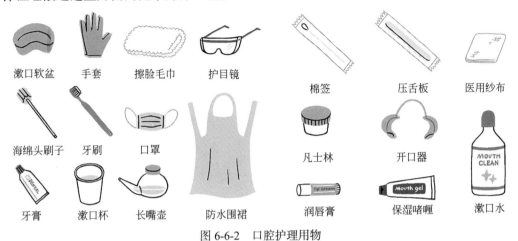

| 漱口软盆 | 手套 | 擦脸毛巾 | 护目镜 | | 棉签 | 压舌板 | 医用纱布 |

海绵头刷子　牙刷　口罩　防水围裙　凡士林　开口器　MOUTH CLEAN 漱口水

牙膏　漱口杯　长嘴壶　防水围裙　润唇膏　保湿啫喱　漱口水

图 6-6-2　口腔护理用物

4. 观察　介护对象佩戴义齿时需要先摘掉义齿再进行观察，观察内容包括口腔黏膜是否干燥、有无口臭、牙垢、舌苔，有无食物残渣、疼痛、出血、溃疡，牙龈有无肿胀、发红，有无痰液或其他附着物，以及义齿有无污损。

5. 刷牙　轻微沾湿牙刷，轻轻刷拭。将牙刷放在牙齿和牙龈的交界处，轻轻加压，同时牙刷做水平震动刷拭，不可用力过大，如果刷拭太过用力有可能会损伤牙龈。注意刷牙不留死角，中途可用水清洗几次牙刷。刷牙的方法见图 6-6-3。

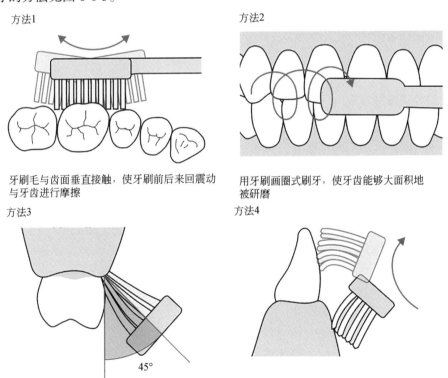

方法1
牙刷毛与齿面垂直接触，使牙刷前后来回震动与牙齿进行摩擦

方法2
用牙刷画圈式刷牙，使牙齿能够大面积地被研磨

方法3
像持笔一样握住牙刷，将刷毛呈45°角倾斜伸入齿沟缝隙，再通过细微的震动使齿周能够得到充分的清洁

方法4
将牙刷刷毛按压在齿壁上，慢慢来回转动牙刷，在清洁齿壁的同时能够起到按摩牙龈的效果

图 6-6-3　刷牙的方法

6. 去除舌苔 对于能够配合的介护对象，嘱其尽量将舌头向外伸，用舌刷或海绵头刷子从内向外刮拭舌苔（图 6-6-4）。需要注意的是，强行清除舌苔可能会引发出血，建议在保持口腔湿润的前提下坚持每日少量地清理舌苔。在口腔护理后使用口腔啫喱保持口腔内部湿润，预防舌苔生成或促使舌苔软化以便容易清理。

清洁口腔内壁

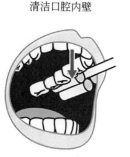

刷头伸入口腔内壁，
由上至下进行清洁

清洁舌

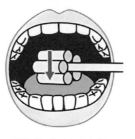

刷头沿舌面由里向外
进行清洁

清洁上腭

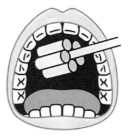

刷头沿上腭由里向外
进行清洁，注意不要
过深以免碰到喉咙

清洁唇部内侧

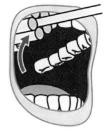

对左上、左下、右上、
右下部分分别进行清洁

图 6-6-4　海绵头刷子去除舌苔的使用方法

7. 口腔护理结束 完成口腔护理后应告知介护对象口腔护理已结束，并给予言语安慰。将使用过的物品清洗干净，牙刷干燥后竖立保存。对介护对象的口腔内情况进行观察并做好记录。告知对方口腔内的污垢已经清理干净并对介护对象的配合表示感谢，为下一次口腔护理顺利开展提供有利条件。

8. 义齿的使用及保养 义齿应在清水中保存，以防止因干燥引发义齿变形或变质。避免使用热水清洗浸泡义齿，以免义齿变形。每周使用义齿清洗剂清洁义齿 1 ～ 2 次，预防细菌繁殖。不可使用添加研磨剂成分的牙膏清洗义齿，以免损伤义齿，使义齿表面形成微小伤痕，为细菌滋生提供条件。夜间睡眠时应协助介护对象摘掉义齿。

（四）口腔护理的注意事项

1. 重点需要口腔护理的情况 所有介护对象都需要进行口腔护理。唾液浑浊、口臭严重、口腔干燥、流涎较多的老年人，尤其需要进行口腔护理。但需要注意，即使口腔护理十分必要，也不能强迫介护对象接受。不可急于求成，应积极看待介护对象的每一点进步，这可使口腔护理更加顺利，更为有效。

2. 建议经口摄食前后进行口腔护理 吸入性肺炎患者在治疗后，咳痰症状往往会持续一段时间。在此期间很多老年人不能顺利将痰液咳出，痰液卡在咽部。在咽部存有痰液的情况下经口摄食十分危险，附着的痰液和食物混合后容易滞留导致误吸。因此在经口摄食之前进行口腔护理，彻底清洁口腔是十分重要的。为了避免引起隐性误吸，在经口摄食之后进行口腔护理也是十分重要的。

3. 口腔护理过程中的沟通交流 与高龄介护对象，特别是痴呆症患者进行沟通往往存在困难，但不可忽视交流。很多老年人不能进行语言表达，但视觉上可以进行识别与交流，因此可以通过示意的方法与其沟通。例如，可以用眼神、动作或提示卡片提示其现在开始刷牙了，或把牙刷递给介护对象，介护人员也可以进行动作示范，增进交流效果。

4. 促进张口的要点 刺激"K 点"可以促进介护对象开口。"K 点"即 K-point，K 点刺激法由日本语言治疗师小岛千枝子创立。K 点位于磨牙后三角的位置，轻压 K 点可刺激张口。但是刺激 K 点也会伴随着疼痛，因此非必要不可使用。

5. 鼓励 可使用能打动对方感情的正面表达方式鼓励介护对象，在介护对象完成一项任务时，给予鼓励性的语言，引导其循序渐进地提高配合程度，改善介护对象的口腔功能。

三、口腔复健

对进食吞咽障碍的介护对象进行吞咽功能强化训练是非常重要的，具体方法如下。

1.牙龈按摩 可以改善口腔三叉神经（感觉根）的功能，通过刺激牙龈，促进唾液分泌，诱发吞咽动作。该方法主要针对吞咽反射消失或减弱的介护人群，操作方法为用示指指腹置于患者的牙齿与牙龈交界处，自门齿向臼齿的方向施加压力，同时快速按摩。

2.下颌运动 可以改善三叉神经（运动根）的功能，预防咬肌挛缩、提升口腔准备期和口腔期的功能。适用于患有脑血管疾病、存在口腔准备期和口腔期吞咽障碍的介护对象，操作方法为嘱介护对象缓慢进行重复张口闭口、下颌前伸后缩、左右移动等动作，可采取介护对象主动运动和在介护人员协助下被动运动结合的方式。在运动前先用热毛巾进行温热刺激，使肌肉得到放松。

3.冰刺激训练 可以改善咽、喉的舌咽神经和舌下神经（感觉根）的功能，通过冷刺激，诱发吞咽运动，可针对所有吞咽障碍的介护对象。操作方法为让介护对象将小冰块含在口中，然后逐渐将融化的水咽下。注意：对于重度咽期吞咽障碍、吸入性肺炎反复发作、不能含服冰块者，不可实施此项口腔复健。

4.舌运动 可以改善舌下神经（运动根）的功能。通过增强舌的肌肉力量，改善舌运送食团的功能。适用于舌肌力量下降及废用综合征患者。操作方法如下。①被动运动：由介护人员用浸湿的纱布裹住介护对象的舌前方，协助其向前方、侧方活动。②主动运动：让介护对象自主缓慢活动舌部。③抵抗运动：用压舌板对舌施加压力，进行运动练习，可借助镜子帮助确认位置。

5.口唇运动 可以改善面神经的运动，提升唇周的口轮匝肌等肌肉的功能。口唇运动主要针对口轮匝肌麻痹、肌肉力量下降的介护对象。操作方法如下。①被动运动：用拇指和示指对介护对象上下唇位置的口轮匝肌重复地进行捏拢和旁拉。②主动运动：让介护对象自行进行口唇的外凸和旁拉动作等。注意嘴唇干燥时应先进行唇部保湿。对于单侧面神经麻痹患者，仅对患侧进行复健训练。

（张 洁 李 凯）

第七章　老年人常见疾病和问题的介护

老年期是各种疾病多发期，老年人的健康状况随着年龄的增长而下降。本章将围绕老年期常见疾病和问题，详细介绍生命体征测量，冠心病等常见疾病、压力性损伤等常见问题，流行性感冒等常见感染性疾病的介护，以及老年人病情突然变化时的紧急对应方法。

第一节　生命体征测量

生命体征是维持人体正常生命活动的基础，包括脉搏、呼吸、体温、血压、血氧饱和度等。基于客观数据进行评估，有助于介护人员早期发现介护对象身体状况的变化和异常迹象，判断老年人病情轻重和危急程度，从而做出正确判断，采取针对性的抢救措施。

一、生命体征

生命体征是指体温、脉搏、呼吸、血压等，它们互相协调、互相辅助，维持人体的正常生理功能。生命体征有一定的标准值，但因人而异，测量时不仅要评估数值是否偏离标准值，还要和介护对象的既往测量值对比，判别是否存在变化。

1.体温　是机体产热和散热动态平衡的结果，是维持生命必不可少的因素。正常情况下，人体体温相对稳定，当某种原因使体温异常升高或降低时，将危及生命。

人的腋下体温正常值在 $36 \sim 37℃$，具有清晨相对较低，夜晚较高的特点，有较大的个体差异。测量体温时，需要了解介护对象的正常体温范围，并注意相较正常体温发生了何种程度的变化。体温升高时，应排除环境（日光、室温）、中暑、感染、恶性肿瘤、脑损害等情况。

测量体温的基本要求是保持静止，将体温计的尖端斜下置于腋窝中央处，体温计与身体呈 45° 角，夹紧腋窝后保持不动，等待体温计到达平稳温度。如果腋下有汗液，需擦干后再进行测量。剧烈运动及洗澡后，需等待 30 分钟后再测量。水银体温计需要测量 $5 \sim 10$ 分钟，电子体温计需要听到电子提示音，老年人测量体温时介护人员要在旁看护，以免错过提示音。在使用上述两种体温计时若中途取出，均需重新测量。使用电子体温计重复测温时，需间隔 $5 \sim 10$ 分钟。若介护对象存在偏瘫，应选择健侧肢体进行测量，以免因患侧血液流动较差导致测得的数值偏低。

2.脉搏　是指血液由心脏泵入动脉，到达末梢血管时所产生的波动。可在体表触摸到，无须借助仪器进行测量，因此在发生紧急情况时具有重要意义。

脉搏正常值为 $60 \sim 100$ 次 / 分，超过 100 次 / 分称为心动过速，不足 60 次 / 分称为心动过缓。心动过速者可出现心悸、头晕、呼吸急促等症状。心动过缓（<40 次 / 分）者可出现意识模糊、心律不齐等症状，需及时就医，此时还需结合介护对象既往检测数据，以及当前意识状况、血压等进行综合判断。由于心

脏是有节律地搏动，因此感知到的脉搏也有稳定的节律。脉搏节律异常时提示可能是心律失常。

测量脉搏通常选择容易触摸的浅表动脉，常用的是桡动脉，也可选择颈总动脉、肱动脉、股动脉及足背动脉等。先将示指、中指、环指并拢放在桡动脉上适当按压，测量15秒或30秒的脉搏数，测量值乘以4或2，计算出60秒的脉搏数。如判断有脉搏缺失、心律失常等情况时，需要连续测量60秒。由于左右桡动脉至心脏的距离不同，因此要确认两侧是否存在差异。介护对象如为瘫痪者，应选择健侧进行测量。

3. 血压　是指血液从心脏流出，在血管内流动时对血管壁产生的压力。通过测量血压，可以判断心脏功能、外周血管阻力等情况。高血压在老年人群中常见，是诱发脑卒中、心肌梗死等心脑血管疾病的首要危险因素，规律监测血压对预防疾病和保持健康非常重要。

血压分为收缩压和舒张压。收缩压（systolic blood pressure，SBP）指血液从心脏被送往全身时，来自心脏的血流对大动脉壁造成的压力，也称最大血压或最高血压。舒张压（diastolic blood pressure，DBP）指血液从全身返回心脏时，流向心脏的血流对血管壁造成的压力，也称最小血压或最低血压。判断老年人血压是否正常，需要结合身体状况、年龄因素、平日测量数值等综合判断。居家测量的血压≥140/90mmHg时，即为高血压；收缩压＜90mmHg或舒张压＜60mmHg，即为低血压。低血压时，需要评估患者有无晕眩、意识模糊、不能对话、站立困难等主观症状。

测量血压时的注意事项如下。①测量前30分钟避免剧烈运动、饮酒、喝含咖啡因的饮料及吸烟，安静休息3～5分钟再进行测量。②测量时坐在带有靠背的椅子上，双足平放于地面，两腿勿交叉。上臂平放于桌面，血压计袖带中心保持与心脏水平。③测量血压的上臂应充分暴露或只覆盖单层衣物（勿挽袖子），袖带下缘置于肘窝上方2～3cm。④选择合适的袖带（气囊长度为臂围的75%～100%，宽度为臂围的37%～50%，袖带气囊宽12cm、长22～26cm可满足大多数成人）。⑤手动测量血压时，需施加比平时血压高20～30mmHg的压力。⑥每次测量血压至少获得2次血压读数，每次间隔1～2分钟，取2次读数的平均值；若第1次与第2次血压读数的差值＞10mmHg，应测量第3次，取后2次血压读数的平均值。首次测量血压时应测量双上臂血压，以血压高的一侧为准。⑦心房颤动者可采用电子血压计测量血压，每次测量至少获得3次血压读数，取3次血压读数的平均值。

4. 呼吸　是指机体与外界环境之间气体交换的过程，从外界空气吸进氧气，同时排出体内的二氧化碳。正常成人呼吸频率为12～20次/分，超过20次/分称为呼吸过速，低于12次/分称为呼吸过缓。衡量呼吸的标准除了频率还有深度，即肺通气量。正常情况下肺通气量为6～9L/min，若大于10L/min，表明通气过度；若小于3L/min，表明通气不足。日常工作中，介护人员需要特别注意介护对象是否存在呼吸过速、呼吸过缓、呼吸暂停等情况。

如介护对象出现下述情况，提示可能发生呼吸系统疾病。①鼻翼呼吸：吸气时鼻翼张大，呼气时回缩。②下颌式呼吸：吸气时下颌如喘气一样动作，但不能闭合。③矛盾呼吸：又称反常呼吸，吸气时腹部上方萎缩、塌陷，呼气时腹部上方充满、膨胀。④凹陷性呼吸：呼吸时肋骨间隙、锁骨上窝出现明显的凹陷。⑤张口呼吸：用嘴进行呼吸。

呼吸频率可通过观察胸、腹部起伏进行检测。测量时若事先告知介护对象，在有意识的情况下，无法准确测量自然的呼吸频率，可在测量脉搏时同步进行，或者在入睡时测量。计算30秒的呼吸数，测量值乘以2，计算出60秒的呼吸频率。

5. 血氧饱和度（oxygen saturation，SpO_2）　是指血液中被氧结合的氧合血红蛋白的容量占全部可结合的血红蛋白容量的百分比，即血液中血氧的浓度。血氧仪通过检测人体充血末梢组织，如手指、耳垂等部位对不同波长的红光和红外光的吸收率来进行测量。在测量呼吸频率的同时，可以使用脉搏血氧仪（指夹式）进行测量。

健康人群SpO_2在95%以上，心脏疾病、肺部疾病均可导致血氧饱和度下降，需要结合介护对象的年龄、病情等进行综合评估。血氧饱和度降低时，会出现头晕、头痛、胸闷、气短、乏力等症状，可结合面色和甲床颜色等进行判断。

测量 SpO_2 时，将脉搏血氧仪夹在手指上，确保仪器的红光从指甲上方照射。需注意：①身体保持静止，移动会导致读数不准确；②指端保持温暖；③确认感知到动脉血流；④手指放置位置正确；⑤避免在有指甲油和美甲的手指上测量；⑥避免在运动、吃饭、洗澡等活动后测量。

二、意识状态

意识状态是指个体对周围环境及自身状态的感知能力，是大脑高级神经中枢功能活动的综合表现，也是反映脑功能的一项重要指标。

1. 意识状态评估的重要性　意识状态包括意识水平（清醒程度）和意识内容（对刺激的认识和反应）两方面。意识水平下降可表现为嗜睡、昏睡和昏迷；意识内容变化可表现为意识模糊、谵妄等。意识状态的变化既是重度意识障碍的初期症状，也是身体发生异常变化或痛苦的提示。对意识状态的精准评估是正确识别意识障碍类型并制订治疗和管理方案的基础。介护人员需要对介护对象的意识状态进行日常监测，通过语言和行为把握意识状况，关注异常变化。

需要注意的语言和行为包括：①语言没有逻辑，无法清楚表达意思，语言内容支离破碎等，需要排除阿尔茨海默病等疾病因素；②注意力和记忆力下降，需要排除健忘等情况；③容易发怒；④没有活力。

2. 意识状态评估量表　格拉斯哥昏迷量表（Glasgow coma scale，GCS）是国际上广泛应用的意识评价标准，分为睁眼反应（eye opening，E）、运动反应（motor response，M）、语言反应（verbal response，V）3个方面（表7-1-1）。"E"指评估介护对象眼睛是否睁开及睁开状态，分为4级；"M"指评估介护对象的运动反应，分为6级；"V"指评估介护对象的语言反应，分为5级，评判时根据介护对象的最好反应计分。以总分判断意识障碍程度，12～14分为轻度意识障碍，9～11分为中度意识障碍，8分以下为昏迷，分数越低表示重症程度及紧急程度越高。总分13分以下，需要通过检查确认介护对象是否有颅内病变（原本GCS评分低于13分者除外）；总分8分以下，需要关注呼吸和心血管系统情况，并尽快查明原因；总分在短时间内下降2分，提示病情急剧恶化。

表 7-1-1　格拉斯哥昏迷量表

项目	试验	患者反应	评分
睁眼反应（E）	自发	自己睁眼	4
	言语刺激	大声向患者提问时患者睁眼	3
	疼痛刺激	捏患者时患者能睁眼	2
	疼痛刺激	捏患者时患者不睁眼	1
运动反应（M）	口令	能执行简单命令	6
	疼痛刺激	捏痛时患者拨开医生的手	5
	疼痛刺激	捏痛时患者撤出被捏的手	4
	疼痛刺激	捏痛时患者身体呈去皮质强直（上肢屈曲，内收内旋；下肢伸直，内收内旋，踝屈曲）	3
	疼痛刺激	捏痛时患者身体去大脑强直（上肢伸直，内收内旋，腕指屈曲；下肢去皮质强直）	2
	疼痛刺激	捏痛时患者毫无反应	1
语言反应（V）	言语	能正确会话，并回答医生他在哪、他是谁及年和月	5
	言语	言语错乱，定向障碍	4
	言语	说话能被理解，但无意义	3
	言语	能发出声音但不能被理解	2
	言语	不发声	1
总分			

案例 1：77 岁女性，被发现时已摔倒在室内。呼唤后没有睁眼，在疼痛刺激下微微睁眼后立刻闭合。对提问没有反应，发出"呜呜"的呻吟声。刺激指尖时，手指显示出躲避动作。请使用 GCS 对其意识状态进行评估。

答案： GCS =E2 + V2 + M4 =8 分。呼唤后没有睁眼，在疼痛刺激下微微睁眼，E 为 2 分。对提问没有反应，不说话，只能发出"呜呜"的呻吟声，V 为 2 分。在疼痛刺激下显示出躲避动作，M 为 4 分，合计 8 分。

案例 2：78 岁女性，既往有脑梗死病史。能睁开眼睛，但是面对提问，会回答"我怎么了？这是哪里？得去做饭了"之类的内容，对话无法成立。对她说"请把手握起来"后，右手能握起来，左手不能。请使用 GCS 对其意识状态进行评估。

答案： GCS =E4 + V4 + M6 =14 分。能够睁眼，E 为 4 分。无法回答问题，能说话但是对话无法成立，V 为 4 分。右手能对命令做出反应，M 为 6 分，合计 14 分。

第二节　老年人常见疾病和问题

老年人由于机体老化、免疫功能下降、器官和组织功能衰退等原因，易出现多脏器多系统疾病，如恶性肿瘤、冠心病、脑血管病、糖尿病、慢性阻塞性肺疾病、高血压、骨质疏松症等。老年病的特点为起病隐匿、临床表现不典型、发展迅速、多病共存、并发症多。因此，应定期体检，做到早期发现，早期治疗，延缓并发症的出现。

一、恶性肿瘤

恶性肿瘤是老年人常见疾病，严重影响老年人的生命和健康。根据世界卫生组织国际癌症研究机构（International Agency for Research on Cancer，IARC）公布的数据，2020 年我国新增癌症病例 457 万例，死亡 300 万例，居世界首位。恶性肿瘤是细胞由于某种原因（基因变化等）变异，不断增殖，并浸润周围正常组织，可转移至邻近和远处组织、器官。恶性肿瘤会消耗人体能量，并代替正常组织，引起脏器衰竭。

1. 恶性肿瘤分类及危险因素　　按照组织来源对恶性肿瘤进行分类。①造血器官来源：包括白血病、恶性淋巴瘤、骨髓瘤等。②上皮细胞来源（癌症）：包括肺癌、胃癌、大肠癌、肝癌、乳腺癌、子宫癌等。③非上皮细胞来源（肉瘤）：包括骨肉瘤、平滑肌肉瘤、脂肪肉瘤等。

癌症的危险因素包括如下几项。①吸烟：是最主要的危险因素。香烟的烟雾中含有多种致癌物质，会导致肺癌、喉癌、口腔癌、咽喉癌、食管癌等，二手烟对人体的伤害也极其严重。②饮食：对胃癌、大肠癌、食管癌等的发生有一定影响，过度摄入特定的食物（如腌制、熏制、烧烤、霉变等食物）及营养不均衡均会增加患癌的风险。③基因：个体有时会遗传患癌风险高的基因，遗传性因素和家庭环境相互影响，促进癌症的发生，如乳腺癌、子宫癌、大肠癌等。④环境：某些化学工厂的工人和住在周边地区的人群，由于有害废弃物所致的环境污染等，使患癌的概率变高。⑤病原微生物：与肝癌、胃癌、宫颈癌等有关，如乙型和丙型肝炎病毒会增加患肝癌的风险，幽门螺杆菌会增加患胃癌的风险，人乳头瘤病毒会增加患宫颈癌的风险等。

2. 常见症状、检查和治疗方法

（1）肺癌：可出现咳嗽、咳痰，痰中带血、发热、呼吸困难、心悸、胸痛等症状，这些症状在其他呼吸系统疾病时也会出现。通过胸部 X 线和 CT 检查，以及痰细胞学检查等进行综合诊断。根据肺癌的阶段和种类，结合患者意愿，进行手术、药物、放射治疗等。

（2）胃癌：初期可无自觉症状，病情发展后可出现胃痛、胃部不适、胃烧灼感、恶心和食欲缺乏等。通过胃内镜检查进行诊断，行胃肠道造影、CT、MRI 等检查可判断癌症部位和扩散情况。根据严重程度选择内镜、手术、药物等治疗方法。

（3）大肠癌：初期可无自觉症状，病情发展后可出现便血、反复腹泻或便秘、大便较细、大便排不净、腹胀、腹痛、贫血、体重下降等症状。通过肠镜检查进行诊断，行肠道造影、CT、MRI 等检查可判断癌症部位及扩散情况。根据严重程度选择内镜、手术、药物、放射治疗等方法。

（4）肝癌：初期可无自觉症状，通常在体检或检查其他疾病时偶然发现。病情发展时，会出现腹部硬块、压迫感和疼痛等症状。通过超声、CT、MRI、肿瘤标志物检测等进行综合诊断。治疗上可选择肝切除、肝癌射频消融、肝动脉化疗栓塞术、肝移植、药物、放射治疗等方法。

由于癌症种类不同，症状也不尽相同。癌症晚期常见症状包括：①强烈倦怠感；②恶心、呕吐、食欲缺乏；③体重下降；④腹泻和血便；⑤身体严重水肿；⑥意识不清；⑦疼痛；⑧呼吸困难等。

3. 注意事项 研究显示，男性患癌风险高于女性，与生活习惯和感染有关。预防癌症的重要因素，包括禁烟、控制酒量、健康饮食、规律的身体活动及维持正常体重和预防感染等。

4. 预立医疗照护计划（advance care planning，ACP） 指在介护对象意识清醒时，在获得病情预后和临终救护措施相关信息的情况下，凭借个人生活经验及价值观念，表明自己将来进入临终状态时的治疗护理意愿，确定医疗决策代理人，并与介护人员和（或）亲友沟通其意愿的过程。强调介护对象、家属、介护人员之间的相互沟通，保证介护对象的自主决定权和知情同意权，体现其自身的生命价值观。

5. 安宁疗护 指缓和疼痛和其他不适症状，尊重生命，将死亡视为正常过程，不试图将死亡提前或延缓，提供身体、心理、精神等方面的照料和人文关怀服务，提高生命质量，帮助介护对象舒适、安详、有尊严地离世。帮助家属适应并与介护对象一同和疾病做斗争，为家属提供丧亲辅导。运用团队力量满足介护对象及其家属的合理需求，可与其他试图延长生命的治疗方式并存，也可应用于疾病初期。

6. 疼痛管理 疼痛是癌症患者最常见的症状之一，也是安宁疗护的重点内容。疼痛管理是指按照医生指导，以缓和疼痛为目的的治疗。缓和终末期疼痛常需要使用大剂量阿片类或非阿片类药物，因此要注意副作用的出现，如困倦、便秘、恶心、呕吐、谵妄、呼吸抑制等。除药物治疗外，陪伴、言语安慰、触摸和日常介护也能缓和疼痛。

7. 家属关怀 在介护对象终末期，家属面对离别会产生悲伤感、绝望感，对于现状难以接受，继而产生愤怒、无力感，以及对今后生活等的不安感，是非常强烈的危急状态。此时，在尊重家属价值观的基础上，评估现有的问题且进行陪伴式的支援尤为重要。通过理解家属的想法和持续陪伴，可激发其力量，抓住解决问题的线索。当介护对象面临死亡时，家属需要预测可能会发生的事情，介护人员可以协助家属做好临终看护的准备，以平和的心情进行临终看护。

二、心脏疾病

心脏有规律地跳动起到让血液正常循环的重要作用。血液由右心室流出进入肺动脉，经过肺部的毛细血管网，在肺泡进行二氧化碳和氧气的气体交换后，再由肺静脉流回左心房，这一循环途径称为肺循环。肺循环是为了排出静脉血中所含的二氧化碳，重新获得氧气，变成内含氧气的血液（动脉血）。当心室收缩时，含有较多氧及营养物质的鲜红色血液（动脉血）自左心室输出，经过动脉各级分支，流向全身各器官的毛细血管，进行组织内物质交换和气体交换，交换后血液变成了含有组织代谢产物及较多二氧化碳的血液（静脉血），再经各级静脉，最后流回右心房，这一循环途径称为体循环。心脏的泵血功能同时驱使着血液从左心室送往全身和从右心室送往肺部，因此体循环和肺循环是不间断同时进行的。

心脏疾病多见于伴有糖尿病、高血压、高脂血症、肥胖家族史及吸烟史的人群，具有较高的猝死风险，可通过运动、饮食等多种方式进行预防。

1. 缺血性心脏病　常见的有心绞痛及心肌梗死。心绞痛是冠状动脉供血不足，心肌急剧暂时缺血与缺氧引起的以发作性胸痛或胸部不适为主要表现的临床综合征，是心脏缺血反射到身体表面所感觉到的疼痛。心肌梗死是冠状动脉急性、持续性缺血缺氧所引起的心肌坏死。老年人及糖尿病患者由于感觉迟钝，感受不到剧烈疼痛，不能及时发现病情，容易造成猝死。心肌梗死急性期死亡率约为50%，存活者死亡的心肌细胞不能恢复原状，从而造成心脏功能衰弱。

急性心肌梗死的症状包括：①胸部疼痛，如沉重感、压迫感、束缚感、烧灼感、不适感等，有时可能扩散到颈、头、肩、臂、后背等；②呕吐感、出冷汗、意识丧失等。非急性心肌梗死的症状包括针刺样刺痛、短暂疼痛（几秒内消失）、触摸痛、深呼吸及咳嗽时根据身体朝向出现疼痛加重或减轻。

怀疑心肌梗死（伴随发冷、出汗、恶心等的严重胸痛持续20分钟以上）时，要立刻呼叫救护车，将硝酸类药物（硝酸甘油）置于患者舌下，准备自动体外除颤器（automated external defibrillator，AED）和心脏复苏，确认患者的生命体征（血压、脉搏、血氧饱和度、意识水平等）。

缺血性心脏病的治疗包括：①饮食运动疗法，改善生活习惯，减轻体重，低盐饮食（小于6g/d），戒烟限酒等；②药物疗法，疾病发作时舌下含服硝酸类药物能快速发挥作用，有发作经历的患者需要日常携带舌下含片；③经皮冠状动脉腔内成形术：药物治疗后仍有较高心肌梗死风险者，可针对狭窄血管进行扩张治疗，如气球扩张和支架疗法等。

2. 心力衰竭　简称心衰，是指各种原因导致心脏泵血功能受损，心排血量不能满足全身组织基本代谢需要的综合征。主要表现为呼吸困难、活动受限、体液潴留等。心脏功能降低常由血压升高的疾病（高血压）、心肌自身疾病（心肌病）、心脏血管疾病（心肌梗死）、心脏瓣膜疾病、心律不齐、先天性心脏病等导致，症状包括泵血功能降低、肺充血及血液淤滞。

（1）血液无法流到全身脏器引发的症状：①指尖变青（发绀症），由血液流动或肺部气体交换不畅引起；②尿量减少，由肾脏血液不足，尿液生成减少引起；③易疲惫，由营养、氧气传递不到全身引起；④低血压，由心脏泵血功能减弱引起；⑤心悸，由心脏代偿性搏动增加引起。

（2）肺充血及血液淤滞引发的症状：①咳嗽咳痰，心脏运输血液的能力下降，造成肺部处于充血状态，出现咳嗽、咳粉红色泡沫痰的症状；②夜间呼吸困难、体位改变时呼吸困难等，常表现为平躺时出现，坐立时缓解，也称为端坐呼吸；③全身症状，血液淤滞造成凹陷性水肿，体重增加等症状，通过每日观察患者有无水肿、体重有无增加，及早发现病情变化，尽早治疗；④颈静脉怒张，血液淤滞造成回流受阻，静脉压升高；⑤消化道症状，血液淤滞造成消化道吸收功能不畅，引起食欲缺乏、恶心、呕吐、便秘等症状；⑥腹水，血液淤滞造成静脉内液体渗出到组织中。

心力衰竭护理措施包括以下几项。①低盐饮食：每日摄取盐分应小于6g。通过使用食醋和白糖代替盐，以甜味、酸味掩盖咸味；加大辛辣调味料的用量，如辣椒粉、咖喱粉、胡椒粉、花椒、姜、葱、芥末、豆豉等，以减少盐的使用；使用酱油、大酱调味时，应相应减少食盐的投放量，20g酱油或大酱含盐量约为3g；改变用盐习惯，烹炒和熬煮时不加盐，出锅后将盐末直接撒在菜肴表面和汤内；由于面汤中含盐分较高，应减少食用；尽量减少购买和食用市售的腌制食品、熟食、咸菜等，以免摄盐量超标（图7-2-1）。②限制水分摄入：过量摄取水分会增加体液量，加重心脏负担。对于要求限制水分的患者，要注意确认饮水量。③适度运动：慢跑、散步、水中行走等中等程度的运动可以延缓疾病进展，推荐每日30分钟以上，每周3日以上的运动；对于没有运动习惯的患者，可以从短时间的散步及瑜伽、拉伸体操等轻度运动开始。④戒烟限酒：吸烟可引起心脏病，因此需要帮助患者努力戒烟；而过度饮酒会提高患心脏病的风险，因此需要患者有节制地适度饮酒，原则上尽可能戒酒。⑤减轻心脏负荷：日常排泄、沐浴、进食等也会导致心率及血压上升，造成心脏负担，因此要尽量避免连续的动作，即使患者无主观症状，动作之间也应尽量休息 15～30 分钟。通过日常生活管理，使心力衰竭患者健康长久地生活。

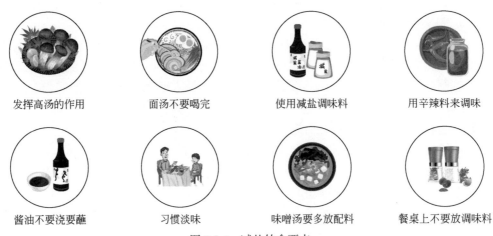

发挥高汤的作用	面汤不要喝完	使用减盐调味料	用辛辣料来调味
酱油不要浇要蘸	习惯淡味	味噌汤要多放配料	餐桌上不要放调味料

图 7-2-1　减盐饮食要点

三、脑血管疾病

大脑不仅是人体最重要的器官，也是最复杂的器官。大脑虽只占人体体重的 2%，但耗氧量达全身耗氧量的 25%，血流量占心脏输出血量的 15%，是控制精神、躯体活动的最高中枢，掌管人的感觉、思维、情绪和记忆。小脑是运动、学习中枢，负责保持身体平衡、维持姿势。脑干是生命维持中枢，负责调节呼吸、睡眠、心率等。大脑额叶位于大脑前方，负责创造、想出新事物，其他部位则负责运动、感知、语言、思考判断、视听等功能（图 7-2-2）。

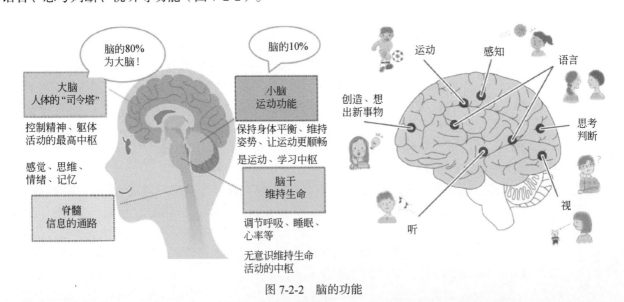

图 7-2-2　脑的功能

脑卒中又称中风、脑血管意外，是一种急性脑血管疾病，是由脑部血管阻塞导致血液不能流入或血管突然破裂而引起的脑组织损伤，包括缺血性卒中（脑梗死）和出血性卒中（脑出血等），其中缺血性卒中的发病率高于出血性卒中，占脑卒中总数的 60%～70%（图 7-2-3）。

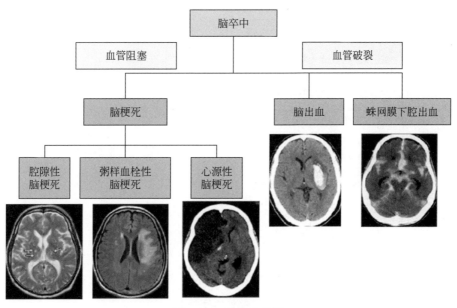

图 7-2-3 脑卒中分类

脑卒中的主要症状包括以下几项。①头痛：蛛网膜下腔出血以突发性的剧烈头痛为特征，脑出血较多时患者会感觉头痛欲裂。②瘫痪：当脑梗死、脑出血发病时，会出现半身无法活动（活动困难）的症状。左脑损伤时，右半身会出现活动障碍；右脑损伤时，左半身会出现活动障碍。既往有脑梗死、脑出血病史，已存在半身活动障碍者，若出现之前能正常活动的部位无法活动、身体发麻等情况，应怀疑脑卒中复发。③感觉障碍：当患者半身瘫痪时，会伴随感觉异常，以四肢感觉异常常见。具体表现为触觉、温度觉、位置觉、振动觉等丧失或变迟钝。④语言障碍：包括失语症（表达困难）和构音障碍（发音困难），虽然自己有想说某件事的明确意思，但是却无法正确地用语言进行表述，旁人也难以理解其语言内容，这与口部、舌部、喉咙运动障碍相关。⑤视野障碍：患者会出现视野缺失、视野变窄、视物模糊等症状。⑥眩晕：表现为醉酒样行走，无法走直线，站立不稳，躺下后无法坐起。⑦失调：表现为想抓取物体但抓不稳、抓空的状态，进食时难以用筷子夹取食物。⑧意识障碍：重症患者易出现意识障碍，需要强烈刺激才能醒来。出现上述症状时，应尽快就医，接受治疗，以减轻疾病后遗症。

1. 脑梗死 包括腔隙性脑梗死、粥样血栓性脑梗死和心源性脑梗死（图 7-2-4）。①腔隙性脑梗死由脑深部细小血管动脉硬化等原因引发，梗死灶较小，若存在多处梗死，可引发功能障碍，影响日常生活。②粥样血栓性脑梗死是脑粗大动脉由于粥样斑块（胆固醇斑块沉积）变得肥厚，动脉内腔狭窄引发。③心源性脑梗死是由心肌梗死、心房颤动等产生的血栓随着动脉进入大脑，阻塞脑动脉引发。脑梗死的主要危险因素包括脑梗死家族史；高血压、肥胖、糖尿病、高脂血症等疾病；心律不齐等疾病；吸烟、饮酒等。

脑梗死的主要症状：①面部、口角歪斜，多出现在一侧面部；②口齿不清，无法理解语义等；③四肢无力、瘫痪；④手脚发麻；⑤眼前出现重影。上述症状出现后几分钟到几十分钟消失，最长不超过24 小时，自行缓解称为短暂性脑缺血发作（transient ischemic attack，TIA），可视为脑梗死的前兆。当单侧手脚突然发麻，一侧面部发麻、痉挛，剧烈头痛，失去意识等症状中有 2 ～ 3 个症状频繁出现时，需要提高警惕。

2. 脑出血 包括脑实质（大脑、小脑、脑干）出血及脑实质外出血，脑实质内的出血称为脑内出血，最常见的原因是高血压。出血部位不同，临床表现也不同，常见的有毫无前兆的头痛、眩晕、呕吐等，以及意识障碍、痉挛、瘫痪、口齿不清等。脑实质外的出血称为蛛网膜下腔出血，80% ～ 90% 由位于蛛网膜下腔的动脉瘤破裂引起，常见症状有剧烈头痛、恶心、意识障碍等，较少出现脑梗死、脑内出血的瘫痪、失语等神经性症状。

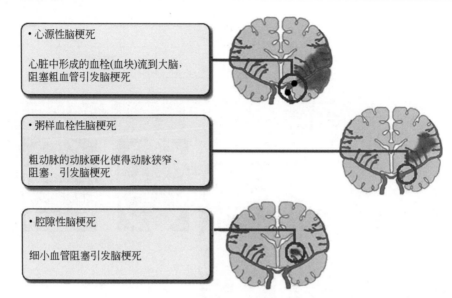

- 心源性脑梗死

  心脏中形成的血栓(血块)流到大脑，阻塞粗血管引发脑梗死

- 粥样血栓性脑梗死

  粗动脉的动脉硬化使得动脉狭窄、阻塞，引发脑梗死

- 腔隙性脑梗死

  细小血管阻塞引发脑梗死

图 7-2-4 脑梗死分类及病因

3. 脑卒中介护 脑卒中出现症状后如能尽早发现并及时就医，可将后遗症控制在最低限度。应对患者及家属进行精神安抚，并与其他岗位人员紧密配合，针对患者急性期、恢复期、维持期提供适宜的介护。

（1）急性期介护：即发病开始的 1～3 周时间，急性期患者病情不稳定，应密切观察生命体征及症状变化。在充分的风险管理基础上，与医生协商活动的时机和程度，从床上活动开始介入，待病情稳定后，逐步扩大活动范围，以防止出现废用综合征。例如，从床上进食变为坐在轮椅上进食、坐轮椅去卫生间等，尽管会伴随一定风险，但及早离床活动对改善患者日常生活活动能力及恢复十分重要。

（2）恢复期介护：即发病后 1～3 周后至 3～6 个月，恢复期患者全身状态趋于稳定，需积极进行康复活动。尽量使用瘫痪侧进行训练，运动量适宜。部分患者存在脑高级功能障碍，如记忆力、注意力、执行力等方面的障碍，无法参与社会性活动，吞咽功能障碍等表现，出现上述障碍时应针对性进行康复训练。一般认为脑血管疾病发病 6 个月之后恢复就会停滞，在此期间应针对患者后遗症集中进行康复训练，达到改善的目的。

（3）维持期介护：即发病后的 3～6 个月后，这一时期要在维持患者身体功能的前提下使患者的整体状况得到较大改善。鼓励患者在日常生活中维持活动量，预防失用造成的功能减退，维持、提高已有的功能。保证患者充足的离床时间，通过行走练习等保持运动量。鼓励患者自己更衣，从轮椅移乘到椅子上进食。通过管饲摄取营养的患者可以移乘到轮椅上再注射营养剂，移乘时可使用助步器、拐杖和自助工具等。改善生活环境，如可以在卫生间、浴室、楼梯上安装扶手，使用护理床等，以及改装患者房屋（如降低台阶差）等，使介护对象能更顺畅地进行并完成动作。

4. 介护注意事项 介护人员需要在医护人员指导下，帮助患者适应环境，继续进行康复训练，给予患者更多的关心、鼓励。①失语症患者：对话时语速要慢，尽量用简单的语言，可以在单词之间稍作停顿，避免难词、长句以减少双方沟通压力；让患者使用"是"和"不是"表达回应，结合肢体动作使沟通更顺畅；视情况进行笔谈、使用拼字盘等。②瘫痪患者：行走时应站在患侧进行辅助，根据日常生活活动能力选择拐杖、助步器、步行车等用具；帮助患者移乘到轮椅时，轮椅应摆放在健侧，使患者充分使用健侧身体，容易移乘，同时减轻介护人员负担；更衣时患侧肩膀容易脱臼，避免让患者做费力的姿势，应从患侧开始穿衣，健侧开始脱衣。③半侧空间忽略症患者：以左侧空间忽略症为例，患者由于左侧视野不清，会无视或无法察觉左侧空间，日常应在右侧与患者交谈，以免因难以识别造成患者的精神负担；让患者养成确认左侧的习惯，可在容易看清的右侧贴上纸条提醒，并反复出声示意。右侧空间忽略症患者以相反方向进行介护。④脑高级功能障碍患者：会出现记忆力、注意力、执行功能、社会行为障碍等，从外表很难看出，患者苦于无法获得他人理解。因此，应根据患者的症状，有针对性地给予介护，如改善环境、简化任务、逐一下达指令、让记忆外化等。

四、肺炎及慢性阻塞性肺疾病

1. 肺炎 主要是由肺炎球菌（最常见）、链球菌、金黄色葡萄球菌、病毒、衣原体、支原体等病原体引起的肺部感染。细菌、病毒经口鼻进入人体后，从咽喉进入支气管，最终到达肺部引发炎症。另外，老年人由于吞咽能力减退，脑血管疾病造成咀嚼能力下降，食物未加工成易吞咽的形状，再加上反射迟钝，无法及时咳出误吸的食物等情况，造成食物、唾液进入呼吸道，易发生误吸性肺炎。

（1）症状：主要包括发热，胸部疼痛，剧烈咳嗽，气短，呼吸时发出笛音、哮鸣音、水泡音等肺部啰音。病情加重时出现呼吸加速，甚至呼吸困难，需要吸氧治疗，细菌性肺炎患者会咳黄绿色痰液。需要注意的是老年人多症状不明显，发现时病情已较重，因此日常生活中老年人进餐时发生呛咳或出现上述症状时，应尽快联系医护人员。

（2）检查与诊断：首先听诊确认有无肺炎的典型杂音，再进行胸部 X 线检查，若发现肺炎特有的白色阴影则可诊断。还可根据情况进行 CT 检查，通过血液检查了解炎症程度和血氧饱和度，通过痰培养等确定致病菌；无法查出致病菌或病情紧急时，可进行肺部组织病理检查。

（3）治疗：使用抗菌药对抗导致肺炎的细菌；支原体肺炎等对抗菌药具有耐受性，需仔细斟酌用药；对于抗菌药无效的病毒性肺炎等，应采取退热、止咳化痰等对症治疗；若患者病情严重，推荐住院治疗，便于观察病情，确认药物疗效直至患者状态稳定；误吸性肺炎需要在禁食禁水的基础上进行治疗，为防止复发，应改善患者进食方式，如减少每口进食量，老年患者可佩戴义齿，根据情况选用果冻状食物或采用管饲直接向胃部注入营养液等。对于唾液误吸造成的肺炎，应做好口腔护理。对于有糖尿病、慢性肾病等慢性病的患者，肺炎会造成疾病的恶化，需要结合目前疾病情况进行治疗。

（4）预防/治疗后注意事项：肺炎治愈后仍可复发，日常生活中需要做好预防护理，减少复发。平时养成洗手、漱口的习惯。保持规律生活，预防细菌、病毒感染，接种肺炎球菌、流感病毒疫苗等。老年患者易发生误吸性肺炎，应注重日常护理。具体包括：①就餐前后做好口腔护理，充分清洁口腔可以减少细菌数量，即使发生误吸，细菌数量少不至于引发肺炎；②改善进食环境，如关掉电视，调整进食姿势，清理桌面，营造能够集中注意力进食的环境；③根据患者吞咽功能，改变进餐方式，对于饮水呛咳的患者，可以考虑加入增稠剂；④进餐后不要立刻躺下，保持进餐体位 30 分钟以上，避免压迫腹部；⑤进餐前进行口腔按摩、做吞咽康复操等，降低误吸风险；⑥通过运动增强呼吸系统肌肉力量，指导患者练习缩唇呼吸及正确咳嗽排痰方法等，以提高肺活量，改善肺功能。常用排痰方法：①呼气法，慢慢吸气后，吐气的同时发出"哈"的声音，以此加快呼气的速度，吐出痰液；②体位引流法，医护人员听诊确定痰液积聚的位置，将该部位朝上，利用重力作用将痰液引流到呼吸道，进而促进排痰。

2. 慢性阻塞性肺疾病(chronic obstructive pulmonary disease,COPD) 是慢性支气管炎和肺气肿的总称，多见于中老年群体。我国 COPD 患者人数近 1 亿，其中 40 岁以上者患病率高达 13.7%，男性患者多于女性。吸烟是最主要的病因，15% ～ 20% 的吸烟者患有 COPD。香烟烟雾会导致支气管炎，咳嗽、咳痰，支气管变细，空气流动性变差（图 7-2-5）。

（1）症状：由于炎症、纤维化等使呼吸道受到压迫，痰液等分泌物使支气管内腔变窄，同时肺泡外壁硬化、破裂，影响正常气体交换。患者会出现呼吸困难，典型症状为劳力性呼吸困难，即行走、上下楼梯时感到气短，出现发绀、血氧饱和度下降。还可出现慢性咳嗽、咳痰、体重减轻等表现，部分患者存在肺部啰音、发作性呼吸困难等类似哮喘的并发症（图 7-2-6）。

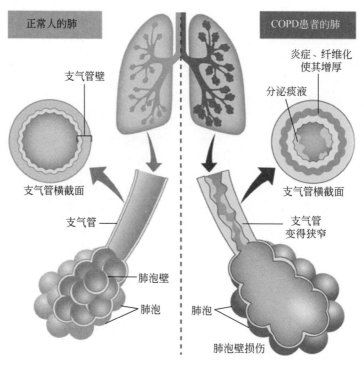

图 7-2-5　正常人与 COPD 患者肺部比较

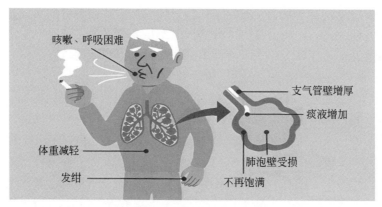

图 7-2-6　COPD 的症状

（2）诊断：如果患者存在长期吸烟史，有慢性咳嗽、痰多、劳力性呼吸困难等症状，应怀疑为 COPD，通过呼吸功能检查确诊。检查时，让患者尽力最大吸气后，尽力尽快呼气，所能呼出的最大气量（用力肺活量），以及第 1 秒用力呼气容积（1 秒量），两者之比为 1 秒率（1 秒量 / 用力肺活量），即呼吸道的狭窄程度。如果吸入呼吸道扩张药后的 1 秒率不足 70%，排除其他引发阻塞性障碍的疾病后，即可诊断为 COPD。重症患者 X 线片可观察到肺部通透性增加，肺部过度膨胀。高分辨率 CT 能检测出肺泡破损，发现早期的肺气肿病变。但在 COPD 的诊断中，是否有阻塞性障碍更为重要。COPD 还会伴有全身的炎症、骨骼肌肉功能障碍、营养障碍、骨质疏松等并发症，是一种全身性疾病，这些肺外症状会影响重症程度，因此也需要评估和治疗。

（3）治疗：COPD 造成的肺泡损伤不会恢复原状，故其管理目标是改善症状及生活质量，维持、提高运动能力及身体灵活性，预防 COPD 加重，抑制病情进展，预防、治疗全身并发症及肺部并发症，改善患者预后。

治疗时，根据气流阻塞程度、呼吸困难等症状及加重程度，综合判断 COPD 严重程度，阶段性地加强治疗。持续吸烟会加速呼吸功能恶化，因此戒烟是治疗的基础。为避免病情加重，推荐接种流感疫苗或肺炎球菌疫苗。药物治疗以支气管扩张药为主，一般推荐吸入型，主要有长时间扩张支气管的吸入型抗胆碱能药物及 β_2 受体激动剂等。如果气流阻塞严重且不断加重，可使用吸入型类固醇药物，为预防副作用，使用后应指导患者漱口。非药物疗法以呼吸康复为主，包括缩唇呼吸、腹式呼吸等呼吸训练，以及运动疗法、营养疗法等，需要与康复专业人员和医生协商，在日常介护中合理地引入呼吸康复。若患者低氧血症进一步发展，需要采用居家氧疗法；若存在呼吸衰竭，可使用小型人工呼吸机和面罩实行辅助呼吸疗法；部分患者可考虑外科手术，切除过度膨胀的肺部。

居家氧疗法可保证患者生活质量，维持其运动功能。注意事项：①氧疗时严格遵照医嘱，包括吸入量及吸入时间等，不能擅自增加吸入量或延长吸入时间，如果吸入过多氧气，调控呼吸的神经变得迟钝，反而会加重呼吸困难；②氧疗时远离火源2m以上，避免使用吹风机；③沐浴会大量消耗氧气，水温设定在40℃左右，时间不超过15分钟，应提前温热更衣室以减少患者血压变化，准备更衣用椅等以降低沐浴带来的身体负担。

五、肾功能不全及透析

肾脏不能充分有效地发挥作用的状态称为肾功能不全。肾功能持续低下会导致体内代谢物无法排出，引起血压升高、体液量增加、骨质疏松等，肾功能不全晚期需要接受人工透析或肾脏移植。

肾脏功能包括：①将代谢物排出体外，血液流经肾脏被过滤，肾脏将代谢物和多余的盐分以尿液的形式排出体外，肾功能不全造成排尿减少，代谢物堆积在体内可能导致尿毒症等疾病；②通过控制盐分和水分的排出量来调节血压，血压升高是由于肾脏减少了盐分和水分的排出量，另外，肾脏可分泌维持血压的激素，肾功能不全会导致高血压，而高血压进一步加重肾脏负担，使肾功能恶化，形成恶性循环；③通过分泌促红细胞生成素来刺激骨髓生成新的红细胞，肾功能不全时促红细胞生成素分泌减少或不分泌，造成贫血；④调节体内的体液量与电解质平衡，肾功能不全时体液量调节失衡，造成水钠潴留使身体水肿，电解质平衡失调，引起疲劳、眩晕等；⑤产生活性维生素D，促进钙的吸收，肾功能不全时易出现骨质疏松。

1.分类 根据发病急缓，肾功能不全可分为急性和慢性两类。急性肾功能不全一般数日到数周内发病，慢性肾功能不全一般数年内发病。

2.病因 ①各种生活习惯病：如糖尿病、高血压、高脂血症、肥胖、吸烟等，以上疾病对肾脏造成伤害，使肾功能逐渐下降。在开始接受人工透析治疗的患者中，糖尿病肾病约占40%。可通过饮食管理和水分控制，将血压控制在正常范围，加强运动消除肥胖，戒烟减少动脉硬化等负面影响。②慢性肾小球肾炎：肾小球起到过滤代谢物和盐分的作用，出现炎症时，肾脏过滤功能下降形成蛋白尿或血尿，慢性肾小球肾炎是指上述症状持续1年以上，一般认为其病因是免疫缺陷。③肾硬化症：高血压导致肾脏血管出现动脉硬化，血管变窄使通往肾脏的血流减少，无法产生尿液，引发肾功能不全。

根据病灶位置的不同，肾功能不全分为肾前性、肾性和肾后性3种。①肾前性肾功能不全：多指其他疾病导致血压下降，使流向肾脏的血液减少，无法生成尿液。例如，脱水、大量出血、心功能不全、重症感染症（败血症）等。②肾性肾功能不全：指病变在肾脏。除急性肾炎或急性间质性肾炎等肾脏疾病外，还可能与医疗行为（如手术或使用抗生素、抗癌药、检查中使用造影剂等）及肾内血管疾病（如肾梗死、肾动脉血栓等）有关。流向肾脏的血流中断，导致肾脏细胞死亡。③肾后性肾功能不全：指尿液排泄通道被阻断，尿液蓄积在体内，常见原因有前列腺增生、输尿管结石和膀胱癌等。

3.症状 包括排尿异常（次数、尿量、颜色等），心悸，气喘，贫血，水肿，高血压，恶心，发热，头部、背部、腰腹部疼痛，食欲缺乏和皮肤瘙痒等。

4.诊断 诊断肾功能不全需要进行血液和尿液检查，以了解肾功能状态。发生肾功能障碍时会出现蛋白尿，可通过测定尿液中的蛋白质，以及通过血液检查测量血清肌酐值，判断肾脏的过滤和排泄功能，还可通过其他采血数据或造影等检查进一步探明病因。

5. 治疗 早期急性肾功能不全患者若消除病因，可恢复肾脏功能。因脱水、出血导致肾脏血液不足时，可治疗出血并通过静脉补液或输血改善病情。输尿管结石导致尿液堵塞时，需取出尿结石，使尿液流通消除肾脏负担。肾脏出现炎症时，可使用类固醇或免疫抑制剂等，也可根据需要选择短期透析治疗。

慢性肾功能不全患者难以从根本上恢复肾功能，治疗原则是尽可能维持残存的肾脏功能，防止恶化。无须透析时，可使用降压药和利尿剂，减少易存留在体内的钾、磷等药剂，以及类固醇或免疫抑制剂。肾功能不全时，可使用促红细胞生成素类药物。慢性肾功能不全患者一般限制摄入蛋白质、钠、钾和磷，保证基础代谢消耗，日常生活中要避免过激的运动，避免着凉，预防感冒等。水分限制因人而异，需认真确认医嘱，使水分保持在合理范围内。

6. 人工透析 是指以人工方式从血液排出代谢物和多余的水分，代替肾脏本应发挥的血液滤过功能。透析主要有两种方式：①建立静脉通路，将血液引出并通过机器，将过滤后的血液再次送回血管，称为血液透析；②经患者自身腹膜进行的腹膜透析。透析疗法不是根治疗法，而是代替肾脏调整代谢物和水分的对症疗法。

血液透析是患者的血液通过透析器之后又送回体内（图7-2-7），肾功能不全晚期患者大约1周透析3次，每次约4小时，老年患者多前往医院接受血液透析。短期血液透析者，会将专用透析管留置在颈部血管中。长期血液透析者，需要在透析前约1个月行动静脉内瘘术，将前臂靠近手腕部位的动脉和邻近的静脉进行缝合，形成动静脉内瘘。腹膜透析是在患者腹部放置一根腹膜透析管，腹透液通过透析管灌注到患者腹腔中，利用腹膜半透膜的性质进行物质交换，排出多余水分和代谢废物，特点是不需要大型的专业仪器，可居家或在办公场所进行。透析疗法需要终身进行，对日常生活和生活质量产生很大影响，需结合患者情况选择合适的治疗方式。

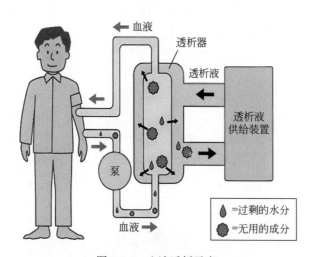

图 7-2-7　血液透析示意

7. 透析患者的护理 患者透析前应了解病情严重程度及各项指标。透析时注意监测血压、心率、体温及呼吸等生命体征，如出现低血压、透析失衡综合征、心功能异常等表现，立即告知医生采取针对性处理措施。由于透析患者治疗时间较长，且经济负担较重，患者易产生焦虑和悲观等情绪，需要亲属陪伴和照顾。

（1）水、钠限制：钠摄入过多易引发水肿和高血压，加重心脏负担；造成口渴，对水分需求变大，使水分管理变得困难。每日摄入食盐应低于6g，并将水分摄入量控制在医嘱范围内。

（2）钾的限制：高钾血症可能引发心律失常。钾在水果、蔬菜、薯类、肉类中含量较高，蔬菜经过浸泡或水煮，钾含量将减少到1/3～1/2。此外，干果中浓缩了大量的钾，应减少食用。

（3）体重管理：在每日同一时刻测量并记录体重，向医生咨询目标体重（净重），体重增加的基准是两日体重增加小于净重的6%，超过6%时需咨询医护人员，采取调整透析、限制盐分及水分、重新制订饮食计划等措施。认真记录血压等数据，以调整治疗药物和透析期间的水分摄入量。

（4）日常生活护理：由于进食饮水限制，患者易出现便秘，需尽可能养成每日固定时间排便的习惯；使用正规处方泻药；便秘症状难以改善时，及时咨询医护人员；保持适度运动，既可避免基础疾病恶化，也可通过运动调节肠道功能，改善排便。

（5）其他：①透析当日，避免泡澡，可选择淋浴，防止细菌侵入身体；②患者透析当日易感疲惫，入浴或淋浴等会加重患者负担，应尽量安排在非透析日进行；③睡觉时不要压迫内瘘术肢，避免碰撞、防止受伤；④内瘘术肢不戴手表、不提重物，也不可测量血压或采血。

六、糖尿病

糖尿病是一组因胰岛素绝对或相对分泌不足和（或）胰岛素利用障碍引起的碳水化合物、蛋白质、脂肪代谢紊乱性疾病，以高血糖为主要标志。正常人进食后，机体摄入营养素的一部分转化为糖，糖被肠道吸收并随血液流动，在身体所有器官和组织中循环，最终到达肌肉细胞，在胰岛素的作用下被细胞吸收，转化为身体活动的能量来源。胰岛素可使糖分迅速进入细胞内，血糖浓度因此得到控制。反之，当出现胰岛素分泌不足或胰岛素抵抗时，就可以导致血糖浓度上升（图7-2-8，彩图6）。

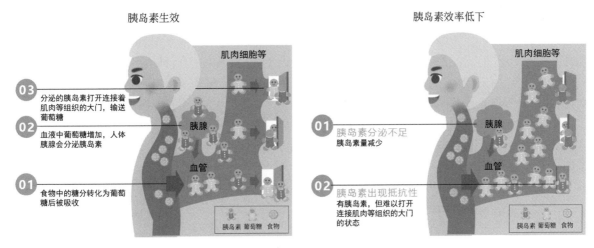

图 7-2-8　血糖和胰岛素

1. 种类　糖尿病主要分为四种类型。

（1）1型糖尿病：指胰腺几乎不分泌胰岛素所导致的高血糖，患者需要接受胰岛素注射治疗，多见于青少年患者。

（2）2型糖尿病：特点是胰岛素分泌不足及胰岛素抵抗导致高血糖，其病因除遗传因素外，还有过度饮食、运动不足、肥胖等，多见于中老年患者。为将血糖值控制在合理范围内，需要重新审视饮食和运动习惯，根据情况选择降血糖药或注射胰岛素治疗。

（3）其他特殊类型糖尿病：较复杂，种类繁多，可由疾病、药物、单基因遗传所致。

（4）妊娠糖尿病：指女性仅在妊娠期间发生的血糖水平升高，可造成孕妇感染、羊水过多、胎儿高血糖、巨大儿等，因此孕妇要进行细致的血糖管理。

以上四种类型中，1型糖尿病和2型糖尿病比较常见（表7-2-1）。

表 7-2-1　1 型和 2 型糖尿病

	1 型糖尿病	2 型糖尿病
患者比例	20% ～ 40%	60% ～ 80%
体型	瘦人居多	超重, 肥胖型居多 (但瘦人也会发病)
主要患病人群	年轻人 (25 岁以下) 居多	多为中年以后, 但学龄期的儿童发病人数也在增多
主要诱因	病毒感染导致免疫缺陷	由过食、运动不足、压力或遗传缺陷导致
患病经过	突然发病	1 年以上时间, 逐渐发病
症状	口渴、多饮、多尿等	多无症状, 会在尿检时被发现
治疗	注射胰岛素	饮食疗法和运动疗法是基本, 根据情况选择降血糖药和胰岛素注射

2. 症状和并发症　常见的症状包括口渴、频繁喝水, 尿频, 体重下降, 易疲劳等, 血糖值持续增高可能发生意识障碍。主要的并发症如下。

（1）糖尿病性神经病变: 最初表现为肢体麻木或感觉迟钝, 继续恶化会引发坏疽, 有下肢截肢的危险。感觉麻木使患者难以意识到各种疾病和皮肤问题, 在高血糖影响下, 感染及伤口的恢复变差, 症状易发生恶化。

（2）糖尿病性视网膜病变: 指血液循环障碍导致眼底血管堵塞, 视力低下, 最终导致失明。

（3）糖尿病肾病病变: 指高血糖导致肾脏过滤血液不畅, 病情恶化时需进行人工透析以清除体内毒素。

3. 诊断和检查　临床上糖尿病的诊断检查主要为测定血液中葡萄糖水平（表 7-2-2）。

（1）空腹血糖值: 指前一日晚餐后禁食, 次日晨禁食状态下测量的血糖值。

（2）葡萄糖负荷试验 2 小时值: 指在禁食 10 小时以上状态下采血, 后让患者喝 75g 葡萄糖液, 2 小时后再次采血测量血糖值。

（3）随机血糖和糖化血红蛋白（HbA1c）值: 如果血糖不在正常范围, 但未达到糖尿病的诊断标准即为糖尿病前期, 应尽早改变日常生活习惯, 接受治疗, 防止发展成糖尿病。

表 7-2-2　糖尿病前期及糖尿病诊断标准

分类	诊断标准
糖尿病前期	IFG: 6.1mmol/L ≤空腹血糖＜ 7.0mmol/L 且 OGTT 2h 血糖＜ 7.8mmol/L
	IGT: 空腹血糖＜ 7.0mmol/L 且 7.8mmol/L ≤ OGTT 2h 血糖＜ 11.1mmol/L
	HbAlc: 5.7%~6.4%
糖尿病	典型糖尿病症状, 伴随机血糖≥ 11.1mmol/L, 或空腹血糖≥ 7.0mmol/L, 或 OGTT 2h 血糖 1.1mmol/L, 或 HbAlc ≥ 6.5%; 无糖尿病典型症状者, 需改日复查确认

注: 数据来自《中国成人 2 型糖尿病及糖尿病前期患者动脉粥样硬化性心血管疾病预防与管理专家共识（2023）》。IFG, 空腹血糖受损; IGT, 葡萄糖耐量受损; HbA1c, 糖化血红蛋白; OGTT, 口服葡萄糖耐量试验。

4. 治疗和介护　为减少或控制并发症, 需要对患者进行长期血糖管理, 具体如下。

（1）饮食控制: 规律三餐, 进食七八分饱, 细嚼慢咽; 丰富食品种类, 均衡摄入食物; 限制脂肪摄入, 多摄入蔬菜、海藻和菌类等富含纤维的食物; 避免糖分含量高的食物, 睡前不吃零食。

（2）坚持运动: 餐后可轻松步行 10 ～ 30 分钟。

（3）戒烟限酒: 吸烟会导致 2 型糖尿病发病率增高, 鼓励戒烟, 避免大量饮酒。

（4）足部护理: 随着糖尿病神经病变的进展, 患者会出现感觉迟钝, 需要每日认真观察足部, 确认是否有溃疡、蜂窝织炎等, 指甲附近有无炎症和伤口, 早期发现病变可防止症状恶化。日常保持足部清洁,可用软毛巾或泡沫轻柔清洗，清洁之后充分保湿；选择合适尺码的鞋，防止足部皮肤破损。

（5）药物治疗：根据患者情况选择治疗方法，包括口服降血糖药和注射胰岛素。其中，注射胰岛素是从体外注射胰岛素以降低血糖值，注射部位为皮下脂肪丰厚处（腹部、臀部或上臂），多在腹部注射。常见胰岛素制剂的种类、注射时机和特点见表 7-2-3。注射时需确认药量和进食量，必要时餐前测量血糖，以免因注射过量或进食过少引发低血糖。未开封的胰岛素需放在冰箱内保存，保存温度为 2～8℃。开封后的胰岛素要求 1 个月内使用完毕，不要放在冰箱里，需要在干燥、阴凉的地方存储，温度在 25℃以下。糖尿病前期患者的血糖控制目标是空腹血糖值小于 6.1mmol/L，餐后 2 小时血糖值小于 7.8mmol/L；糖尿病患者的血糖控制目标是空腹血糖值小于 7.0mmol/L，餐后 2 小时血糖值小于 10mmol/L。

表 7-2-3　不同种类胰岛素制剂的注射时机和特点

种类	注射时机	特点
超速效型胰岛素制剂	根据进食时间注射	注射后立刻开始生效，持续时间最短
速效型胰岛素制剂	根据进食时间注射	注射后 30 分钟左右开始生效，相较"超速效型"生效略慢
中间型胰岛素制剂	一天内固定时间注射生效	注射后慢慢生效，持续近一天
长效可溶解型胰岛素制剂	一天内固定时间注射生效	药效基本不存在峰值，效果稳定持续近一天
混合型胰岛素制剂	根据进食时间注射	"超速效型"或"速效型"与"中间型"的混合制剂
可溶性预混胰岛素制剂	根据进食时间注射	"超速效型"与"长效可溶解型"的配合制剂

七、帕金森病

帕金森病又称震颤麻痹，是一种常见的进展性神经系统变性疾病。老年人多见，平均发病年龄约为 60 岁，我国 65 岁以上人群患病率约为 1.7%。正常情况下，支配随意和不随意运动的锥体外系，从脑部出发的下行性运动刺激通过中脑的黑质、脑桥，经过延髓向脊髓下降，完成运动命令的下达。帕金森病患者锥体外系出现障碍，多巴胺及去甲肾上腺素的产生减少，减缓了神经传导速度。正常情况下，神经传导是由神经终末的突触囊泡释放多巴胺，多巴胺含量正常时会刺激受体，完成运动命令的下达。帕金森病患者突触囊泡释放的多巴胺减少，导致受体刺激不足，无法完成下达运动命令，从而出现不随意运动（图 7-2-9）。

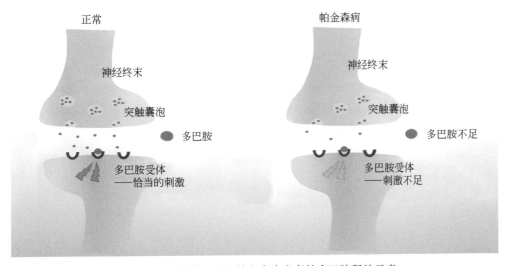

图 7-2-9　正常情况下和帕金森病患者的多巴胺释放示意

1. 症状 帕金森病起病隐匿，进展缓慢。首发症状通常是一侧肢体的震颤或活动笨拙，进而累及对侧肢体。最显著的症状是静止性震颤、运动迟缓和肌强直，中晚期患者可出现姿势平衡障碍。发病前后会伴随非运动症状，如便秘、嗅觉障碍、睡眠障碍、自主神经功能障碍及精神、认知障碍等（图 7-2-10）。

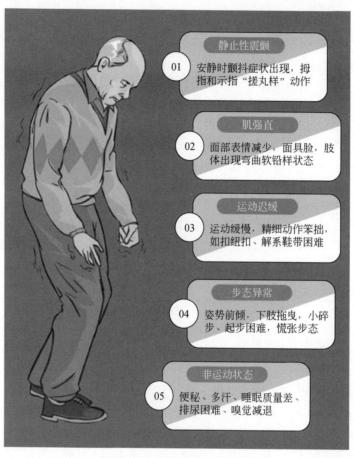

图 7-2-10 帕金森病主要症状

（1）静止性震颤：患者每秒会出现 4～6 次的静止性震颤，初期症状出现在单侧手或足，严重时可出现在双侧，特别是手足的细小震颤，以及拇指、示指互相搓捻的"搓丸样"震颤。

（2）肌强直（肌肉僵硬）：是指锥体外系病变所引起的肌张力增高，初期多发生于手关节，随着病情进展，扩散到四肢肌群，屈肌和伸肌均可受累。当活动患者手臂时，可感觉到明显的阻力，类似于弯曲软铅管的感觉，称为"铅管样强直"。合并肢体震颤时，可在均匀阻力中出现断续的停顿，如同转动的齿轮，称为"齿轮样强直"，导致患者精细动作不能完成，如解系鞋带、扣纽扣等。

（3）无动症：主要表现为自发性动作减少或不活动。开始动作和动作中发生冻结样停止，患者脚步滞涩，很难迈出第一步，出现动作迟缓、无法站起等症状。面部肌肉运动减少，眨眼次数减少，表情呆板，犹如戴了一张面具，称为"面具脸"。

（4）姿势反射障碍：中枢神经系统通过反射改变骨骼肌紧张或产生相应的动作，以维持身体的姿势、位置和运动平衡。正常情况下，人在失去平衡时，脑部可进行自我修正，使人不易跌倒。帕金森患者在受到外力刺激时，无法保持身体平衡，导致跌倒次数增加，如受到向前的力时，患者会小碎步向前走，出现慌张步态，向前跌倒。

（5）行走障碍：患者行走时出现步态异常，表现为小碎步或者慌张步态。患者在行走过程中，身体呈向前俯冲的前倾姿势，重心前移，手臂摆动小，步伐小且越走越快，不能及时停步。也可能在走路时或准备起步时，突然感觉两只脚像被磁铁吸住，不能抬脚、起步困难，称为冻结步态。常发生于起步、转弯或经过狭窄过道、房门时，患者紧张时更易出现。步态异常易引发跌倒，甚至发生骨折。

（6）自主神经症状：活跃心脏和血管功能的交感神经与抑制功能的副交感神经间失去平衡，副交感神经兴奋，使心搏变缓，血压下降，吞咽功能变差，唾液积存在口腔内，增加误吸风险。患者突然站立时出现面色苍白、直立性低血压等情况。还会引起便秘、排尿障碍和性功能障碍等。

（7）精神症状：关节活动度受限和肌强直使患者无法按照自身意愿活动，表现出易疲劳；由于生活质量不能得到满足，担心病情发展等而引发内源性抑郁症。受治疗药物影响，还可出现妄想和幻觉等症状。

（8）认知功能障碍：表现为执行功能障碍、记忆力减退等，在老年患者中，应考虑脑部功能衰退导致的认知障碍。

（9）书写障碍：帕金森病的早期症状，由于上肢肌张力增高，动作缓慢，患者写字逐渐困难，笔迹弯曲，字体越写越小，称为"小写症"。

（10）语言障碍：患者言语不清，声音低沉且单调，构思语句缓慢，没有抑扬顿挫的语气等。开始说话时语句很难说出口，逐渐会快速地小声说话，出现流口水的现象，严重者需要不停地擦拭。

2. 评价　帕金森病的严重程度一般可采用 YAHR（Hoehn & Yahr）分级来评估，分为 1～5 级，1 级程度最轻，5 级程度最重，以 3 级为分界线（图 7-2-11）。

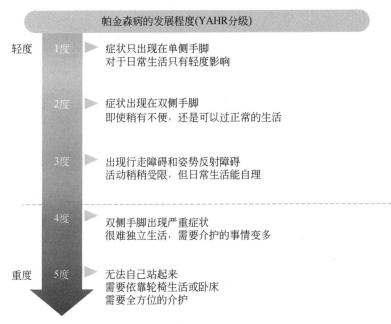

图 7-2-11　帕金森病 YAHR 分级

3. 治疗　采取综合治疗，主要方法有药物治疗、手术治疗和康复治疗。药物治疗以改善症状、提高生活质量为目的；手术治疗可改善肢体震颤和肌强直症状，无法根治疾病，术后仍需使用药物治疗；康复治疗以减轻症状、延缓病情进展为目的。具体方法如下。

（1）放松：通过足浴、洗澡、按摩等进行放松，逐步舒缓肌肉僵硬。

（2）肌肉力量强化运动：借助视觉和声音节奏使活动变得容易，重点是配合口号和运动，有节奏地进行。

（3）行走练习：肌强直导致患者四肢僵硬、走路困难，适当运动可缓解僵硬。日常可以适当多行走，起步时脚尽量抬高，步距尽可能大，双臂摆动尽可能大，且与脚步配合。可在地面铺设带条纹的地板或画上类似"斑马线"线条（线条间距约为一步宽度），练习踏着线条行走；也可练习通过狭窄过道；扶着扶手上下楼梯或反复交替上下踏板；转弯时要转大弯，不要原地转身；还可在家人配合下后拉或侧推肩部，练习保持身体平衡。若患者平衡能力良好，可选择快走、太极拳、瑜伽等项目进行训练。训练的同时要注意安全。

（4）生活能力训练：鼓励患者自行完成穿衣、起床等事情，加强上肢活动及上下肢配合训练，锻炼四肢协调能力。当更衣、排泄、洗澡等生活动作完成困难时，可根据需要引入自助工具。

（5）构音及吞咽练习：包括呼吸肌的强化运动、构音练习、发声练习、吞咽练习及训练等，根据病情发展调整食物形态和使用增稠剂等。训练发音时，从字母开始，再到字、词语，要注意音量、语调及语速，逐渐增加难度。

4. 介护要点

（1）症状介护：帕金森严重影响患者的运动功能，降低生活质量。除加强日常护理和心理护理外，还要针对各种症状进行介护，良好的护理可帮助延缓疾病进展。

1）冻结步态：当患者开始动作时，发出号令等听觉刺激，如一边打节奏一边做动作，或在地面、墙面等地方做记号，防止步幅变小，使行走变得更加容易。

2）流涎：练习龇牙、微笑、吹气球、发"i、u"音、鼓腮、磕牙等，可增强吞咽肌群力量、改善吞咽功能、预防误吸。

3）便秘：适当运动、摄取水分和膳食纤维多的食物，必要时遵医嘱服用通便药物。

4）幻觉和妄想：约30%的患者出现该症状，在患者表现出强烈兴奋和不安时需要和医生商讨，调整用药。

（2）关注"开关现象"：介护人员要特别关注"开关现象"，这是指患者在药物治疗过程中出现的药效波动现象。"开"是指药物起作用时，患者肢体僵硬消失、活动正常，症状被抑制的状态；"关"是指当药物失去作用时，患者肢体僵硬、运动不能，症状未被抑制的状态。如患者刚刚还在聊天吃饭，突然表情变得单一、手脚颤抖、声音变小到几乎听不到，无法正常吞咽食物；在外突然无法活动，导致跌倒等，表示出现了药物"开关现象"。"开关现象"与服药时机无关，无法预料出现的时间，因此需要仔细观察。进食、饮水时注意防止误吸，进行移动、移乘、洗澡等时注意安全。

（3）提高患者的参与度：引导患者积极参与饮食、运动、穿脱衣物等日常生活活动任务。在确保安全的前提下，提高患者自身的参与度，并根据患者的情感及心理需要给予鼓励，通过"自己来穿衣服吧""和我一起走到浴室吧"等语言来促进患者自身的活动。在不增加患者压力的范围内，尽可能让患者本人完成十分重要，介护人员只需要在患者无法完成的部分介入帮助。另外，介护人员通过和患者本人一起进行活动，可有效确定患者需要帮助的事项，帮助的程度也能依据所观察到的患者目前所处的阶段进行调整。

综上所述，帕金森病是一种慢性病，起病隐匿，表现多样。要帮助患者养成健康的生活方式、建立均衡的膳食习惯、进行规律的身体活动，鼓励患者外出、进行社会活动，不要放弃兴趣爱好，在社会及与人的交流中生活，减轻压力。

八、类风湿关节炎

类风湿关节炎是以侵蚀性关节炎为主要症状的自身免疫病，会出现关节晨僵、肿胀、疼痛及功能障碍等症状。

1. 症状 依据关节损坏程度，类风湿关节炎可被划分为四个阶段，如图7-2-12所示（彩图7），可反映病情进展程度。不同阶段的类风湿关节炎所造成的日常生活障碍程度不同。

阶段Ⅰ：完全可以进行正常的日常生活动作。

阶段Ⅱ：可进行正常的日常生活动作，也可以工作，但工作以外的活动受到限制。

阶段Ⅲ：可进行正常的日常生活动作，工作和工作外的活动均受到限制。

阶段Ⅳ：包括正常的日常生活动作在内，所有的动作均受到限制。

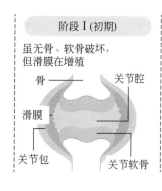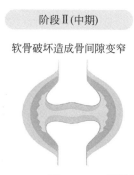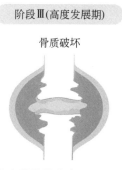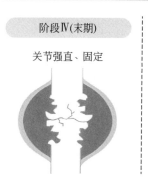

图 7-2-12　类风湿关节炎的阶段分类

日常生活动作包括穿衣、进食、清洁、排泄等基本内容，工作类的职业性活动包括正常上班、完成家务等，工作外的非职业性活动则包括上学、娱乐活动、业余爱好等。

2. 介护要点　主要包括日常生活中的注意事项及运动的注意事项。

（1）日常生活：保证规律生活，保持充足睡眠；正视疾病，及时宣泄压力；控制吸烟、饮酒、戒烟限酒；注意保暖，避免关节受凉。通过温暖关节可改善血液循环，放松肌肉，从而缓解疼痛。因此，保暖措施要到位，注意着装，尽量穿长袖上衣、长裤。

（2）培养良好的个人卫生习惯，预防传染病：类风湿关节炎患者由于受病情进展及治疗的影响，自身免疫功能降低，容易感染传染病。传染病需要在早期正确处理，否则会发展为重症，因此尤其需要注重早期发现与预防。具体措施如下。①洗手、漱口：日常生活中预防传染病最有效的措施即为洗手、漱口，这也是最基本的传染病预防措施。洗手的重点包括使用流动水、适量的肥皂、充分清洗手的各个部位、使用干净的毛巾擦拭。漱口的重点包括先冲洗、清洁口腔，等完全清除口腔中的污物后漱喉咙，建议使用漱口水。②佩戴口罩：类风湿关节炎患者免疫力低下，在人群中佩戴口罩可保护自己不被传染其他疾病。需要注意口罩本身的清洁，一次性口罩在每次使用后都应及时更换。③接种预防疫苗：类风湿关节炎患者接种预防流感及肺炎的疫苗。④口腔护理：每天认真刷牙、定期进行牙科检查。若关节痛感强烈或手指变形，可以使用电动牙刷并调节好手柄粗细，尽力保持口腔内清洁。

（3）使用辅助用具：当关节产生负担时，及时使用辅助用具。目前市面上有很多不同用途的辅助用具，通过熟练使用工具，可尽量减轻关节负担。图 7-2-13 和图 7-2-14 所示是在手指变形和肌肉力量下降时使用的勺子及拿笔时的辅助用具。图 7-2-13 中勺子的握柄形状贴合手部，即使手指握不住也能正常使用；图 7-2-14 中的铅笔可有效贴合手掌达到固定效果。除此之外，还有帮助穿脱衣服的用具，减轻手腕负担的刀具，方便拿取物品的夹具等。

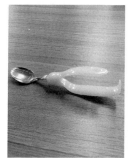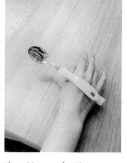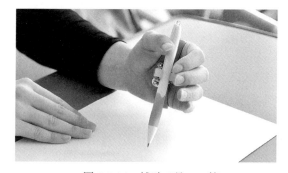

图 7-2-13　辅助工具——勺子　　　　　　　　图 7-2-14　辅助工具——笔

（4）运动指导：类风湿关节炎患者完成动作的基本原则是保持动作缓慢，例如，起身时不要产生后坐力，降低枕头高度、不要突然做面朝下的动作等。推荐运动有散步和水中步行。散步：通过走路，可以防止髋关节、膝关节僵硬。同时，适度运动可以维持肌肉力量。散步时，保持背部肌肉自然伸直的姿势，放松肩颈，弯曲膝盖。当出现关节肿痛时，不要勉强步行，立即中途休息或暂停。另外，避免跑步运动，这会加重关节负担。水中步行：水的浮力使关节基本无负荷，可有效减轻关节的损伤。同时，要注意水中步行应在温水泳池中进行。

九、压力性损伤

皮肤是人体最大的器官，覆盖于体表，具有保护、排泄、调节体温和感受外界刺激等作用。皮肤的结构从外至内依次为表皮、真皮和皮下组织。表皮具有防止组织液外流，以及化学物质、紫外线、细菌等入侵的功能。表皮层的细胞会不断更迭，重复着皮肤的新陈代谢。真皮比表皮厚，有丰富的血管、神经，以及弹力纤维和胶原纤维，故有弹性和韧性，负责补给氧气和营养物质。皮下组织分布在真皮和肌肉、骨骼之间，大部分为脂肪组织，有维持体温和代谢能量、对外缓冲的功能。压力性损伤是由于卧床等原因导致患者无法变换体位，局部组织长期受压，发生持续缺血、缺氧、营养不良而致组织溃烂、坏死。

1. 原因

（1）压力：产生压力的原因包括长时间不活动，保持同一姿势，也就是活动性下降；无法翻身、活动肢体等可动性下降；痛感和麻木感降低，长时间不动也感觉不到不适，即感知力下降。

（2）组织的耐受性：受外因和内因的影响。

1）外因：包括潮湿、摩擦力及剪切力。长时间接触汗液、尿液、粪便，会导致皮肤过度潮湿，引起皮肤软化，削弱皮肤屏障功能，使皮肤抵抗力下降；介护过程中，拖动行动不便或长期卧床的介护对象，会使其皮肤与衣服及床上用品产生摩擦，使皮肤受到伤害；长期受压的皮肤因为错位会产生剪切力。

2）内因：包括营养不良、年龄、疾病等。当身体缺乏营养时，不能维持皮肤正常功能及预防组织被破坏；70 岁以上的老年人皮肤更脆弱，更容易受到损伤。此外，糖尿病、外周动脉疾病、肾衰竭、心力衰竭、帕金森病、低血压等可影响血液供应，使运动能力下降，进而引发压力性损伤。

（3）多重因素影响：压力性损伤还受到贫血性障碍、再灌注障碍、淋巴系统功能障碍，以及细胞、组织的机械性变形等的影响。贫血性障碍指的是由外力造成微血管阻塞，组织缺血坏死，当被阻挡的血液再次畅通时，人体会产生炎症反应，导致再灌注障碍。

2. 好发部位　压力性损伤多发生于受压和缺乏脂肪组织保护、无肌肉包裹或肌层较薄的骨隆突处，并与卧位有密切关系（图 7-2-15）。俯卧位时好发于面颊、下颌、手肘、胸前、男性生殖器、膝盖、足趾；半卧位时好发于枕骨、肩胛骨、髂骨、坐骨、足跟；仰卧位时好发于枕骨、肩胛骨、手肘、骶骨、足跟；侧卧位时好发于耳廓、肩胛骨、手肘外侧、股骨粗隆、膝内侧、膝外侧、足踝、足跟。

3. 前兆和分类　当易感部位皮肤发红时，通过指压法确认其是否为压力性损伤，即用示指轻轻按压发红部分约 3 秒，确认此处是否发白。若按压时发白、手指离开后恢复红色表明不是压力性损伤；若按压时发红不消失，一直保持同一状态，即可判断为初期压力性损伤。

压力性损伤分类方式有 2 种，一种是根据伤口深度分类［美国国家压疮咨询委员会（National Pressure Ulcer Advisory Panel，NPUAP）分类］，分为 1 ～ 4 期。

（1）1 期压力性损伤：皮肤完整，局部出现指压不变白的红斑。1 期压力性损伤一般出现在骨骼突出的特定区域，皮肤发红、无法消退，但表皮没有损伤。色素较深的皮肤不会有明显症状，但颜色依然会和周围皮肤不同，与周围组织相比会有疼痛感。可能更硬或更软、有时伴随灼热或冰冷感。如果是肤色较深的介护对象，1 期压力性损伤可能难以察觉。

（2）2 期压力性损伤：部分皮层缺损伴真皮层外露，创口底部表现为浅红色溃疡，真皮有缺损或皮肤没有破损，有充满血清、浆液的水疱。脂肪及深部组织没有外露，也没有肉芽组织、腐肉或焦痂。

（3）3 期压力性损伤：全层皮肤缺损，肉眼可见皮下脂肪，但肌腱、骨骼、肌肉没有暴露，有时存在口袋状的创口。压力性损伤的形态在解剖学上多种多样，鼻、耳、枕部没有皮下脂肪，因此这些部位的压力性损伤可能较浅，脂肪层厚的部分的 3 期压力性损伤可能较深。

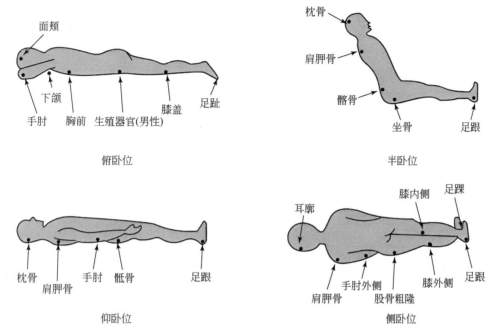

图 7-2-15　不同体位压力性损伤的好发部位

（4）4 期压力性损伤：全层皮肤和组织受损，伴随骨骼、肌肉、肌腱露出。根据解剖学位置的不同，4 期压力性损伤的表现也各不相同。皮下脂肪少的部位损伤会浅一些，脂肪层厚的部位则会较深。

（5）不可分期的压力性损伤：是指损伤程度不明的全层皮肤和组织缺损，由于局部有腐肉和（或）焦痂覆盖，缺损程度难以确定，需去除腐肉和（或）焦痂，才能明确是 3 期或 4 期压力性损伤。

（6）深部组织压力性损伤：皮肤完整或不完整，表皮分离后可见黑色创面或充血的水疱。疼痛或温度改变往往早于皮肤颜色变化。

另一种是根据压力性损伤的严重程度进行分类 [depth（深度），exudate（渗出液），size（范围），inflammation/infection（炎症 / 感染），granulation（肉芽组织），necrotic tissue（坏死组织），DESIGN-R 分类]，是将愈合过程量化的工具。DESIGN-R 分类包含压力性损伤的深度和大小等 7 个项目，可以定量比较和评价严重程度（表 7-2-4），专业性较强，需由医护人员评价。介护人员可以通过该标准判断患者状态，便于与医护人员交流治疗。

4. 治疗方法　根据压力性损伤评估结果，选择最恰当的治疗方法。具体包括以下几类治疗。①保守治疗：如外用药剂（药膏）和创伤敷料等；②物理疗法：如负压封闭引流疗法、温热疗法、寒冷疗法和超声波疗法等；③外科手术治疗。介护人员常参与的是保守治疗，需提前准确地了解治疗内容，和医护人员商讨，根据指导准则进行治疗护理。除上述治疗方法外，介护人员承担着床垫、靠垫的变化和调整，实现体位变换，探讨调整体位等任务，以防止压力性损伤发生或恶化。

5. 预防　老年患者由于营养状态和身体活动度差等原因，易发生压力性损伤，且治愈时间较长，因此预防尤为重要。

（1）注意变换体位和时间间隔：为避免同一部位长时间压迫，要定期变换体位。可采用无骨头突出且面积较大的臀部肌肉来支撑体重，即 30° 侧卧位。灵活运用靠垫，尽量保持接触面积较大的姿势。为避免变换体位时出现跌落和摩擦错位，应由两人进行，整理好衣服、床单褶皱，消除褶皱造成的压迫。单独进行介护时要轻柔地移动介护对象的身体，或使用医用滑单等容易移动的布单。为减少局部长期受压，介护人员需要每 2 小时帮助患者改变体位，或将软垫置于易发生压力性损伤部位的下方，根据预防压力性损伤垫子的种类和患者个体骨突程度调整体位改变间隔时间，可使用"变换体位时间表"。日常要留意易发生压力性损伤的部位，在助浴和更衣时仔细观察患者皮肤状态，做到早期发现。

表 7-2-4 压力性损伤 DESIGN-R 分类

深度（D）：以伤口最深处为准，如伤口变浅，需在评估中反映变浅程度				日期	/	/	/	/	/	/
D	0	皮肤没有特别损伤和发红	D	3 伤及皮下组织						
	1	皮肤持续发红		4 伤及肌肉、肌腱及骨头						
	2	伤及真皮层		5 伤及关节腔或体腔						
				U 深度无法评估						
渗出物（E）：数量										
E	0	无	E	6 重度：需要每日换药 2 次以上						
	1	轻度：不需要每日换药								
	3	中度：需要每日换药								
大小（S）：皮肤损伤的面积（长 × 宽），伤口的最长距离为"长"；垂直于"长轴"的最长距离为"宽"										
S	0	无	S	15 大于 100cm²						
	3	小于 4cm²								
	6	大于 4cm²，小于 16cm²								
	8	大于 16cm²，小于 36cm²								
	9	大于 36cm²，小于 64cm²								
	12	大于 64cm²，小于 100cm²								
感染（I）										
I	0	无	I	3 局部感染体征（如脓液和恶臭）						
	1	炎性体征（伤口周围红肿热痛）		9 系统症状，如发热						
肉芽组织（G）										
G	0	伤口基本愈合，难以判断肉芽组织有多少	G	4 新鲜肉芽组织大于或等于 10% 且小于 50%						
	1	新鲜肉芽组织大于或等于 90%		5 新鲜肉芽组织小于 10%						
	3	新鲜肉芽组织大于或等于 50% 且小于 90%		6 没有新鲜肉芽组织						
坏死组织（N）：当坏死组织和正常组织同时存在时，以较多者为主										
N	0	无	N	3 坏死组织较柔软						
				6 坏死组织较硬、厚，并紧贴于伤口						
疱（P）：除溃疡面之外的整个感染区域，包括疱										
P	0	无	P	6 小于 4cm²						
				9 大于 4cm²，小于 16cm²						
				12 大于 16cm²，小于 36cm²						
				24 大于 36cm²						
				总计						

图标序号　　　　患者名字

部位：骶尾部，坐骨，大转子，足跟部，其他（　　）。

（2）使用体位（体压）分散用具：目的是减小突出部分的压迫（增加身体的接触面）或通过改变接触部位降低接触压力。使用体位分散用具，可以降低压力性损伤的发生率。用具的种类可结合介护对象发生压力性损伤的风险、个人喜好、护理环境等进行综合考虑和选择，对于无法独立变换体位的介护对象，推荐使用高规格泡沫床垫。

（3）营养管理：预防和改善营养不良。若患者无炎症或脱水等情况，可通过观察血清白蛋白、体重减少率和食物摄取量等指标判断有无营养不良。还可运用主观全面评定（subjective global assessment，SGA）、微型营养评定（mini nutritional assessment，MNA）和营养控制状态评分（controlling nutritional status score，CONUT）等营养评价工具对患者的营养状况进行评估。SGA 是一种针对体重、食物摄取量变化及消化器官症状等的评价工具，用于判断是否需要饮食介入。MNA 适合于老年人的营养评定。CONUT 是通过计算血清白蛋白、淋巴细胞计数和总胆固醇进行营养状态初筛。改善营养状态的方法是在考虑疾病的基础上，给予高能量、高蛋白质的营养补给；对难以经口进行营养补给的人群，可将必需的营养物质通过肠内营养进行补给，必要时选择静脉营养支持治疗。

（4）皮肤护理：大小便失禁导致皮肤过分湿润，长时间附着排泄物使皮肤受到刺激，造成防护功能减低，容易发生压力性损伤。日常护理时，可于清洗皮肤后，在肛门、外阴部和周围皮肤涂抹润肤霜等，还可使用氧化锌软膏等保护皮肤。清洗皮肤时不要用力搓洗，动作要轻柔、仔细，使用香皂时要先充分起泡并冲洗干净泡沫。老年人骨隆突处易受到摩擦，可使用聚氨酯泡沫、软硅胶等敷料保护。

十、骨折

骨折是指由于外力作用，骨骼完全或部分失去连续性的状态。可由较大的外力产生，也可由微弱的外力引起。常见类型：①疲劳骨折，同一部位长期受微弱外力引起的骨折；②脆性骨折，由于骨质疏松症，在做出小幅度动作时引起的骨折；③病理性骨折，由于肿瘤等原因，导致某些部位的骨质极度脆弱，受到轻微损伤时发生的骨折。骨折多见于老年人，尤其是骨密度降低的女性，其中脊柱、股骨颈、桡骨远端、肱骨近端骨折发生频率高，被称为四大骨折。

1. 跌倒与骨折　老年人跌倒致骨折的发生率高，后果严重，是老年人伤残、失能甚至死亡的重要原因之一。老年人跌倒的危险因素可概括为两类：自身因素及环境因素。见表 7-2-5。

表 7-2-5　老年人跌倒的危险因素

自身因素	环境因素
• 姿势异常	• 黑暗狭窄的室内
• 平衡功能降低	• 地上的障碍物（坐垫、接线板等）
• 肌肉力量降低	• 地面高低差
• 固有感受器功能降低	• 易滑的地面
• 视力障碍	• 缺少扶手
• 合并神经肌肉疾病	• 不合适的床高
• 药物	• 不合适的鞋（拖鞋等）
• 脏器疾病	• 步行器械及轮椅的误用

2. 症状　骨折可引起强烈疼痛，骨折部位可出现肿胀和变形，附近神经由于受到刺激，可导致肢体麻木、无力。骨盆骨折易导致大出血，出现低血压和意识障碍，需要紧急处理。外伤引起的骨折，会因内出血出现青紫斑痕或肿胀等症状，在入浴、更衣时需要仔细观察全身情况。轻微骨折、高龄老人及痴呆症患者由于痛感迟钝或疾病原因而无法诉说疼痛，因此当碰及其身体某处流露出疼痛表情时，介护人员需加以注意。

3. 诊断　怀疑骨折，拍摄 X 线片是基本的诊断方法，若无法清晰地显示骨折原因，可结合身体检查结果进行综合判断。轻微骨折可通过 MRI 检查进行诊断。交通事故或跌倒会引发多处骨折，需进行 CT 检查。出现神经症状时，需要进行详细评估，可行 MRI 检查。

4. 治疗及介护　骨折造成严重的损伤时需要手术治疗，常见方法是使用金属螺钉或钢板将断骨连接起来。根据骨骼损伤情况、骨折部位、后遗症等综合判断是否需要手术。老年人常见的骨折如下。

（1）脊柱压迫性骨折：指脊柱因受到压迫变形而导致的骨折，多见于跌倒时臀部着地、搬运重物等情况。骨折后，需要穿矫正服，固定脊柱，防止再次发生压迫性骨折（图 7-2-16）。矫正服穿约 2 个月，其间需要积极进行步行训练，提高下肢肌肉力量和平衡能力。矫正服穿戴结束后，加强训练以恢复降低的肌肉力量，以免造成慢性腰痛和发生再次跌倒。

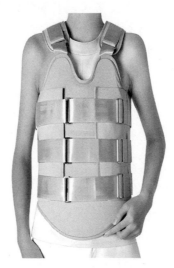

图 7-2-16　矫正服

（2）桡骨远端骨折：指跌倒时反射性地用手掌撑地，使桡骨（远端）断裂的骨折（图 7-2-17）。桡骨掌侧行走的正中神经受到断骨或肿胀的挤压，会并发从拇指到环（无名）指的感觉障碍。手腕侧的骨片向手背侧位移称为科利斯骨折，向手掌侧位移称为史密斯骨折，可通过手术或石膏固定等方法治疗。取下石膏固定后，要进行关节活动度训练，尽量扩大关节活动范围。骨折后影响手指抓捏动作，肌肉力量下降，应在可耐受范围内进行训练，恢复手指的精细运动能力。可先练习使用勺子或筷子进食，逐步增加患者的运动能力。

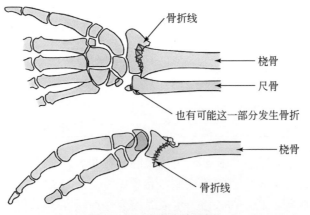

图 7-2-17　桡骨远端骨折

（3）股骨颈骨折：股骨头下方细长弯曲的部分发生的骨折称为股骨颈骨折，常由跌倒的冲击力引起。老年人由于多发骨质疏松症，即便走路、换尿不湿或睡觉时的小冲击也可引起该部位骨折。骨折后，腹股沟部位会产生强烈痛感，出现步行困难或无法行走。无法自述症状的老人或痴呆症患者，若出现步行困难、站立时表情痛苦等表现，需要引起重视。骨折多需要手术治疗，若因术后疼痛不运动导致肌肉力量下降，关节活动度变小，患者依旧无法走路。因此，在恢复期进行拉伸和肌肉力量强化练习的同时，应积极地进行步行训练。初期根据疼痛程度使用助步器和拐杖等辅助工具，逐步训练以达到骨折前的步行水平。肌肉力量强化练习主要以股四头肌和髂腰肌为中心进行训练。根据手术类型不同，在康复训练和日常生活中需要注意：①骨接合术，人体有"荷重限制"，根据骨骼的连接程度调整施加的重量，骨接合术后若施加超过荷重限制的外力，则有再次骨折的风险；②人工股骨头置换术，过度弯曲或向内扭曲髋关节时，有"脱臼"风险，特别是在术后 6 个月内，应避免过度弯曲腿部，使用蹲便、盘腿或侧坐时需要注意。

5. 骨折的急救处理　怀疑发生骨折时，应采取应急处理。

（1）固定：保持患部固定，可使用夹板和三角巾固定患部，以防止关节活动或弯曲，加重骨折。

（2）冷却：患处会出现炎症或肿胀，通过冷却可最大限度减轻炎症、肿胀。

（3）压迫：可防止患处肿胀，但应避免长时间用胶带或绷带压迫患部引起血运受阻。

（4）抬高：尽量使骨折部位高于心脏，以减轻肿胀和内出血。

医院进行的处置包括：保持正确的骨形，使用石膏或其他方法使患部处于固定状态，进行观察，直至骨折愈合。如果骨头变形，需进行手法复位（用手从皮肤上方将骨折、脱位的关节复位）。如果无法获得支撑骨折处的夹板，可用身边坚硬的棒状物品，如杂志、报纸、硬纸板、折叠雨伞等帮助固定，用布等将断骨两侧的关节和夹板绑住，以固定患部。也可用塑料袋代替三角巾，将两头剪掉，将用夹板固定的手臂从中穿过，在颈后系上，紧急情况下可暂时保持患部稳定（图 7-2-18）。

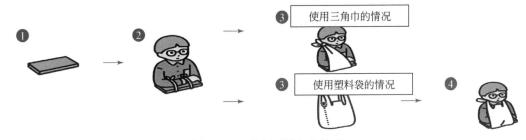

图 7-2-18　骨折时的急救处理

6. 骨折的预防　应根据骨折发生的诱因及人群特征进行分析，给予针对性预防措施。

（1）骨质疏松预防：骨质疏松是指骨骼中骨基质和矿物质的含量（骨量）减少，骨微结构破坏，脆性增加，易发生骨折的疾病。预防方法：①充分摄取钙、维生素 D、维生素 K 等，有助于骨骼形成；②日光照射可促进维生素 D 合成，从而促进钙吸收，夏天长时间日光直射易导致灼伤，因此要适度进行；③根据身体状况适度运动，运动可刺激骨骼，骨骼负荷越大，细胞越活跃，有效预防骨折的运动有走路、慢跑、有氧运动等。

（2）饮食预防：含钙量较高的食物包括牛奶、奶制品、鱼类、干虾、大豆制品等，建议每日摄入钙 700 ~ 800mg，以预防骨质疏松和骨折。富含维生素 D 的食物包括鱼类、香菇、木耳、鸡蛋等。富含维生素 K 的食物包括菠菜、韭菜、花椰菜、紫红莴苣、卷心菜等，由于维生素 K 和促进血液循环的药物一同服用会降低效果，因此需要注意。

（3）跌倒预防：跌倒的因素包括外部因素和内部因素。

1）外部因素：多为生活环境，如在台阶上绊倒、在浴室滑倒等。外部因素较内部因素更容易得到改善，在生活环境和居住空间上加以改善，可显著预防老年人跌倒。

2）内部因素：指老年人自身导致跌倒的因素，如肌无力、骨质疏松、心肺功能减退、年龄增长导致视力和听力下降等。介护人员要了解患者疾病史及服药状况，掌握慢性病和药物副作用带来的健康问题，如药物副作用导致的疲倦、嗜睡、头晕眼花等。服用催眠药和精神药品的患者，夜间因头晕、困倦等发生跌倒风险较高，需要特别注意。

（4）环境改造：注意走廊和卫生间等环境是否合适、是否狭窄，及时清理电线等障碍物品，家具配置应不影响通行。台阶和楼梯处尽量安装扶手，夜间从床到卫生间的路线需要保证照明。浴室可根据情况更换为易干的地砖，在浴室设置扶手，尽量安装防滑装置以预防滑倒。地垫或地毯与地面细微的高低差也可能引起跌倒，应尽量避免使用。介护对象起身时缓慢站起，以防直立性低血压引起头晕导致跌倒（图7-2-19）。

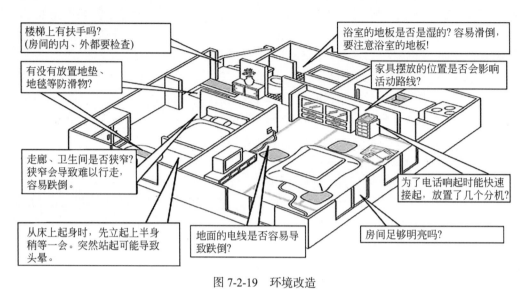

图 7-2-19　环境改造

十一、衰弱综合征

老年人从健康转变为生活自理障碍，这两个阶段之间的状态被称为衰弱综合征（图7-2-20）。衰弱综合征包括身体、心理和精神，以及社会三个层面，虽然这些层面都是各自独立的，但会互相影响、相互促进。例如，身体衰弱导致移动能力变差，闭门不出的可能性增大，从而出现社会性衰弱。同时，身体衰弱又会引起认知、精神功能的衰退。积极预防和治疗衰弱将会对老年人、家庭和社会产生很大的益处，尤其衰弱早期或衰弱前期的干预，可有效逆转和阻止衰弱。衰弱综合征可以通过以下干预进行改善：体育锻炼（包括抗阻力训练和有氧运动）；热量和蛋白质的营养支持；维生素 D 摄入；减少多重用药。

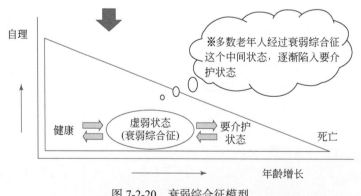

图 7-2-20　衰弱综合征模型

十二、视觉障碍

视觉障碍是指由先天或后天原因导致视觉器官（眼球视觉神经、大脑视觉中心）的构造或功能发生部分或全部障碍，经治疗仍无法（或极难）辨识外界事物。一般认为，人类接收的约80%的信息来自视觉。而当视觉出现某种程度的障碍时，也可以利用残留的感觉，再辅以适当的训练弥补视觉障碍。

对视觉障碍患者进行介护的内容主要分为在家中及在室外两部分。

1. 在家中　介护人员要帮助患者熟悉并记忆所处环境，明确日常使用物品的摆放位置，以便介护对象通过感觉顺利找到物品。同时，要尽可能维持介护对象所处的环境不变，及时复原物品摆放位置。若要更改物品的摆放位置，一定要和介护对象一同确认新的位置。

2. 在室外　视觉障碍患者在室外移动时，应尽可能使用盲杖。盲杖的功能在于：①告诉周围人群使用者有视觉障碍；②通过触觉向使用者传达路面信息；③探测路面上的障碍物。对视野缩小的患者进行步行介护时，需要站在患者拿盲杖一侧的对侧，让患者握住介护人员的手臂，介护人员在患者前面半步左右的距离。

除此之外，还应重点关注与视觉障碍患者的交流。在与视觉障碍患者进行交流时，不要使用"那边""这边""那个""这个"等代名词，这些词汇不能清晰明确地表达在哪里、怎么样、做到什么程度等问题。要采用具体的词汇和指令，使对方只通过语言就能形成具体的认知印象。同时，介护人员要时刻注意用语言去提醒视觉障碍患者，尤其是在介护人员出现或突然要离开时。

十三、听觉障碍

听觉障碍又称听觉受损，是指由先天或后天原因导致听觉器官的构造缺损，或功能发生部分或全部障碍，从而对声音的听取或辨识产生困难。

在与听觉障碍患者进行日常交流时，经常会使用手语及肢体动作进行沟通，或者用纸笔进行交流，或者使用唇语等。而听觉障碍分为先天性并障碍及后天逐渐出现的障碍，这二者在沟通方式上有所不同。后者在心理层面可能存在不能接受或厌恶不满的消极情绪，对于这类介护对象，需要尝试找到合适的沟通方式以进行介护。

第三节　介护现场常见的感染性疾病及应对方法

感染性疾病是指由病毒、细菌、真菌、衣原体、支原体、螺旋体、立克次体、寄生虫等微生物感染所引起的疾病，其中有传染性并可导致不同程度流行的疾病又称为传染病。介护现场老年人聚集，高密度的人群大大增加了传染病在老年人群中传播的概率。

一、传染病概述

传染病是指由各种病原微生物感染人体后产生的有传染性、在一定条件下可造成流行的疾病。传染病的传播和流行需要三个基本环节，即传染源（能排出病原体的人或动物）、传播途径（病原体传染他人的途径）及易感人群（对该种传染病无免疫力者）。管理传染源、切断传播途径、保护易感人群，可有效防止传染病继续传播。

1. 传染病的传播途径　传播途径是指病原体离开传染源到达另一个易感者的途径，垂直传播和水平传播是传染病传播的两种主要方式。

（1）垂直传播：指妊娠过程中，病毒由宿主母代传给子代的传播方式，又称为母婴传播。可垂直传播的疾病有梅毒、弓形虫病、乙型肝炎等。

（2）水平传播：指病原体从生物体（人和物）传播到周围的传播方式，包括接触传播、飞沫传播、空气传播、媒介传播四类。

1）接触传播：通过与感染者直接接触或通过食品、器具等媒介进行传播，如诺如病毒、铜绿假单胞菌、流感病毒、梅毒螺旋体等。应对策略如七步洗手法和手消毒，对门把手、电梯按钮、床挡、厕所等接触频繁的地方进行消毒，针对感染人员实施隔离。

2）飞沫传播：通过咳嗽、打喷嚏产生的飞沫进行传播，如流感、百日咳杆菌、支原体等。应对策略如遵守咳嗽礼仪、戴口罩、与他人保持距离、实施隔离。

3）空气传播：通过吸入飘散在空气中的微小粒子进行传播，如结核杆菌、麻疹病毒、水痘带状疱疹病毒等。应对对策如佩戴 N95 口罩，负压环境下单独隔离。

4）媒介传播：被病原体感染的吸血的节肢动物（如按蚊、人虱、鼠蚤、硬蜱等）在叮咬时可将病原体传染给易感者，可引起疟疾、流行性斑疹伤寒、黑热病、莱姆病等。应对策略如消灭能传播疾病的昆虫，注意防护，预防叮咬。

预防感染的三大原则为不带入、不带出、不扩散。将感染者的血液、体液、分泌物、呕吐物、排泄物、创口皮肤、黏膜等均视为可能具备感染风险的感染源，接触潜在感染源时需要佩戴手套、口罩，酌情穿戴隔离衣。

2. 七步洗手法和手消毒　手和手指上会附着一定数量的病毒，使用流动水洗手 15 秒可使病毒数量减少到 1%；如果使用肥皂和洗手液洗手 10 秒，再用流动水冲洗 15 秒，可将病毒数量减少到万分之一（图 7-3-1）。

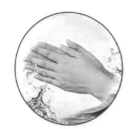
第一步 掌心相对，手指并拢，相互揉搓。

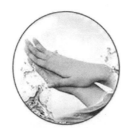
第二步 手心对手背沿指缝相互揉搓，交换进行。

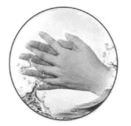
第三步 双手交叉，沿指缝相互揉搓。

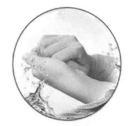
第四步 弯曲手指使关节在另一手掌心旋转揉搓，交换进行。

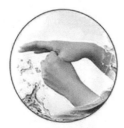
第五步 一手握住另一手大拇指旋转揉搓，交换进行。

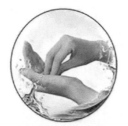
第六步 将5个手指指尖并拢放在另一手掌心旋转揉搓，交换进行。

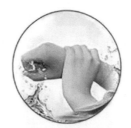
第七步 螺旋式搓洗手腕，交换进行。

洗手温馨提示
洗手应在流动水下进行，取下手上饰物及手表，卷袖至前臂中段，打开水龙头，湿润双手，取适量洗手液，揉搓步骤如图，每个步骤至少揉搓5次，双手揉搓不少于15秒，然后用一次性纸巾或无菌小毛巾擦干双手。

图 7-3-1　七步洗手法

擦拭型手部酒精消毒剂，酒精浓度在 60% 以上，可以在短时间内有效减少附着在手上的病原体，是一种无须冲洗的简易消毒法。适用于清洁肉眼不可见的污垢，有喷雾型和啫喱型 2 种，但酒精并非对所有细菌、病毒都有作用，有条件时优先采用七步洗手法，无法洗手时进行手消毒可有效预防疾病传播（图 7-3-2）。

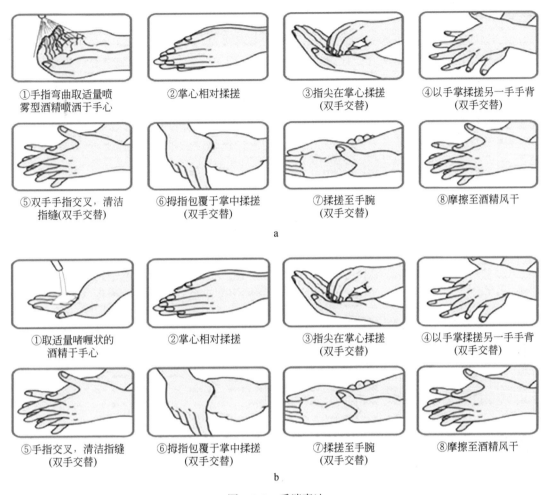

①手指弯曲取适量喷　②掌心相对揉搓　③指尖在掌心揉搓　④以手掌揉搓另一手手背
雾型酒精喷洒于手心　　　　　　　　　（双手交替）　　　　　　（双手交替）

⑤双手手指交叉，清洁　⑥拇指包覆于掌中揉搓　⑦揉搓至手腕　⑧摩擦至酒精风干
指缝(双手交替)　　　　（双手交替）　　　　　　（双手交替）

a

①取适量啫喱状的　②掌心相对揉搓　③指尖在掌心揉搓　④以手掌揉搓另一手手背
酒精于手心　　　　　　　　　　　　　（双手交替）　　　　　　（双手交替）

⑤手指交叉，清洁指缝　⑥拇指包覆于掌中揉搓　⑦揉搓至手腕　⑧摩擦至酒精风干
（双手交替）　　　　　（双手交替）　　　　　　（双手交替）

b

图 7-3-2　手消毒法
a.喷雾型酒精消毒剂；b.啫喱型酒精消毒剂

二、流行性感冒

流行性感冒简称流感，是由流感病毒感染引起的急性呼吸道传染病，主要通过打喷嚏、咳嗽等飞沫传播，通过口腔、鼻腔、眼睛等黏膜直接或间接接触感染，以及接触被病毒污染的物品等感染。在人群密集、密闭或者通风不良的房间内，可通过气溶胶形式传播。较普通感冒症状严重，在高龄人群中可引发重症。流感与普通感冒的区别见表 7-3-1。

表 7-3-1　普通感冒和流感的区别

	普通感冒	流感
发病时期	全年分散型	冬季流行
症状部位	上呼吸道症状	全身症状
症状发展	缓慢	急遽
发热	一般是低热（37～38℃）	高热（38℃以上）
主要症状（除发热外）	·打喷嚏	·咳嗽、喉咙痛、流鼻涕
	·喉咙痛	·全身乏力、食欲缺乏
	·流鼻涕、鼻塞等	·关节疼痛、肌肉疼痛、头痛等
致病病毒	鼻病毒、冠状病毒、腺病毒等	流感病毒

1. 流感的治疗　多使用抗流感药物，并结合症状进行对症治疗。缓解症状的对症疗法包括针对发热、咳嗽、咳痰、乏力等的治疗，抗流感药物通常在发热后 2 天内使用，抗生素对流感无效。治疗期间需要注意：①高热会造成脱水，需注意补充水分，让患者充分休息；②尽量不与他人接触，避免通过接触和飞沫等途径传播；③戴好口罩，遵守咳嗽礼仪，介护人员需要佩戴口罩，做好洗手、消毒等防护措施。④服用流感药物后，注意观察介护对象是否有不良反应。

2. 流感的预防　预防流感最有效、最经济的方式是接种疫苗。此外，在日常生活中保持良好的卫生习惯，健康的生活方式，均衡营养，注意保暖，避免受凉，也是预防呼吸道传染病的重要手段。

（1）流感疫苗接种：据报告显示，流感疫苗具有降低发病率、防止发病后转变为重症的作用，建议在流感季节之前接种流感疫苗。

（2）加强手卫生：采用七步洗手法，可以物理去除流感病毒，预防接触传播导致的感染；利用酒精消毒剂对手部进行清洁也可有效预防流感。

（3）保持适宜的湿度：适宜的环境湿度为 50% ～ 60%。空气干燥可降低呼吸道黏膜的防御力，增加感染风险，在干燥的房间使用加湿器，以保持合适的湿度。

（4）保证充分休息，饮食营养均衡：保持正确且有规律的生活习惯，日常搭配营养均衡的健康饮食，提高自身免疫力。

（5）避免出入拥挤、繁华的区域：流感流行期间，高龄、患有基础疾病、身体状况不佳的人群尽量避免出入人流众多的区域，必须外出时需佩戴口罩。

三、传染性胃肠炎

传染性胃肠炎指由细菌或病毒等病原体引起的胃肠炎，其中以病毒感染引起的胃肠炎居多，主要在秋冬两季流行。引发传染性胃肠炎的病原体主要包括诺如病毒、轮状病毒等，以及细菌或寄生虫。传播途径包括用带有病原体的手接触口腔引起的接触传播，以及食用被病毒污染的食物引起的经口传播。根据病原体的不同，疾病潜伏期为 1 ～ 3 天。诺如病毒引发的胃肠炎主要症状有恶心、呕吐、腹痛、腹泻、发热等。轮状病毒引发的胃肠炎主要症状有呕吐、腹泻、发热等。

1. 传染性胃肠炎的治疗及介护　传染性胃肠炎无特效治疗方法，需根据症状进行对症治疗。高龄者会因腹泻引发脱水，需尽早去医疗机构就诊。介护人员要随时注意介护对象身体状况的变化，避免因误吸引发肺炎。呕吐症状减轻后，应少量多次补水，安静休息，恢复期进食易消化的食物。了解症状的严重程度，如呕吐、腹泻的次数和性状，注意是否伴有腹泻、呕吐后的脱水症状。患者可经口进食时，鼓励多补充水分。频繁呕吐时，为防止误吸，可将身体调整至侧卧位。与患者接触时，需佩戴一次性手套、穿隔离衣，护理结束后洗手、消毒。

2. 预防措施　做到勤洗手，如厕后和准备食物前使用肥皂和流动水充分清洗双手。处理排泄物或呕吐物时，应穿戴一次性手套、口罩、隔离衣，接触呕吐物的部位用含氯消毒剂消毒，处理后用肥皂和流动水充分清洗双手。需要加热的食物要保证中心部分充分受热。对于双壳贝类等可能被诺如病毒污染的食材，为使病毒失活，食材中心部分需在 85 ～ 90℃下加热 90 秒以上。厨具和操作台要保持清洁卫生并消毒，砧板、刀具、餐具、抹布等使用后及时清洗，可用＞ 85℃的热水加热 1 分钟以上进行消毒。

含氯消毒剂的配制方法：以配制 1L 的 500mg/L 含氯消毒剂为例，假设每片含氯消毒片含有效氯500mg，则需要一片含氯消毒片，先取少量冷水，如 200ml，加入消毒片并不断搅拌，待消毒片完全溶解后，再加入水至 1L，并充分搅拌，该过程为二次稀释。上述配制方法可以使消毒剂浓度更均匀。配制的消毒剂最好现配现用，留存不宜超过 24 小时，否则消毒效果会降低，甚至无效。

3. 呕吐物的处理方法　处理呕吐物时，为防止处理者和同一空间内的其他人被传染，需要用适宜的方法快速处理。所需物品有一次性手套、口罩、隔离衣、擦拭用的抹布或纸巾、塑料袋、含氯消毒剂和专用容器。处理时禁止其他人接近污染场所，处理人员提前穿戴好一次性手套、口罩、隔离衣，用一次性抹布或纸巾从外向内，一边折叠擦拭面一边擦拭呕吐物，擦拭完毕后立刻放入塑料袋，使用 5000 ～ 10 000mg/L 含氯消毒剂浸泡消毒 30 分钟以上，然后用浸泡过 5000 ～ 10 000mg/L 含氯消毒剂的抹布或纸巾覆盖或者擦拭沾有呕吐物的地板及其周围。被呕吐物污染的衣物最好丢弃，或按照以下方法进行消毒：去除附着的呕吐物，浸在 500mg/L 的含氯消毒剂溶液内，浸泡 30 分钟，然后清洗。为了防止附着在手套上的呕吐物飞溅，将手套表面包好然后反折摘下，处理方式同用过的抹布或纸巾，处理完后用肥皂和流动水充分清洗双手。

四、泌尿系统感染

尿液由肾脏生成，汇聚在肾盂中，经由输尿管到达膀胱进行储存，最后通过尿道排出体外，尿液经过的通道称为尿路。细菌侵入尿路繁殖引起炎症，称为泌尿系统感染，根据感染部位分为膀胱炎和肾盂肾炎。细菌从尿道口侵入，到达膀胱引起膀胱炎。膀胱中的细菌沿着输尿管向上到达肾盂，引发肾盂肾炎。相比于男性，女性尿道短、膀胱小，更易发生泌尿系统感染。

80% 的泌尿系统感染由大肠杆菌引起，20% 由尿道出口附近寄生的细菌引发。此外，长时间憋尿、自身免疫力下降及使用导尿管等人群更容易发生感染。超广谱 β - 内酰胺酶（extended-spectrum β -lactamase，ESBL）是一种耐药菌，可引发泌尿系统感染及肺炎。介护对象泌尿系统感染主要通过接触传播，如从医务人员的双手或医疗器具等媒介传播，在使用导尿管、处理粪便、更换纸尿裤、清扫卫生间时均需要做好预防措施，防止交叉感染。

1. 泌尿系统感染的症状　膀胱炎主要表现为排尿时尿道、膀胱有痛感（尿痛），排尿后感觉膀胱里有尿液残余（尿不尽），排尿间隔时间短（尿频），尿液中有白色悬浊物（尿浑浊）等。感染导致膀胱严重溃疡时，可出现尿中带血的症状（血尿）。肾盂肾炎主要表现为位于背部脊柱左右的肾脏位置疼痛，并伴随 38℃ 以上的高热，严重时会出现血尿。

2. 泌尿系统感染的治疗及观察　肾盂肾炎症状严重时需住院治疗，静脉输注抗菌药物，同时经口服用药治疗。膀胱炎治疗时间约为 3 天，肾盂肾炎治疗时间为 7 ～ 14 天。治疗有效时症状可在 3 天内好转，此时不可擅自停药，以防残留细菌再次引发感染。治疗期间观察要点：①监测体温，观察有无发冷、呕吐、头痛、乏力、食欲下降等症状，根据炎症及感染范围大小，患者病情可出现急剧变化，应密切观察；②了解排尿状况，对于尿频患者，应注意记录夜间排尿次数；对于血尿患者，要观察尿液的颜色及性状等，同时做好安抚、解释工作。

3. 泌尿系统感染的介护　患者每日需补充 1.5 ～ 2L 的水分，以促进尿液生成和排泄，使细菌排出体外。对于心力衰竭或其他需要控制饮水量的患者，根据具体情况遵照医嘱调整补水量，监测并记录补水量和尿量。患者由于免疫力、体力下降，应进食高蛋白、高热量食物，辅助补充维生素。保证规律生活，保持会阴部清洁、卫生，避免憋尿。

导尿管使用不当也是泌尿系统感染的原因之一，为防止泌尿系统感染，留置尿管的患者应注意：①保持会阴部清洁；②尿袋位置低于膀胱水平，以免尿液回流导致感染；保证尿袋底部排尿口不碰触地面，以免细菌进入尿袋导致污染；③避免取下尿管接口；④留取尿标本时应先用碘伏消毒；⑤留取完尿标本后，擦拭污染部位保持清洁；⑥排放尿袋内的尿液时，排液口不要碰到接尿容器；⑦接尿容器不得混用，应专人专用；⑧翻身或活动身体时注意保护尿管，避免打折、牵拉，非必要不留置导尿管。

五、疥疮

疥疮是由疥螨感染引起的过敏性皮肤病。疥螨选择合适的部位钻入皮肤，在皮肤内边挖掘隧道，边产卵，最后死于隧道末端。疥螨存在于患者的内衣、被褥等寝具上，离开人体还可生存2～3天，因此通过直接接触患者皮肤可被传染疥疮，还可通过接触患者使用过的物品被间接传染，特别是患者使用过的被褥等贴身用品。疥螨适应人体温度，但不耐高温和干燥，在＞50℃环境中暴露超过10分钟就会死亡。雌性疥螨成虫会在人的手腕、手掌、指侧、侧肘、腋下、脚腕、足底及男性外阴部等处挖掘隧道，并在此产卵。

1. 疥疮的分类及症状　疥疮分为普通疥疮和痂皮性疥疮两种类型。疥螨隧道和红色丘疹是普通疥疮的特征性症状，红色丘疹多出现在胸、腹、脚及腕部，伴有强烈瘙痒，夜间尤为严重，男性外阴部会出现几毫米大小的硬结。痂皮性疥疮的症状是痂皮增加，从灰色向黄色逐渐堆积厚度，在手、脚、臀部、肘部、膝盖和指甲上增长，有时只在手掌和脚部等局部出现症状，瘙痒情况也因人而异（图7-3-3，彩图8）。

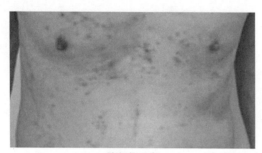

腹部的丘疹

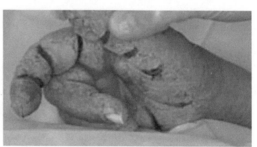

痂皮性疥疮

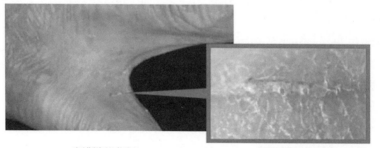

疥螨隧道(指间)　　　　　疥螨隧道(放大)

图 7-3-3　疥疮及症状

2. 疥疮的治疗及介护　口服抗生素治疗，通常服药1次，空腹时温水送服。对于痂皮性疥疮，在第1次服药后的1～2周内评估症状，判断治疗效果，以确认下次给药情况。外用药需涂抹在颈部以下的全身部位，包括无症状处。瘙痒症状可口服抗组胺药。预防疥疮的传染扩散要认真洗手，和传染性极强的痂皮性疥疮患者接触时，要戴手套及穿隔离衣。患者的衣物、被褥用开水烫洗以除螨，一般在50℃水中浸泡10分钟后再清洗、烘干，即可达到灭虫目的；对于不能烫洗的，可放置于阳光下暴晒1～2日后再用。尽量安排患者居住单间，地面进行彻底清洁。沐浴时，患者最后使用浴室，打扫浴室时需要清洁地板和墙壁。

六、结核病

结核病是指由结核菌引起的慢性传染病。世界卫生组织发布的《2020年全球结核病报告》显示，2019年约有1000万人患结核病，140万人死于结核相关疾病，结核病是全球十大死因之一。我国新发结核病患者数居全球第2位，也居我国甲、乙类传染病患者数第2位。患者打喷嚏或咳嗽时将结核菌排出体外，悬浮在空中，被人吸入肺部深处，当人吸入结核菌多、免疫力下降时就会发展成结核病。细小的支气管尖端多处发生播散性病变，严重时形成空洞，结核菌由此扩散到肺的其他部分，或通过淋巴和血管扩散到全身，最后大部分肺组织遭到破坏，导致呼吸困难、器官衰竭，进而危及生命。

1. 结核病的症状 典型症状有咳嗽、咳痰、血痰、胸痛等呼吸系统症状，以及发热、冷汗、倦怠、消瘦等全身症状。结核病与普通肺炎、流感等呼吸系统传染病不同，发展较为缓慢，初期症状较轻，患者难以察觉，确诊时病情发展严重，危及生命或出现严重的后遗症，如呼吸衰竭、肺炎等。

2. 结核病的治疗和预防 诊断结核病后，需要口服抗结核药物治疗，包括治疗用药及预防用药，治疗周期约为 6 个月，需要坚持服用直至完全治愈，避免中途停药。怀疑结核病时，患者需要隔离，进入隔离病室需要佩戴 N95 口罩。预防结核病措施如下。

（1）接种卡介苗（预防接种）：对未感染过结核病的人群接种疫苗，使其对结核菌产生抗体。接种疫苗后即使感染结核病，发病危险性仅为未接种者的 1/5，且效果能维持 10～15 年。

（2）治疗潜伏性结核感染（化学预防）：潜伏在体内的结核菌处于发病准备状态，需要提前服用治疗药物，即用化学药物来预防疾病。

（3）对接触者进行体检：对于确诊结核病患者，需要找到相关传染源和被传染者，从而抑制传染源、防止传染扩大。

（4）提高机体免疫力：做到均衡饮食，充分休息和睡眠，适当运动，缓解压力，预防高血压、糖尿病等疾病。注意房间通风换气和佩戴口罩，做到尽早发现、尽早治疗。

七、耐甲氧西林金黄色葡萄球菌感染

耐甲氧西林金黄色葡萄球菌（methicillin resistant Staphylococcus aureus，MRSA）属革兰氏阳性球菌，在自然界中分布广泛，可导致多种化脓性疾病，也是临床上常见的毒性较强的细菌，已成为医院、养老机构和社区感染的重要病原菌之一。金黄色葡萄球菌存在于人及动物的皮肤、鼻腔、咽部及气管等处，对健康人群没有危害，但对于老年人等抵抗力弱的人群，感染后可能引起严重症状。

1. MRSA 感染的症状 MRSA 会引起各种感染，不同部位感染症状也不相同。例如，由皮肤伤口引起的软组织感染，局部伤口出现红肿、疼痛，严重时出现发热或低温症、心动过速、低血压及全身休克等症状。引发肺炎、败血症、感染性心内膜炎、骨髓炎、腹膜炎、脑膜炎等时，会出现不同的全身症状（表 7-3-2）。

表 7-3-2　MRSA 感染的全身症状

肺炎	发热、咳痰、心动过速、呼吸过速、食欲降低等
败血症	发热、心动过速、呼吸过速等
骨髓炎	发热、疼痛、神经被脓液压迫时出现手脚麻痹等
腹膜炎	剧烈腹痛、腹部不适、发热、恶心、呕吐、心动过速等
脑膜炎	发热、头痛、呕吐、颈部硬直等
感染性心内膜炎	发热、全身倦怠感、关节痛、体重减少等

2. MRSA 感染的治疗和预防 出现感染症状时，切忌随意使用抗生素治疗，以免增强细菌耐药性。应针对并发症实施对症治疗。MRSA 多通过接触传染，介护人员在介护患者前后应洗手，对器具和经常用手触碰的地方进行消毒，对浴室及餐具进行常规清洗即可。

八、肝炎

肝炎是由病毒、酒精、药物、化学物质、自身免疫等多种致病因素引发的肝脏炎症的统称，最常见的是病毒感染引起的病毒性肝炎（图 7-3-4，彩图 9）。

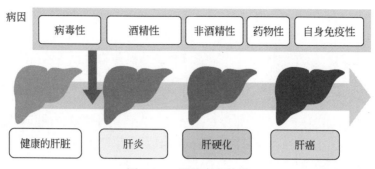

图 7-3-4　肝脏病变过程

1.肝炎的症状　肝炎多无自觉症状，出现症状时通常病情较严重，可出现水肿、腹水、黄疸、褐色尿、食欲缺乏、全身倦怠感、恶心、呕吐、腹痛等。进一步加重可引起肝硬化，逐渐发展为肝癌。

2.肝炎的治疗和预防　治疗包括抗病毒治疗及保肝药物治疗。脂肪性肝炎或肝硬化患者应戒烟戒酒、控制体重及盐的摄入。由于肝脏分解氨的能力下降，氨进入大脑引发肝性脑病，需要通过控制排便（泻药、膳食纤维摄入）和限制蛋白质摄入来预防。甲型和戊型肝炎病毒传染性较强，可通过消化道传播；乙型、丙型和丁型肝炎病毒经血液等途径传播；其他非病毒性肝炎不属传染性疾病。为防止肝炎病毒传播，不直接接触患者的排泄物和血液，应在穿戴口罩、手套及隔离衣的措施下处理。接触有肝炎病史患者的伤口和黏膜时，应佩戴手套，伤口可使用创可贴等进行保护。日用品如剃须刀、牙刷等专人专用。及时接种肝炎疫苗。

第四节　病情突然变化时的紧急对应方法

病情突然变化是指患者的状态突然变化。老年人随年龄增长会出现一系列变化。①运动功能下降：随年龄增长，骨骼、关节、肌肉老化，肌肉力量、敏捷度、耐力、平衡性、柔软性、全身协调性等运动功能下降，引发日常生活动作障碍，增加跌倒等意外风险，使疾病慢性化或引发障碍。②储备能力下降：老年人常同时患有多种疾病，身体多种功能发生变化。例如，呼吸或循环器官功能下降会引发气喘、心慌、水肿等；消化系统中吞咽功能、消化能力和肠蠕动能力下降，会引发食欲缺乏、消化不良、便秘；泌尿系统中会出现尿频、尿失禁等；肝肾功能下降，导致代谢功能减弱，会出现药物影响变强等。各种疾病相互影响，导致老年人身体状态变差。③感觉功能下降：视觉上会出现视力下降、畏光、暗适应降低等；听觉上会出现难以听到高音域或听力损失造成沟通障碍；平衡感下降与视觉下降增加跌倒风险。知觉下降导致对刺激的反应迟钝，缺乏对痛感的感知，使疾病或外伤难以被发现。此外，由于难以正确理解外界的信息，易出现判断失误，诱发事故。综上所述，老年人极易出现病情突然变化及突发情况，介护人员需要高度重视。

一、老年人发生病情突然变化的种类及应对方法

病情突然变化初期的应对包括确认安全、呼叫医生和急救处置的准备，信息收集（若患者有意识，可收集自述症状）和生命体征测定（体温、心率、血氧饱和度等），以及联系救护人员。

病情突然变化时具有三个特点。

（1）描述不清晰：由于老化、疾病导致老年人各种功能下降，因此无法准确表达自身症状和身体异常。例如，老人描述为腹痛不适，实际可能诊断为心肌梗死。

（2）症状表现不明显：老年人疾病典型症状常表现不明显，容易延误诊治。例如，患者仅出现发热、倦怠症状，无高热、咳嗽等表现，但诊断为肺炎，病情迅速恶化后需使用呼吸机。因此，老年人没有症状不等于没有异常。

1. 跌倒　正常成年人在跌倒时，能够正确表达身体疼痛部位，对于不能表达的老年人，需要介护人员发现症状。例如，介护对象活动身体时皱眉，皮肤存在磕碰痕迹、瘀青、伤痕等情况。介护人员发现异常时，要尽早汇报医生进行诊断，患处制动，并在日常生活中创造安全的环境。

2. 误吸、窒息　通过观察呛咳、咳嗽、痰多、口腔内食物残渣明显、食欲下降、面色苍白、生命体征变化等情况，有可能是介护对象出现误吸和窒息。介护人员应立即报告医生并根据指示进行治疗或紧急送医。

窒息时首先大声呼叫周围的工作人员，寻求帮助，分担职责（不要一个人应对，不能离开窒息患者）；呼叫救护车，向急救人员说明目前情况，听从指示；应急处理，取出导致窒息的物品，使患者恢复呼吸，清理口腔内能看到的所有东西，摘除活动性义齿。从口腔正面插入手指可能将异物捅入气管，因此手指要横向插入。注意不要被患者咬伤。

取出卡在喉咙里的异物时，可采用叩打背部法。患者取易于排出异物的姿势（支撑患者胸骨，摆成前倾姿势），用手掌根部大力叩打两肩胛骨之间的位置，叩打4～5次后确认患者表情及状况，重复进行数次以排出异物。应急处理过程中，若患者出现意识障碍，重点要防止误吸和窒息，尽可能让患者采取恢复体位，弯曲上方肢体的肘部及膝部，并立刻拨打急救电话。患者出现痉挛，心搏、呼吸停止时，需要确保气道开放，预防患者受伤。将患者下方的腿伸直，上方腿的膝盖弯曲放在地上以保持身体稳定，上方手替代枕头放在脸部下侧，通过侧向躺卧尽量避免呕吐物进入气道（图7-4-1）。

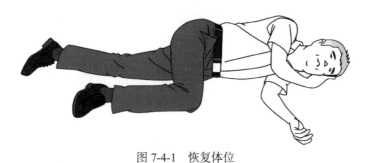

图 7-4-1　恢复体位

患者意识消失时，需确认生命体征和意识水平，患者能说话时确认其主观症状、先兆症状发生时间，以推测发病时间，为医生选取治疗方案提供参考。脑血管疾病先兆症状包括口角歪斜、口齿不清、面部及肢体麻木无力、严重头痛、恶心呕吐等。糖尿病先兆症状为血糖异常，发现先兆症状时，应立即报告医护人员。

3. 脱水　分为轻度、中度和重度。轻度时表现为口渴、尿量减少；中度时表现为全身疲倦感、头痛、呕吐、目眩、血压下降等；重度时表现为意识障碍，心脏、肾脏、呼吸功能不全等循环器官功能障碍。老年人易脱水的原因见图7-4-2。

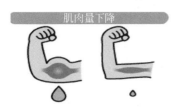

肌肉量下降

身体的水分储存在肌肉中，肌肉量下降必然会引发水分量下降

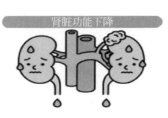

肾脏功能下降

体内废物排泄时，会有大量的水分以尿液的形式丢失

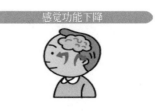

感觉功能下降

难以感到口渴或炎热，不注意水分补充

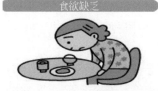

食欲缺乏	对水分补充的抗拒	药物的副作用

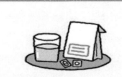

饮食量的下降，不仅会对水分，也会对盐分、糖分的摄取量产生影响

对误吸或失禁的恐惧、如厕感到麻烦等，控制水分补充

有些药物含有利尿剂，水分会以尿液的形式丢失

图 7-4-2　老年人脱水原因

预防脱水需要适当补水，定时进行水分补充，避免高温多湿的环境，通过设置空调温度以调节体温。正确饮食，通过食物摄取补充盐分、矿物质和水分。记录水分和饮食的摄取量，预防重症化。腹泻、呕吐、感染、天气炎热时，水分消耗大，需要特别注意督促介护对象频繁补水。

4. 中暑　老年人由于身体老化对高热不敏感，不能及时发现中暑，发现时症状易发展为重症。高温时人体通过出汗来降低体温，但老年人出汗减少，难以有效散热，且体内水分减少，难以感到口渴，若忽略补充水分，易引发脱水症状。中暑的分类及症状见表 7-4-1。

表 7-4-1　中暑的分类及症状

分类	症状	严重程度
Ⅰ度	大量出汗	轻度
	头晕、失神，也被称为"热失神"	
	肌肉痉挛、疼痛，也被称为"热痉挛"	
Ⅱ度	头痛、恶心、呕吐、虚脱感，也被称为"热疲劳"	中度
Ⅲ度	意识障碍、痉挛	重度
	体温升高，也被称为"热射病"	

预防中暑要适量摄取水分和盐分，加强房间温湿度的管理，使室温保持在 28℃以下、湿度 70% 以下的理想状态。汗液蒸发时从皮肤吸取热量，体温会降低，高湿度时汗液无法蒸发，因此需要控制湿度在 70% 以下，仅用风扇无法对湿度进行管理，故应尽可能使用空调调节室温和湿度。中暑时尽快呼叫救护车将患者送往医院就诊，补充水分、盐分及电解质。为减少热量聚集，可解开衣物，用冰枕等对腋动脉、颈动脉及股动脉等粗大血管进行冷却，以降低体温。

5. 发现病情突然变化时的报告协商　尽早发现病情突然变化非常重要。对于意识障碍、不能表达自身症状或身体异常、无法交流的患者，可通过观察面色、表情、动作、生命体征等发现异常情况，这也是介护人员的重要职责。

报告时要传达紧急程度，根据紧急程度判断需要医务人员立刻来进行诊治还是需要处置或护理指示。要报告异常情况、报告原因及患者有无生命体征异常，分清重点。报告内容：①正在发生的状况，如患者血压下降、心动过速、失去意识等情况；②患者背景，如患者为慢性呼吸不全，在家中使用氧气，或患者为慢性肾功能不全正在进行透析等，对患者生活背景及病史的报告便于医生进行准确判断；③现场评估，如房间没有开空调，怀疑中暑症状等，医学评估是医护人员的职责，介护人员可评估所需的生命体征及患者状况，做到正确传达，严禁按照个人判断行事。病情突然变化时优先考虑患者生命安全，发现异常立即向医护人员报告，并确保紧急时的联系方式和联络通道畅通。

二、初级急救处置 BLS

基础生命支持（basic life support，BLS）又称初步急救或现场急救，是指心肺或呼吸停止时，立即以徒手方法争分夺秒地进行复苏抢救。知晓正确的知识和适当的处置方法，任何人在任何场合都能够实施。BLS 的实施流程及要点见图 7-4-3。

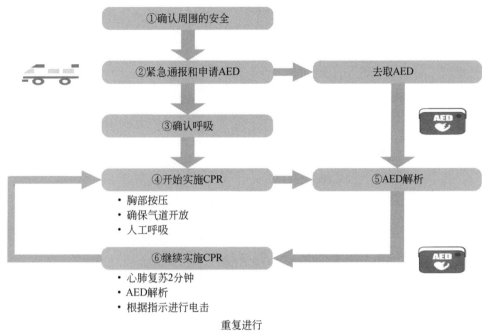

图 7-4-3　BLS 实施流程
AED. 自动体外除颤器；CPR. 心肺复苏

1. 确认周围的安全　确保周围环境安全，防止二次伤害的发生。

2. 紧急通报和申请 AED　大声呼救，寻求周围人的帮助，协助拨打"120"和准备 AED。

3. 确认呼吸　从斜侧方观察患者胸部起伏，脸颊接近患者口鼻确认有无呼吸，同时用手触摸颈动脉确认患者有无心搏。确认正常呼吸后，将患者转为恢复体位等待救护车；无呼吸或不能正常呼吸时，开始进行心肺复苏。

4. 胸部按压　患者在没有"正常的呼吸"或心搏停止时，立刻开始胸部按压，通过按压将血液送往全身。胸部按压是双手重叠，用力、快速、不间断地按压胸部正中的胸骨下半部。一只手的根部放在胸骨下半部，另一只手重叠放在一只手上，两手手指互相交叉，使力量更为集中（图 7-4-4）。

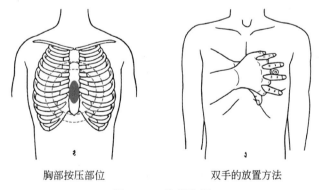

胸部按压部位　　　　　双手的放置方法

图 7-4-4　胸部按压

按压时双肘伸直，身体重量置于手根部，从正上方垂直向下按压患者胸部，使胸部下沉约 5cm，以 100 ~ 120 次 / 分的速度进行快速连续按压，两次按压之间充分放松力量，使胸廓充分回弹（图 7-4-5，彩图 10）。

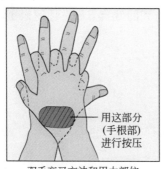

双手交叉方法和用力部位

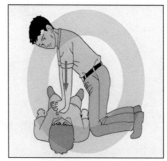

垂直按压

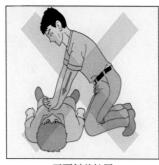

不要斜着按压

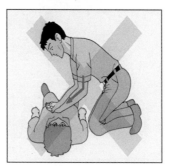

不要弯曲手肘按压

图 7-4-5　胸部按压方法

5. 人工呼吸　完成 30 次胸部按压后，开放气道进行人工呼吸。扩展患者喉咙深处，使空气更容易进入肺部（开放气道）。一只手放在患者额头，另一只手的示指和中指放在下颌处，把头部向后扬起（头部后屈），抬高下巴。开放气道后，用放在额头的手的拇指和示指捏住患者鼻子，张大嘴巴覆盖并包裹住患者嘴巴，确保空气没有外漏，吹气 1 秒，确认患者胸部起伏后用同样的方法再进行 1 次吹气。即使胸部没有起伏，也应进行 2 次吹气，之后立刻进行胸部按压，胸部按压间断时间不能超过 10 秒。患者面部或口部有出血时，可省略人工呼吸，持续进行胸部按压，也可使用带有单向阀的垫子或人工呼吸用口罩进行人工呼吸。胸部按压和人工呼吸比例为 30 ∶ 2，在交接给急救人员之前应持续进行。有 2 名以上救助人员时，可 1 ～ 2 分钟交替按压，防止施救者因疲劳导致胸部按压质量下降（图 7-4-6）。

胸部按压(30次)	人工呼吸(2次)
• 按压胸部正中(胸骨下半部) • 用力(胸部下沉5cm左右) • 快速(100~120次/分的节奏) • 不间断地持续 • 按压放松时手掌不要离开原部位	• 口对口捏住鼻子进行吹气 • 胸部上升的程度 • 1次约用时1秒 • 尝试连续2次 • 不要超过10秒

图 7-4-6　胸部按压和人工呼吸要点

6. AED 的使用　取回 AED 后放在患者附近，打开盖子，按电源键。去除患者衣物，露出胸部，打开电极片袋子，撕掉电极片保护膜，将电极片贴在胸部右上（锁骨下部）及胸部左下侧（腋窝下 5 ～ 8cm），粘贴面和患者胸部肌肤贴紧。贴片位置在电极片上有绘图示意，可按照示意图操作。贴电极片时尽可能持续进行胸部按压（图 7-4-7）。

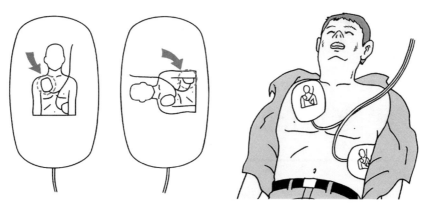

图 7-4-7　AED 电极粘贴位置

　　粘贴电极片时注意：患者胸部潮湿时，用毛巾等擦拭后再粘贴；胸部贴有药剂时，揭掉药剂，擦去皮肤上残留的药剂，再进行粘贴；胸部装有心脏起搏器或除颤器时（胸部皮肤突起可及硬物时），要避开设备进行粘贴。

　　粘贴电极片后，有语音提示"请勿接触身体"，AED 自动进行心电图解析，此时操作者应提醒人员离开患者，确保无人接触患者。解析判定需要电击时，语音提示"需要电击"；判定不需要电击时，语音提示"不需要电击"，听到"不需要电击"提示后，救助人员应立即重新开始胸部按压。

　　AED 解析判定"需要电击"时，发出提示音的同时开始自动充电，充电需要数秒。充电完成后，发出"请按电击按钮"提示音，按钮灯亮，语音连续提示充电完成。此时操作者要提示"开始电击，请大家离开"，确认无人接触患者后按下电击按钮。操作者本人也要确认没有接触患者。由于电击，患者手腕或全身肌肉会出现瞬间如痉挛的动作。电击后，立刻重新开始胸部按压。即使在使用 AED 时，除去进行心电图解析和电击等必须暂停按压的情况，要尽量缩短胸部按压的暂停时间。

　　7. AED 的使用和心肺复苏的继续　　重新开始心肺复苏约 2 分钟后，再次进行 AED 自动心电图解析。心肺复苏和 AED 的使用流程，按照约每 2 分钟更换一次的形式持续进行，直至交接给救护人员。

（薄　琳　张晓洁）

第八章　老年介护难点：痴呆症患者的介护

在所有老年期常见疾病的介护中，痴呆症特别是中晚期痴呆症患者由于出现运动功能障碍、吞咽障碍、认知障碍，还有可能会出现大小便失禁，生活不能自理，因此是老年介护的难点。本章将围绕痴呆症分类、发病机制、常见症状及介护等进行介绍。

第一节　痴呆症的发病机制、分类及病理改变

一、概述

人的认知功能包括记忆、语言、理解、思考、计算和注意力等功能。例如，人们外出时会考虑着装、天气情况、交通工具、往返时间等很多事情，这些都是在无意识中自然完成的。在这个过程中，人们会从记忆中调取从过去的经验中学到的知识，通过语言和观察收集信息，然后将这些内容整合起来，做出恰当的判断。也就是说，人们在制订某个行动方案前，需要诸多方面的能力共同工作，把能够想到的各种因素组合起来，大脑的这种高级能力就是认知功能。痴呆症是指人的认知功能在成年后发生障碍并对其日常生活造成影响的一种疾病。

痴呆症的定义：①有明确的认知功能障碍；②生活自理受限；③多数伴有精神障碍等症状。很多人会错误地认为痴呆症和智力障碍是一样的，其实两者是不同的。虽然两者都存在认知功能障碍，但智力障碍是指先天性的、出生时就存在的认知功能障碍，或是在发育期发生的认知功能障碍；而痴呆症则是成年后发生的认知功能障碍。

二、发病机制

人为什么会发生认知功能障碍呢？这主要是由于脑的形态和功能发生了变化。成年男性脑的平均重量为1400g、女性为1250g。而30～80岁，人脑的重量会减少50～200g，有些人甚至会减轻到1000g以下。大脑是人脑的主要部分，分为左脑和右脑，大脑皮质向内部深处伸展形成褶皱，正是因为有了这些褶皱，大脑皮质的表面积才能变得非常大。痴呆症患者神经细胞大量减少，之后大脑的褶皱也就是脑沟回逐渐变浅，整个大脑会萎缩变小，而大脑的功能也相应地受到影响。

三、分类及病理改变

痴呆症主要包括阿尔茨海默病及血管性痴呆，前者约占痴呆症的70%，后者占20%，本章主要介绍

这两种疾病，具体分类如图 8-1-1 所示。

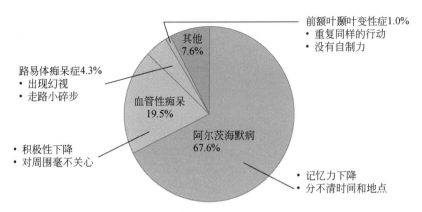

图 8-1-1　痴呆症的种类及主要症状

1. 阿尔茨海默病　该病由德国的精神科医生阿尔茨海默于 1906 年首先报告，故以其姓氏命名。阿尔茨海默病的病理改变是神经细胞的损伤，属于大脑的病理性老化。人的大脑皮质由大约 140 亿个神经细胞组成，随着年龄增长，大脑神经细胞数量逐渐减少甚至消失，最终导致大脑萎缩。阿尔茨海默病的发病时间并不明确，患者会在不知不觉中出现健忘的症状，之后病情缓慢进展：轻度患者会有健忘、失语、执行功能障碍；中度患者的思考和判断力显著降低，还会出现地点定向功能障碍；重度患者会忘记自己的家人。此外，患者还会出现衍生症状。例如，肌肉的紧张和僵硬程度变高，脚部肌肉僵硬导致出现步行障碍等，以及大便失禁、卧床不起、吞咽障碍等。另外，阿尔茨海默病患者的认知功能水平下降并不是线性的，也不是一直在下降，可能会在某段时间下降一点，然后进入平台期，病情稳定一段时间。但如果患者身患严重疾病或有创伤，其认知功能很可能会快速下降。

2. 血管性痴呆　由脑卒中或大脑白质大范围缺血、脑部血流无法正常流通引起的痴呆症为血管性痴呆，分为急性和慢性两种。急性血管性痴呆指的是由于脑卒中（也就是脑血管疾病，包括脑梗死、脑出血等）所引起的痴呆症。慢性血管性痴呆的特点则是慢慢地出现症状，病因主要是慢性脑缺血，也就是脑部发生血液循环障碍所引起的痴呆症。

阿尔茨海默病和血管性痴呆的区别见表 8-1-1。

表 8-1-1　阿尔茨海默病和血管性痴呆的区别

	阿尔茨海默病	血管性痴呆
发病年龄	多为 70 岁以上	多为 60 ~ 70 岁
男女比例	多为女性	多为男性
主观症状	无	早期阶段有头痛、眩晕、健忘等
合并症	无	高血压、糖尿病、心脏病、动脉硬化等
特征性症状	无法冷静、话多	情感失控、抑郁状态、谵妄

第二节　痴呆症的症状

痴呆症患者因为脑部发生病变，发病后会出现记忆障碍、定向障碍、精神行为症状等中的任何一种或多种症状。

一、核心症状

痴呆症的核心症状包括记忆障碍、定向障碍、失语、失认、失用、计算力下降、判断力下降、执行功能障碍等，这些核心症状还会导致患者出现精神行为症状。

（一）记忆障碍

随着年龄的增长，人们会发生与年龄相关的健忘，分为正常人的健忘和痴呆症患者的健忘。痴呆症患者常见的早期症状是记忆障碍，患者会反复询问同一个问题，"今天是几月几号啊？"或者"今天是星期几啊？"，家人会觉得"都快问了20遍今天是几号了"。因为患者本人会转眼就忘掉自己刚刚询问的内容，所以他们会觉得每次询问都是第一次发问。但是，家人却会因被问了20次同样的问题而感到疲劳、厌烦，产生所谓的"介护疲劳"。其他类似的例子：明明就在自己家中，却说我想回家；有些人10年前就已经退休了，却还想前往单位。因此，痴呆症会对患者的日常生活造成很大的不利影响。

痴呆症人群的记忆障碍和正常人群的"忘事"具体有什么不同？正常人群的忘事是遗忘了部分体验，但是痴呆症人群的忘事是不知不觉间把整个体验完全忘记，这也被称为"情景记忆障碍"。另外，痴呆症人群并不知道自己忘事了，但是健康人群是知道自己忘事的。例如，回想一下自己昨天吃了什么，会说"啊！想不起来了"，但是大家至少都知道自己是忘记了，而且还会通过记录来改善记忆的下降。但是，痴呆症人群则不能意识到自己忘事了，也就无从修正，无法找到解决方法防止随之发生的问题。痴呆症患者会把自己记忆中没有的事情判断为没发生过，出现"记忆脱落"，他们会认为自己根本没有经历过那些事。如果问他们"你是不是忘了？"或"你还记得昨天去哪儿了吗？"，即使提示他们"是这里吧？""你去了某公园吧？"或"你去逛街了吧？"，但由于"记忆脱落"，他们根本无法理解这些问题，这也是痴呆症患者难以介护的原因之一。

（二）定向障碍

掌握时间和地点的能力称为定向能力，该能力降低会造成定向障碍。定向障碍是指无法认知季节、时间、地点。明明是晚上，患者却说是早晨，甚至连他所处的地点都无法认知。例如，某位痴呆症患者在国外旅行时倒时差，一整天一直在睡觉，刚醒来时很难弄明白现在是白天还是晚上，会有"咦？现在几点了？"的反应。正常的人在倒时差时也可能会有短暂的混乱，而痴呆症患者则是完全搞不明白现在所处的时间及地点，更会因为处于不分昼夜的状态而出现不安、恐惧、混乱的情绪。

（三）失语、失用、失认

失语、失用、失认的共同点是患者相关的功能、器官都正常，只是大脑无法正常发挥相应的作用。

失语是指与说话相关的器官，如唇、舌、口腔肌肉没有问题，但想说话却说不出来。正常人是将句与句、词与词连接起来形成语言，而痴呆症患者只能简单地罗列词汇，不能连词成句。

失用是指虽然患者四肢的功能正常，但却做不出动作，如无法正确地穿衣。正常人可根据以往的经验在头脑中生成穿衣步骤，如怎么穿衣服、怎么套袖子，也能很好地理解衣服有上衣和下衣的区别。而痴呆症患者却丧失了这方面的能力。

失认是指虽然眼部的器官没有问题，但是无法理解看到的东西是什么。例如，正常人根据以前的经验很快就能认出一支圆珠笔，但出现失认症状的患者虽然能看到和正常人一样的影像，却不知道这个东西是什么，这种情况就是失认。

（四）计算力下降

痴呆症患者患病初期计算力下降的症状比较明显。在生活中，即使患者的其他症状不明显，但遇到与数字相关的内容时就会感觉混乱。例如，购物时钱包里同时有整钞和零钱，患者全用整钞结账，无法进行正确的计算。因此，如果家属看到患者出现这种计算时头脑混乱的情况，则可认为这也许是痴呆症的初期症状。

（五）判断力下降

随着记忆力下降、定向能力降低，痴呆症患者的判断能力也会随之下降。例如，患者由于定向障碍不知道地点，有"这是哪儿？为什么我站在这？"的疑问，这种需要进行判断的时候大脑却一片空白不知道该怎么办，头脑混乱的情况是判断力下降。但这种情况不只发生在痴呆症患者身上，在紧急情况下需要进行判断或不得不进行判断时，正常人的大脑也会一片空白。只是患有痴呆症的人会因为更简单的事情大脑出现一片空白，无法做出判断的频率会增加。

二、心理（精神）行为症状

除了上述核心症状，患者还会衍生出一些其他的精神心理症状和行为症状，这两者合起来称为痴呆的行为和精神症状（behavioral and psychological symptoms of dementia，BPSD，图 8-2-1）。BPSD 也就是周边症状，与核心症状有密切的关联。

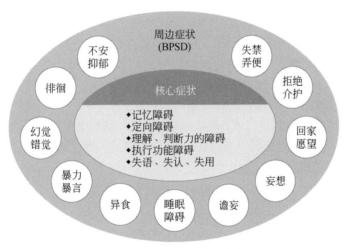

图 8-2-1　痴呆症患者的症状

（一）行为症状

行为症状主要包括徘徊、强烈的回家愿望、昼夜颠倒、失禁，还包括攻击性的语言和行为、对护理的抗拒、不洁行为、收集癖、异食行为等。

1. 徘徊　患者从自己家中外出后却不知道回家的路，在街上徘徊。徘徊跟时间段有关，傍晚开始多发，晚上也比较容易发生，另外在周围人的动作变少时也会多发。

2. 强烈的回家愿望　在机构居住的患者常自诉回家愿望，称"这不是我的家，不知道这是哪儿"，但当患者回到家后也会觉得那不是自己家。徘徊、回家愿望都是由核心症状中的定向障碍和记忆力下降造成的。

3. 昼夜颠倒 是行为症状中最难介护的情况之一。患者从清晨到傍晚都是睁着眼的状态，但意识是轻微混沌的，会经常发呆。而傍晚过后会变得活跃，处于兴奋状态，一到晚上就想出门，还会到处徘徊，或者突然想去工作。昼夜颠倒也是由定向障碍造成的。

4. 失禁 正常人感到尿意就会去排尿，其大脑会传递"有尿液积攒了"的信号，并能很好地控制排尿、排便。而痴呆症患者由于大脑发生变化，如神经细胞病变、脑萎缩等，患者无法控制排便、排尿的行为，造成了失禁。

正常人是不会发生失禁的，一旦失禁内裤和裤子会潮湿，会产生不舒服的感受。而痴呆症患者的这种不适感很轻微，他本人察觉不到失禁、裤子湿了、有味道，反而是周围人闻到味道才发现他的裤子弄脏了。这时介护人员如果斥责患者"为什么不去厕所""为什么总是尿裤子！"，即使斥责得特别强烈，患者本人也没有排便排尿失败的认知，反倒会因为不知道为什么挨骂而变得疑惑，产生强烈的混乱。

（二）心理症状

心理症状主要包括莫名的不安感和幻觉，还包括强迫症状、抑郁状态、妄想及睡眠障碍等。

1. 不安情绪 患者会对突然发生的莫名的心跳加速、胸闷产生强烈恐惧，之后变得不敢出门。患者有一种不安感，甚至不知道自己对什么不安，但内心持续有不安的情绪，这就是痴呆症的特征。患者由于长期存在不安情绪，会使内心一直存在精神压力。长时间持续的精神压力会让患者在生活上无法很好地融入环境，变得难以生活。当患者出现不安、徘徊、回家愿望时，介护人员不能用语言否定、指责患者，而应该陪伴患者，等待患者心情平复下来后再与其交谈。

2. 幻觉 是指虽然现实中不存在，但患者却能看到或听到。看到现实没有的人或物称为幻视，听到现实没有的声音称为幻听。对痴呆症的患者来说这些都是实际发生的事情，是真实存在的，所以他们会跟看到的人打招呼。对于这种幻视、幻听情况，如果旁边的介护人员跟他说，"没有人""没有人在说话"，突然否定他们的话，他们会受到深深的伤害，因为他们是看到了的。但需要注意的是，如果对于痴呆症患者的这种体验介护人员回应为"是这样的，是能看见呢""确实有，有个人在那里""确实听到了声音"，类似这样不去否定，且无条件地肯定患者的话也会出现问题，会导致患者的这种病态体验即幻视、幻听无法脱离他的脑海，患者会一直维持这种幻觉的状态。

值得注意的是，不是所有患者都会出现BPSD，即便患者出现BPSD，如果能处于一个让他安心的环境，患者也能维持尊严的生活。介护人员要思考的是，对患者来说，现在为他提供的环境是否合适，实施的介护有没有让他维持作为人的尊严等问题。

第三节 痴呆症的诊断及治疗

一、诊断

通过使用评价量表可以进行痴呆症的初步筛查，目前主要使用2种评价量表：①长谷川简易智能测量表，此量表在日本广泛使用；②简易精神状态检查量表，此量表在全世界广泛使用。

另外，还要判断引发痴呆症的疾病，如阿尔茨海默病，或由脑梗死、脑出血引起的血管性痴呆。能够引发痴呆症的疾病种类很多，约有70种，其中大部分都是大脑内部的疾病。通过早发现、早诊断、早治疗，有些病例是能够得到缓解的。痴呆症患者或其家属如果能够尽早意识到疾病，经过诊断和治疗也能改善症状，或可以延缓疾病的进展。判断引发痴呆症的病因时需要向患者本人或其家人询问疾病特有的症状及发病前后的经过，并在此基础上做出诊断。因此，诊断过程中除了神经学方面的检查之外，还要面谈，听取患者本人和家人的描述同样十分重要。

辅助诊断主要包括血液检查，以及心电图、脑电图等方法。近些年来，随着技术的发展，图像诊断技术也在不断进步，可以观察到脑内发生病变的部位、痴呆症的严重程度及大脑萎缩程度。

二、鉴别诊断

1. 谵妄 通常是突然发病，如昨天还很正常的人突然开始胡言乱语。谵妄的变化出现得非常突然，早上明明还没事，中午突然就产生了变化。所谓变化，就是变得和平时不一样，如看起来心神不宁或出现幻觉，到了晚上又恢复成早上正常的样子，变化很明显。一天之中症状会发生变动，这也是谵妄的特征。谵妄患者也会发生失禁，如患者之前从没发生过失禁，但某天却突然发生了。与之相反，痴呆症患者出现症状需要很长时间，一般为6个月到1年，而且症状也很固定，呈阶段性进展。另外，痴呆症患者虽然也会有情绪不稳的情况，但是一天中的变化不会这么明显。虽然也会出现失禁的情况，但是基本在痴呆症的末期才会发生。

2. 抑郁症 抑郁症患者会出现和痴呆症相似的症状，因此又把抑郁症称为假性痴呆症，以区别普通的痴呆症。与痴呆症相比，抑郁症患者主要的特点是做什么都觉得无聊、没劲，感到寂寞、不安，甚至出现悲观想去死的情绪，之后就会导致什么都不想做，难以集中注意力，记忆力下降，并且懒得做出任何决定，乍一看和痴呆症的症状非常相似。

三、治疗

目前痴呆症无法仅通过药物治愈，只能通过药物治疗、非药物治疗及介护稳定患者的症状，延缓其病情进展。

（一）治疗原则

治疗原则包括以下三方面。

1. 给予适当的刺激 为了维持大脑的功能，需要在生活中给予患者适当的刺激。例如，不宅在家里，要经常出门，如果一直待在自己家里，失去了刺激，患者的症状也会不断恶化；进行适度的运动、兴趣爱好等喜欢做的事情，以及和他人（包括朋友、家人等）保持交流也很重要；通过和周围的人、事物建立联系，想办法通过各种刺激维持患者本人的生活能力。

2. 提供支持 痴呆症患者每日的生活会因为记忆障碍、判断力下降等原因而逐渐变得困难，为了使患者本人能够保持健康、不受伤及不累积过大的精神压力，周围人（包括介护人员或家属）的支持是必不可少的。

3. 健康、身体状况管理 痴呆症患者会因为生病导致病情急剧恶化，因此在日常介护时要保证患者的正常饮食，确保患者坚持服药治疗也很重要。

（二）非药物疗法

非药物疗法是指不使用药物，通过日常生活中的各种训练进行治疗的方法。

1. 现实导向训练 是指通过反复告知患者正确的日期、时间、地点及人物的信息提高其对现实的认识，也就是提高定向力，这样能够改善患者的认知功能。

2. 认知训练 将重点放在记忆、注意、问题解决等领域，分为个人疗法和集体疗法，能够在一定程度上改善患者的认知功能。个人疗法是与医生或心理咨询师进行一对一的治疗性面谈，集体疗法是对5～10人组成的小组成员进行治疗。

3. 音乐疗法 是指在音乐治疗师的带领下听音乐、唱歌、演奏乐器，随着节奏韵律进行运动。音乐治疗对患者的焦虑、抑郁、行为症状有治疗效果。

4. 回忆疗法 将焦点放在老年人过去的人生经历上，通过倾听，表达接受、共鸣、支持，达到激活患者身心的目的。回忆疗法能够改善患者的心情、提升幸福感、减轻抑郁，从而改善患者的认知功能。

5. 运动疗法 包括有氧运动、肌肉强化训练、平衡感训练等，可将多种运动组合在一起，根据患者身体情况每周两次或每天一次，每次 20～50 分钟，能改善患者日常生活活动能力及认知功能。

（三）针对痴呆症的 BPSD 治疗

BPSD 的治疗同样非常重要，BPSD 会导致痴呆症患者非常不安，精神上也很痛苦，所以无论是在介护一线还是在医疗一线，BPSD 都是必须要应对的问题。另外，还要关注发生 BPSD 的原因。BPSD 包括妄想、徘徊等各种症状，这些都是由患者的认知功能障碍、生活功能障碍、心理状态和周围环境等原因导致的。

BPSD 的对应治疗原则是非药物疗法。BPSD 的特征：即使是同一名患者，其症状也会因时间、地点的不同而发生变化。BPSD 的护理和介护方法，以及患者所处的环境会对患者造成很大的影响，因此需要注意观察患者的症状会在哪种环境或哪种情况下发生变化，评估患者发生 BPSD 的原因并采取相应措施是应对的第一步。

痴呆症患者有很多我们不能理解的行为，在介护现场也是如此，如重复询问时间及不洁行为，直接用手把自己的粪便及尿液涂在周围。介护人员不要单纯地把这些行为仅仅理解为症状，要考虑到患者周围是否存在喧闹的环境、高温、恶臭，以及患者有无身体的疼痛、是否空腹、便秘、睡眠不足等，这些因素都会使患者感觉不适，从而引发患者做出我们所不能理解的行为。介护人员如果能从这个角度去认识痴呆症患者的行为、动向，就会大致明白行为的成因。因此，我们不能理解的行为与其说是症状，不如说这是患者发出的信号。介护人员要理解患者的每个行为都是有意义的信号，去探寻其意义，理解患者的行为成因，这在痴呆症患者介护中是非常重要的。

当非药物方法不能改善患者的症状，或者症状严重需要进行紧急处理的时候，要考虑药物疗法。例如，针对妄想和兴奋，可以服用抗精神病药；对于焦虑和抑郁，可以服用抗焦虑和抑郁药。但是，对于失眠的患者，不要轻易使用催眠药，非药物疗法和睡眠健康指导很重要。无论使用哪种药物治疗，都要注意过度镇静、跌倒、误服等副作用，避免药物引起的继发性问题。

第四节　痴呆症患者介护的理念

假设有两位 80 岁的女性都患痴呆症，且程度相同，对这两位女性都采取同样的介护措施，这样做合适吗？她们性格不同，出生、成长的地方不同，喜欢的食物也不同，所接受的介护措施自然也应该不同。因此，同样的病情并不意味着就应该给予同样的介护。在学习痴呆症患者的介护理念前，首先要理解"人"和"生活"。

一、对"人"和"生活"的理解

首先，从四个角度对"人"进行解释。①生物学的角度是指通过身体功能及能力、疾病及障碍、衰老等从生物性方面观察人的角度；②心理学的角度是通过认知、感情、性格、行为反应等从精神活动方面观察人的角度；③社会学的角度是通过人际关系及社会关系，再加上政治、经济、文化、风俗习惯、历史、教育等从社会联系及社会活动方面观察人的角度；④本质的角度是通过价值观、人生观、生死观、宗教观等从对事物的思考方式方面观察人的角度。这四个角度相互关联所组成的一个整体，就是"人"。

理解"生活"时不能只是将其单纯地理解为进食、入浴、排泄、整顿仪容等生活行为，而是要从 2 个角度对生活进行分析。①时间线的角度：每个人每天的生活，以及日复一日、年复一年所累积起来的生活。②环境影响的角度：物理环境——住所、物品、金钱等；社会环境——因人而异，包括家庭、学校、职场，以及社区、社会等；人际环境——家属、朋友，以及学校的同学、单位的同事等。

"人"的需求十分多样，因此需要个性化的介护。每个人的人生经历都不相同，有着各自的过去、现在及未来。除此之外，生活还会受到环境的影响，每个人受到的影响也多种多样或完全不同，因此我们要去理解的并不是单纯的生活行为而是患者本人的人生。以进食为例，虽然表面上看大家都是吃饭，但每个人由于受到自身生活经历（时间线）和环境的影响，口味喜好、进食方式都不尽相同。

对于痴呆症患者的介护，为什么需要把焦点放在"人"和"生活"上？100个人就有100种人生，每个痴呆症患者的经历不同，因此介护人员不要把视角放在痴呆症这种疾病上，也不要把介护对象当成被动接受的人，要把重点放在"人"的角度上。无论是哪位患者，无论他处于痴呆症的什么阶段，介护人员都要把焦点放在"人"和"生活"上，从而为患者提供更好的介护。

二、介护的理念

痴呆症患者相关介护的理念包括四部分：第一，作为生活者的理解；第二，关注患者残存的能力；第三，理解痴呆症患者的世界；第四，观察痴呆症患者本人的情感层面和想法。

（一）作为生活者的理解

由于脑部病变造成的大脑功能障碍，痴呆症患者不会做感兴趣的活动，不会洗衣服，不会做家务，也无法进行正常的社会生活。患者的另一个重要特征是自己不知道他做不了事情了，也就是没有患病的自知力，即本人不知道自己有痴呆症。所以，在和痴呆症患者谈话时，指出患者做不到或不能做的事情是不合适的，如跟患者说"你做不了""不能做那样的事"等。对于被指出的错误之处，患者本人是不认为他有错误的。因此，在痴呆症介护中，介护人员是不应该指出患者的错误的。

> **案例 8-1：**"我必须去上班了"
>
> 一位80岁左右的男性，住在养老机构中。这位先生在60岁之前一直都认真、专注地工作，60岁退休后患上痴呆症，逐渐地出现总在自己家附近徘徊的症状，由于没办法一个人生活入住了养老机构。即使在养老机构里，这位先生也是一副"我要工作"的状态。因为抱着要去上班的想法，所以总是很早就要出门，会说出上班已经迟到的话。因为没有患病的自知力，即使告诉他已经退休，不需要工作，也没有工作单位了，但是在他的认知里他仍应该上班，所以会因为迟到而感到慌张。当有介护人员告诉这位先生"您已经退休了"，他本人会大发雷霆，特别生气地说："我才没退休呢，为什么要这样瞎说！"这位先生直到现在还一直要求让他离开养老机构，帮他打开门等。一旦介护人员指责或否定他的话，他想要外出的意愿就会更强烈。正由于患者并不知道自己患病，如果介护人员还对其本能做出的事情表示否定或指责，患者只会更加生气。

> **案例 8-2：**"我要去见孩子他爸"
>
> 患者，女性，90多岁的时候入住了养老机构。15年前，这位女士的丈夫过世后，她一直一个人生活，但因为患了痴呆症，无法自己生活，被送到介护机构。患者平时很温和，但是到了傍晚左右就会变得情绪不稳定，会说"我必须回到孩子他爸家里""孩子他爸在等着吃晚饭，所以我必须去给他做饭"。介护人员对这位女士说："×× 女士，孩子他爸已经去世了""是您之前跟我说的呀"，对方就会非常生气地回道："他才没有死，你在胡说"。

　　以上两个案例有同样的特征：患者都不知道自己有问题，但均被指出了错误。因为患者自己是真的认为事实如此，而其他人却说那是错误的，所以患者几乎不能接受。介护人员在进行介护时说的每一句话都很重要，患者本人的想法与家人、介护人员的想法本身就存在偏差，介护人员却还说"你这样不对，事情不是这样的"，两者出现分歧，会破坏患者和介护人员间的人际关系。例如，再次看到那个介护人员的时候，想要见丈夫的那位女士内心可能会觉得："这个介护人员是会说坏话的人"。为了消除这种分歧，介护人员应该将想法贴近患者，从与患者同样的视角出发是很重要的。

（二）关注患者残存的能力

　　痴呆症的介护不仅仅局限于能够很好、快速地帮助患者更换尿不湿、洗澡、喂食等。痴呆症会使患者失去各种能力，如记忆力、判断力、计算力等，但患者肯定还会有残存的能力，还有能做到的事情，只不过丧失的能力逐渐增加。介护人员不应只着眼于患者那些做不到的事情或失去的能力，更要关注并重视患者剩余的能力，即患者能够做到的事情。应该利用患者剩下的能力让他愉快地生活，仔细地找出、引出他心里的一些欲望和诉求，同时要理解他，并抱着同理心进行介护服务。因此，最优质的针对痴呆症患者的护理是不勉强患者，并采取最适合患者的护理措施。

（三）理解痴呆症患者的世界

　　介护人员在与痴呆症患者的交往中之所以会感到困惑和痛苦，或是不知道接下来该如何处理，最主要的原因是痴呆症患者会一直重复做同样的事情。例如，明明刚吃过饭却说他还没有吃，或是明明没有家了却还要回家。介护人员必须理解患者之所以出现上述行为症状主要是由于记忆障碍、执行功能障碍，或者失认、失用等痴呆症核心症状。在和痴呆症患者交往时，介护人员应该去理解患者因为痴呆症而产生的日常生活上的不安或混乱、困惑的心情，在理解核心症状、BPSD的基础上，回答患者"饿了呀，是刚刚没吃饭吗？""是感觉饿了吗？"以这样的形式温柔地跟患者互动，用共情的态度来接触患者是很重要的。

　　依据8-1和8-2的案例，如果以共情的态度应对，对案例8-1中的先生来说，他并没有说谎，他觉得必须去上班，并且一直有要迟到的心情，这是因为他在工作时期的感情被保留下来了，最后变成不安的心情了。案例8-2中想去见丈夫的女士是有记忆混乱的症状，分不清现在和以前，丈夫明明15年前就去世了，但现在还觉得丈夫活着。作为介护人员应该一边想象患者不安、担心的心情，一边抱有同理心来跟患者交往。例如，把患者描述的场景当作是真实存在的，回答："是这样的吗？""确实是这样呢。"介护人员需要接受患者所说的话，理解这些都是患者基于他自己的认知而说出来的，在充分理解患者想法的基础上与他们交往，这便是具有共情的交往方式。

　　英国临床心理学者 Tom Kitwood 提出了"以人为本护理"的观点，即以痴呆症患者为中心进行护理的观点正在推广。在传统的日常介护中，介护人员会把焦点放在介护对象的言行特征和问题行为上，并试图去理解这些症状。但在痴呆症患者漫长的人生中，痴呆症症状只是其中的一部分，患者的人生中有属于他自己的故事。患者表现出的痴呆症状，如"必须去上班"也是这个人的一部分，并不是用"痴呆症"这个词就能分离开的。

　　介护人员很容易错误地带着"我是主角"的本位思想去进行介护，实则应该充分理解患者本人才是生活的主角。在充分理解患者的故事和患者本位的基础上，理解他们的想法、心情还有行为，充分考虑他们过往的人生，综合全面地把握其人格，带着兴趣与他们交往的态度是很重要的。进行介护的时候，一边深入思考："对方是怎么想的呢""他是什么样的人呢"，一边从事介护工作，通过这样的过程，介护工作会变得很开心。患者也能充满生机和活力，建立自信和骄傲，带着笑容，有尊严地生活。

（四）观察痴呆症患者本人的情感层面和想法

　　痴呆症患者的能力并不是一下子都下降了，与核心症状相关的能力确实是下降了，如记住新事物的能力、执行功能等。但是患者能够保留一些其他方面的能力，如感受能力、表达能力，有高兴的、悲伤的、寂寞的、痛苦的、愤怒的情绪等，痴呆症患者在情绪方面的能力保留得相对较多。即使是痴呆症患者，面对介护人员愉快、温柔地打招呼问候，虽然他不理解、不知道你在说什么，但是也会露出笑容。对于非常可怕的问话，患者会流露出痛苦的表情。也就是说即使不能理解对话，如果在和谐气氛中温柔地被问候，痴呆症患者也会很高兴，不安的心情也会消失，晚上也能睡好。介护人员不能因为患者不能理解对话，就随意说话，要在充分理解患者的基础上与患者沟通，进行介护。

在现实中，痴呆症患者在和他人接触时也有讨厌或无法接受的情况，例如患者讨厌某个介护人员，就不愿意接受那个介护人员嘱咐的事情。这时，如果介护人员继续对患者要求做或说他不喜欢的事，患者就可能会出现暴力或攻击性的言行，如"我都说不想了，为什么这个人还要重复同样的话呢"，结果就会出现对介护人员的抗拒心。因此介护人员不应该勉强患者，而是要确认患者不接受的原因之后再接触患者。不然，患者会对介护人员产生抵触，如"那个人又来了，真不想见到他啊""不知道为什么，他一来就是觉得很讨厌"。为了不变成这样的介护，介护人员应该好好理解患者的心理状态。

第五节　痴呆症患者的介护

一、介护时的注意事项及基本原则

（一）需要事先确认的事项

1. 自身原则　在和介护对象打交道前要对自身有充分的了解，充分地认识自己。在面对痴呆症患者时，最关键的是介护人员自己对于从事介护工作有没有一个清楚的认识。"认识自身"是个比较复杂的概念，学术上把它称为"自我意识"（self-awareness），介护人员需要清楚地知道自己的能力、性格、个性。认识自身包括如下几方面。①了解自己的特点：了解自己的性格，知道自己是什么样的人，只有在了解自己的情况下，才能够控制自己。②确认自己的情绪：专业的介护人员能够把自己的情绪放在一边，保持情绪的稳定，在工作时保持着尊敬对方的态度，即使对方是年老的痴呆症患者，也会心情平稳地进行介护。③确认自己的身心状态：为了保持平稳的心态，介护人员必须先要有健康的身体。身体状况和情绪紧密相关，所以要管理好自己的健康状态，以确保自己能够拥有稳定的心态。④确认自己的表情：介护工作中最重要的是要让对方感到安心，因此要时刻注意自己的表情。即使自己心情不好，也要有意地做出能够让对方感到安心的表情。其中最重要的是要保持笑容，笑容可以传达开心的情绪，还能感染、传递给他人，因此，要在介护时有意地流露出笑容。

2. 对方原则　①不伤害对方的自尊：痴呆症患者知道自己有些事情做不到，自己以前能做的事渐渐无法完成了，最感到困惑的其实是他们本人。若不负责任地责备患者，冲他们发火，虽然患者心里明白，但为了维持自尊也有可能会使用暴力。也有些患者正好相反，他们由于自尊心受到伤害，会变得不愿意走出家门，把自己关在家中。因此，介护过程中要把对方当作独立的个体来尊重、关爱。②倾听对方：对于痴呆症患者，倾听十分重要。介护人员要用心倾听、要俯下身去听，倾听对方想要表达的意思，用心地思考对方为什么会这样说。当你用心倾听的时候，被倾听的一方内心是能够感受到的。③接受患者的全部：这不仅包括对方病情稳定、冷静时的状态，还包括当他们处于思维混乱、愤怒时的状态。对于介护人员来说，从内心完全接受痴呆症患者才能体现出做这份工作的意义。④持非批判性的态度：痴呆症患者对介护人员的情绪动向十分敏感，他们会盯着介护人员的动作和表情进行观察，并且会敏锐地捕捉气氛。所以，在工作中介护人员不能对患者持批判态度，不能随意做出单方面的判断，否则和患者的关系会变得非常差。⑤尊重对方的价值观：患者在人生中建立了自己的价值观，介护人员不能把自身的价值观强加给对方，而是应该最大限度地理解和尊重对方。即使对方和自己的价值观不同，也应持有非批判性的态度，予以理解和尊重。

（二）充分了解患者

在与患者接触前，介护人员要了解每个痴呆症患者目前能做什么、不能做什么，他们内心的想法是什么。介护人员应明白：①在患上痴呆症后患者可能会想尽量补足自己欠缺的能力，因此患者会变得比较敏感。之所以会变得敏感，是因为自己不懂的事情越来越多，导致不安，因此他们会特别注意观察对方的脸色行事。②患者只需要旁边人的些许帮助就能解决问题。即使是重度痴呆症患者，他们也会先静静地观察周围人的行动，会看得很认真，并分析对方为什么要那么做。他们虽然会静静地观察，但是观察本身并不是目的，之后他们会尽可能地做出与当前情况相适应的行动。如果感觉应该保持安静的话，他们就会保持安静。即使是重度痴呆症患者，也大多会保留这种感觉能力，并试图做出合适的行动。

（三）读懂患者的情绪

与痴呆症患者接触时，读懂对方的情绪十分重要，这既是和对方建立关系时的技巧，也是基本原则。如果能够读懂对方的情绪，介护人员就可以改变行动的方式，沟通能力也会提高。例如，对方看上去心情似乎不错，就可以和他交流得更深入一些。相反，假若对方看上去心情不好，而此时的对话内容太复杂，对方可能会感到更加混乱、不安，这时介护人员可以暂且停止交流，稍后再说复杂的话题。

需要注意的是，在观察介护对象情绪的时候要注意观察介护对象表情的变化，根据情况采取适当的行动。例如，介护对象在尿不湿里排尿了，如果他不想让别人碰他，即使被强行更换了尿不湿，介护对象对介护人员的恐惧、不信任感也会表现出来。之后介护对象一旦看到介护人员就会不由自主地感到害怕、不信任，这种心情在之后介护人员为他提供介护时依然存在，会因此拒绝介护，甚至会暴力反抗。

（四）不妨碍患者的行动

介护人员要理解患者行动的理由和此前的个性，才能做出正确的应对。最重要的是不能否定患者，而是要询问他们的理由，从人的视角、社会的视角、身体的视角、心理的视角出发，在充分考虑这些方面的基础上进行应对。例如，案例 8-1 中的患者要去公司工作，他认为自己还有重要的工作没有完成，如果介护人员强硬地阻止或否定他，他自然会生气。介护人员此时的应对方式可以是说出一位患者曾经在工作中最信任的伙伴的名字，告诉他自己已经让那个人替他去做了，对方可能就会觉得"啊，太好了，不用必须赶回去了，已经有人帮我做了"，也就可以放下心来。

案例 8-2 中的患者总是想回家，如果介护人员采用批判式的应对方式，如"现在不是回家的时间""你没地方可以回去"，则会激起患者的愤怒。介护人员可以采用从患者本人思想角度出发、贴近对方想法的方式去应对，如"您急着要走啊，是有什么事吗？""这样啊，那确实十分重要，我先帮您联系一下您的家人，您可以在这里稍微等我一下吗？"这个案例中，患者内心充满了不安感和急迫感，得知对方会帮忙联系家人，患者就会安心下来。虽然患者记忆力变得很差，但是看到你的表情之后还是会感到安心。这就是一个和患者本人共情的例子，在理解对方情感的基础上提出适当的问题，对方也能感受到你想要帮助他的心情，知道你是站在他那一边的，就能构筑彼此之间的信赖关系，将事情引向完全不同的结果，之后的介护工作也会开展得更加顺利。

二、与痴呆症患者进行有效沟通的技巧

认可疗法是由美国失智专家费尔于 20 世纪 70 年代提出的一种与痴呆症患者进行有效沟通的方法，是为了帮助痴呆症患者维持尊严，把焦点放在患者依然保持的情感能力上，做到用尊严、倾听、共情去照护患者，其目标是帮助患者表达自己的情感。认可疗法可以消除患者的愤怒、不安，提高患者对现实

的认识和自尊心。通过使用这种沟通技巧，介护人员能顺利地与患者维持关系，提升自己对工作的信心。以下是认可疗法中常用的 14 种使用技巧。

1. 定心法　介护人员让自己平静下来，用心去感受痴呆症患者此刻的心情。

2. 开放性问题　这是一种提问技巧，不提问只用"对"或"不对"回答的问题，而是提问患者自由回答的问题，给患者提供诉说感受的机会。例如，不要进行"今天天气很晴朗呢""是啊"这种对话，而是去问"今天的天气怎么样？"这种无法用"是"或"不是"去回答的问题。

3. 重复回应法　介护人员不否定当事人的话，通过对患者话语的重复，让患者感受到"对方在听我说话"，从而获得安心感。

4. 极端表达使用法　用极端的比喻或表现来回答介护对象的话，更容易让患者表达自己的心情。

5. 想象相反的事情　针对患者的消极诉求，想象与之相反的情境并进行对话，可以找到令患者安心的状态。

6. 回忆法　通过回忆过去，找到解决当前问题的方法。

7. 暧昧表达法　当患者的诉求含糊不清时，不要深究他到底说了什么，而应该继续用暧昧的表达方式进行沟通。

8. 关注患者喜欢的感觉　通过关注患者喜欢什么样的感觉来进行交流，使其心情平静下来。

9. 眼神交流　通过亲切的眼神交流，温柔地注视对方，患者会感到"自己被认可了"。

10. 清晰而温柔的声音　慢慢地、温柔地、清晰地与患者讲话，让其容易听清。

11. 身体碰触　选择适当的时机进行身体碰触，让患者能感受到与周围的联系，感觉安心。但如果患者抵触，就要考虑使用其他方法。

12. 适当借助音乐　音乐会使人感到亲切，在介护时适当加入音乐可以使沟通更加顺畅。

13. 镜像法　通过模仿患者的言行从心理上获得共情。例如，患者摸头发，介护人员也学他去摸自己的头发。从心理学上来说这种行为能给对方带来建立联系的印象，能获得共情的效果。

14. 把尚未满足的欲望和行动连在一起　思考痴呆症患者的言行意味着什么，考虑是否与未被满足的欲望有关，然后采取应对措施。

三、痴呆症患者的评估

1. 整理介护思路　对痴呆症患者进行介护前，介护人员对于介护思路的整理是非常重要的。因为痴呆症患者做不到自己清晰地讲述，很难通过自己做出的行为向介护人员传达信息，所以介护人员要通过照料痴呆症患者的过程，捕捉他们无声的信息从而为其提供优质的、个性化的介护。以下是介护人员整理介护思路的步骤：与痴呆症患者接触→面对面介护→确认客观事实→整理介护过程中产生的新的问题、推测、判断→最终做出合理的评估。需要注意的是，这些问题是没有正确答案的，即使评估之后问题也会循环往复，因此并不是进行评估之后就结束了，还要再次通过面对面的实际介护确认客观事实，使这个过程循环往复。

2. 解读痴呆症患者行动及话语产生的背景　介护人员可以把痴呆症患者的行动和语言看作某种信息和信号，解读其行动及话语产生的背景，可以从患者的自身特征、内心需求及环境因素等方面考虑。例如，案例 8-3 中患者自身的性格，以及周围人、物理环境，都是患者行为和语言产生的背景。

不同患者的性格、行动及所处环境不同，每个人传出的信息、信号各不相同，所以在进行评估的时候，重要的是介护人员综合患者所处环境、内心想法等情况去思考他言行的背景。评估痴呆症患者时需要有这种广阔的视野，有去追究真相的视角。例如，在某介护现场，患者会经常发生被窃妄想，一旦遗失重要物品，就会说是被某人拿走了，或者明明本人没有某样东西，却认为是有人在晚上进入自己的房间，趁自己睡觉的时候把东西拿走了。针对被窃妄想，"重要物品遗失了"是一个关键点，介护人员要思考痴呆症患者是基于当前的什么情感、什么想法而认为东西被偷走了：①找不到重要物品时的茫然无措感；②不知找什么、怎么找，由此造成的不安等精神上的负担；③珍惜物品的价值观及构筑起这种价值观的生活经历；④不承认自身错误的好胜性格，即使其他人提醒"任何人都没有拿你的东西"，患者也会说"我这么说就一定没错，一定是被人偷走了"。

案例 8-3：

某位痴呆症患者由于有短期记忆障碍，对忘记"重要的事情"怀有不安及焦虑感，反复向周围人询问同样的事情。患者为什么会出现不安感？这里的重点是"重要的事情"。患者本人知道它是重要的事情，所以才会产生不安及焦虑感。但除此之外，分析患者的性格，从"忘记重要的事情"会出现"不安及焦虑感"，会反复向周围人询问同样的事情，从这里就能看出患者：①一丝不苟的性格；②评估周围环境发现环境中没有能够帮助回忆的线索，无法对忘记的事情进行弥补。虽然之后他还会向周围人询问其他的事情，但是我们也要创造环境，让他不会忘记重要的事情。例如，把钟表挂在患者目之所及之处，以及在墙上挂日历、贴便签、给他准备能放便签的地方等。总之，对这种因短期记忆障碍导致忘事的患者，可以通过各种方法，包括创造环境，去引导他记起忘记的事情。如果我们没有做好，就会导致患者产生错误的行为。

---

3. 评估的视角　可以从以下 8 个方面对痴呆症患者的行动及话语产生的背景进行评估：①是否由疾病及药物副作用造成的；②是否由身体的疼痛及身体的不适等导致的；③是否受到精神上的痛苦及性格等心理背景的影响；④是否受到声音及光线、冷暖等对五感刺激的影响；⑤是否受到周围人的照料方式及态度的影响；⑥是否受到住所等物理环境造成的影响，例如住得不习惯；⑦是否为需求及障碍程度、能力的发挥和活动的偏差造成的；⑧是否为个人习惯、个人熟悉的生活方式和现状的偏差，以及本人持有的价值观造成的。在进行评估时，要做到从介护人员自己的视角切换到痴呆症患者的视角。另外，要基于事实，努力去解读痴呆症患者言行的背景原因和内心需求。

四、痴呆症核心症状及精神行为症状的介护

痴呆症患者并不是什么都不懂，即使症状加重，他们的情感也是有所保留的，所以真正最困扰的是他们自己。记忆障碍、定向障碍等会让患者面临无法独自生活的问题，但是如果患者能够处于安心的环境中，也能以自己的方式生活，介护人员要用广阔的视角去观察、去应对，为患者提供合适的环境及有尊严的介护。

（一）记忆障碍的介护

记忆障碍是痴呆症的核心症状，患者并不知道自己出现健忘症状，但是会残留对遗忘的不安感，如即使记忆逐渐变淡，但还是会对记忆变淡产生不安和焦虑，甚至还会因为这些导致情绪混乱、易怒。例如，对于他"没有吃饭"的诉说，在提供介护时如果介护人员告知他"您已经吃过了"，即使事实是他确实吃了，但患者本人不认为自己吃了东西，所以刚才"您吃饭了"这样的纠正，对听到这话的患者来说会产生自己的言行被全盘否定的感受："我明明没吃，为什么你要说我吃了？肯定是你记错了，我就是没吃"。患者会有这种强烈的被否定感，这有可能助长患者愤怒、不安的情绪。所以重要的是先认真聆听患者本人的诉说，先要接受，不要否定，或者说不要忙着纠正他，使其安心是非常重要的。除此之外，介护人员还可以协助患者固定物品的放置位置，为没有失去生活能力的患者布置容易看到日期、时间的环境，如贴便签，可贴上写着每日菜单的便签，像这样去摸索让患者容易记住的方法。

（二）定向障碍的介护

对于出现时间定向障碍的患者，解决方式就是为了能让他确认时间，在患者生活的场所附近放置时钟，这就是改善物理环境。另外，在谈话时注意说话方式，如不要单纯说"今天要出门，所以准备一下吧"，要说"今天 10 点出门"这种提升他时间意识的话语，通过有意识地使用这种话语引发患者去注意时间。对于分不清季节的定向障碍患者，可以做一些让他有季节感的事情，如吃当季的食物，在换衣服的时候说"现在是春季，这件衣服怎么样"，在脑海中要有传达"现在是春季"的沟通交流技巧，不要单纯问"这件衣服怎么样"。对于地点定向障碍患者，可以通过在患者视线高度设置醒目的标志等措施改善环境。如果患者一直找厕所，那就多陪他去几次厕所，重复传达"这里是厕所"也会比较有效，这称为现实定向训练。介护的时候要有意识地把现实定向训练的技术方法融合在沟通中。

（三）对想要回家患者的介护

如果患者有强烈的想回家的愿望，介护人员首先不要否定他，要接受他的想法，不要直接回复"你回不去了"。要先听取患者的想法，了解他的理由，"为什么想回家""有什么理由"，如果到了时间就能回家的话，可以说"到 × 点就能回家了"，这样传达给患者并让他安心。还可以配合语言在患者目之所及之处放置时钟等，以创造让患者十分安心的环境。对方想回家可能是由于现在所处的环境对患者来说不舒适，因此介护人员要确认现在的环境是否适合患者。

（四）拒绝行为的介护

当患者拒绝介护时一定有他的原因，介护人员应该认真听取他的理由。例如，患者无法理解接下来介护人员会对自己做什么，甚至可能不理解"给您换尿不湿"这句话的意思，所以产生"好可怕"的恐惧心理，进而提出拒绝；还有拒绝入浴的患者，多数情况是因为有不想被看到裸体的羞耻心而提出拒绝；再有就是生活习惯，如患者从来没有在白天入浴的生活习惯，如果介护人员突然在早晨或白天对他说"我帮你去洗澡吧"，患者会因为不想在这个时间洗澡而拒绝。拒绝进食的情况可能也跟生活习惯有关。另外，还有因身体状况不佳而拒绝的情况，如没有食欲、有口腔溃疡、义齿不合适等。患者是不存在毫无理由就拒绝介护的情况的，一定是有拒绝的理由。拒绝是患者表达态度的方式之一，"不想洗澡、不想吃、害怕"是他们给出的信号，因此，在介护现场要从多个视角考虑患者为什么这么说，如果知道患者拒绝的理由，就能与患者之间构筑良好的关系。

（五）对有徘徊行为患者的介护

痴呆症患者不会毫无目的地徘徊，其中一定有理由，但可能在徘徊的过程中忘记了目的，多数患者是起初在找什么东西，但后续却忘记了。徘徊是有目的的行为，所以不能强行制止。如果患者自己有目的却被阻止了，就会感到压力。因此，在介护场所遇到徘徊的情况时可以询问患者原因："为什么这样到处走动呢？"如果患者在找厕所或不知道自己房间在哪儿，介护人员可以通过安装"厕所""房间"这种简单易懂的标志，引导患者找到正确的位置。总之，对有徘徊行为的患者一定要思考其行为的理由。

五、不可取的介护方式

以下既是针对痴呆症患者时不可取的介护方式，也是整个介护行业的从业者不能采取的言行。

（一）介护人员不能持有的 7 种态度

1. 漠不关心　介护工作是面对面的服务形式，漠不关心的态度是对眼前人表现出没有兴趣或应付差事等。介护机构有时会为老年人安排介护负责人，但是从老年人的角度上看谁是他的负责人跟自己没有关系。再加上老年人患有痴呆症，当其感到不安或有事想询问的时候，几乎很少能意识到有事应该去找负责人。这时其他从业人员很容易产生他不是我的介护对象的想法，自然也就不会愿意倾听。这种态度很容易伤害介护对象的内心，也会使其愈发觉得寂寞。因此，对于介护人员，哪怕对方不是自己负责的介护对象，遇上自己能做的、会做的事时，也要尽可能地去帮助介护对象，增强自己与对方之间的信赖关系。

2. 冷淡　对介护对象采取不恰当的、没有同理心的冷淡态度，会使介护对象产生不快感和不信任感。要换位思考，不能因为介护人员当天的心情不好而让自己不快的言行导致介护对象产生负面的情绪。

3. 把介护对象当成小孩　这是最常见的一种行为，介护人员常会在介护中不知不觉地把介护对象当成小孩，如说话的方式，打招呼的口吻或者提醒对方的语气。用与小孩甚至是婴儿讲话的口吻和老年人说话是非常没有礼貌的。

4. 把规则当作挡箭牌　动不动就"这是规定"，哪怕规定是错的也会严格按照规定去做，认为破坏规则才是最不能容忍的，墨守成规、不懂变通。介护人员应该在了解规则的前提下思考当下要如何去做，对于不能做的，要知道为什么规定不让这样做。介护对象并不知道有什么规则，介护人员如果以规则说事，并不能说服对方接受这个理由，反而还会让对方产生不信任感，严重的还会导致和介护对象之间的关系变差。所以不可以用规则拒绝对方，想想别的理由，婉言回绝对方的请求，能让对方感觉到介护人员的专业性、严谨性。

5. 无视介护对象请求　对介护对象提出的要求明明知道却装作不知道，对对方的呼叫也装作听不见，或者对对方向你做出的求助手势、神情等视而不见，完全无视对方。痴呆症患者对于自己遇到的困难很多是无法用语言表述出来的，作为专业的介护人员，应当学会并具备通过表情猜测对方究竟在期待哪些方面的帮助。明明看到对方的脸上浮现出痛苦的表情却还是选择"我没看见、我不知道"，这是非常不专业的介护行为。

6. 逃避责任　介护人员意识淡薄，对介护对象的请求不予接受，还推给其他的员工，让别人帮助完成。把自己不想做的事全都推给别人做，自己从中挑选容易做的、想做的事情去做，抱有"这不是我一个人的活""这是大家的活、是这个机构里的所有人的活"的想法，或者认为即使我不做也会有别人替我做，"这个活又没有指名要我去做"等逃避责任的态度，是不可取的。

7. 让人久等　在实际工作中有时会出现"您稍等一下"，但说完后就觉得这个事完成了，什么都不做，光让对方等着也不加以任何解释。出现这种现象可能是因为介护人员不知道怎么回应介护对象的要求，自己也给不出合理的理由。其实可以为这件"无法回应"的事寻找一个替代方案，将这个方案告诉患有痴呆症的老年人，老年人也更容易接受介护人员的做法，这样有利于双方的沟通，有利于介护双方建立信赖关系。

（二）介护人员不能做的事

在介护痴呆症患者的时候，介护人员的负担会很大，有时感觉分身乏术，会出现有心无力、精神疲倦、觉得支撑不住了。但要注意的是，不能因为自己的心情不好而做出以下禁止的事项：①不要居高临下地对介护对象下达命令；②不要强迫介护对象做他做不到的事或指责介护对象；③不要强迫介护对象做他不愿意做的事；④在安全的情况下不得限制介护对象的行动；⑤即使介护对象做错了事也不得对其动怒；⑥不要说一些否定介护对象的话。以下是介护工作中常常出现的错误情形。

1. "我在为你……""我在帮你……"　介护工作确实是为需要帮助的老年人提供生活介护，但有的介护人员会觉得"我是为了你才做的这些事""我在帮你，做你做不到的事"，有一种居高临下的感觉，口吻很像在叮嘱孩子，或像是家长照顾孩子一样。"我在给你换尿不湿""我在帮你洗澡"，在介护对象面前一直强调"我是在帮你"，说多了很容易损害介护对象的自尊。

2. "我都这么忙了，你还……（添乱）"　介护人员也是人，产生不耐烦的情绪很正常，但还是要注意谨言慎行，谨记介护人员是最专业的，不管再难都不可忽视介护对象的心情。要尽量贴近介护对象的心理、用温柔的声音予以回复。老年人如厕尿湿了裤子需要介护人员给换裤子、老年人把饭盒打翻了需要介护人员去帮忙收拾，如果这时介护现场还恰巧有很多事需要介护人员做，介护人员没忍住对老年人说出"我都这么忙了，你还……（添乱）"，介护人员无意说出的一句话会让对方觉得"给你添麻烦了……"，让那些排泄在裤子里的老年人感觉难为情、自尊也会受损。所以这个时候要格外注意说话方式，使用"没关系的，我马上给您换衣服"等话语。这样的回复才能让对方感觉到安心，这才是良好的介护方法。

3. 催促　老年人身体功能衰退，肌肉力量明显下降，关节僵硬，不能随心所欲地自主活动身体，因此一些行为并不是老年人故意做得很慢。例如，穿衣服或走路，有的介护人员会很着急地催促"时间已经来不及了，你快一点吧""快、快、快，把这个穿上"等，这样的催促会导致老年人觉得"我得快一点"，出于这种心情，可能走路都想比平时更快一点，这时就很容易发生跌倒、坠床等意外。

4. 用很小的难以听到的声音与患者沟通　很多老年人都伴有听力下降的问题，因此在和老年人说话的时候首先要注意放慢语速，其次是声音要洪亮。另外，有的老年人还会观察介护人员的嘴型，所以请注意与老年人沟通时要口齿清晰。

5. "你不要……"　很多介护人员会对痴呆症老人说"你不要站起来""你别动""你别碰"等，把这种话语当作日常的沟通语言容易给介护对象造成精神负担，还可能会留下创伤。不是不能说"你不要……"，如当发现痴呆症老人坐在轮椅上有想要站起来的倾向时，介护人员有必要说出"你不要站起来"，这也是考虑到介护对象的人身安全才会这样说，这称为"语言约束（speech lock）"，是一种约束行为，通过语言达到限制介护对象行动的作用。重点是在沟通时要注意方式，另外还要注意了解介护对象想站起来的理由是什么。

6. "你已经说过很多次了""不要让我重复"　痴呆症患者的记忆力出现了障碍，所以会忘事，有的介护对象会重复地去讲一件事，虽然介护人员已经听过很多次了，但是介护对象觉得自己是第一次说。所以介护的时候我们会觉得怎么又是这个问题！但是介护人员直接这么回答很容易伤害介护对象的自尊。因此，在采取任何言行之前，请先想想是否会对介护对象造成伤害。

综上所述，介护人员要避免上述错误的行为，应该做到：①哪怕不知道介护对象是谁，也要逐渐与介护对象建立关系；②即使被问了很多次，也要耐心、谨慎地回复；③不明白意思的时候，就多花时间倾听；④为了方便介护对象听清，介护人员的声音一定要清晰洪亮；⑤对介护对象抱有尊重之心；⑥创造和谐相处的氛围；⑦目标是成为介护对象方心中"信得过、令人安心"的介护人员。

六、介护场所中有关身体约束的问题

介护机构有时出于安全的考虑，如防止痴呆症患者跌倒、摔落，对某些介护对象进行身体约束。这虽然能在一定限度上保护介护对象的安全，但维护介护对象的人权也不容忽视，故要谨慎使用。特别是对于不需要约束的介护对象，以保护其安全为由进行身体约束，会降低介护对象的日常生活质量，还会限制介护对象原本可以随意进行的日常动作。介护对象会因为长久被约束而导致身体功能下降，不能再自主活动，最后可能会发展成卧床不起。在介护老年人时，需要综合考虑保护人权、尊严，决定是否需要采用身体约束。

以下是常见的11种身体约束行为：①为了不让介护对象徘徊，用绳子将其四肢固定在轮椅、床上或者椅子上；②为了防止介护对象从床上掉下来，将其手脚用绳索绑在床上；③为了不让介护对象自己从床上下来，用护栏把床围起来。床尾、床左侧、床右侧的护栏视情况选两处安装，也就是必须要留出一个空当，如果把床的四边都用护栏围起来，介护对象就仿佛置身于牢笼之中无处下床；④对于正在输液或者插管的介护对象，为了不让介护对象拔掉管子而把介护对象的手脚绑住；⑤同样是为了不让介护对象自己拔掉输液管、营养管或者不让介护对象抓伤自己，给他们戴上连指手套样的、可以限制手部活动的手套；⑥为了不让介护对象从轮椅、普通椅子上滑落或站起来，用"Y"字形拘束带或腰带将其和椅子绑在一起，阻止乱动；⑦为了防止有站立能力的介护对象站起来，在他面前放置阻碍站起的椅子或者其他东西，或者让介护对象坐在墙壁前用墙壁限制行动，这种行为虽然没有直接束缚介护对象本人，但是通过调整介护对象周边的环境限制其活动的行为也属于身体约束；⑧为了不让介护对象把尿不湿或者衣服脱掉，给介护对象穿连体衣；⑨为了防止介护对象给其他人添麻烦，将介护对象绑在床上；⑩给行为不定、徘徊、昼夜颠倒的介护对象喂服过量精神药物，以使其失去行动力，美其名曰是为了让他平静下来，这也是身体约束行为；⑪把介护对象关在他打不开的、上了锁的房间。客观来看，约束行为不止上述 11 种，但凡剥夺了介护对象行动自由的行为均属于该范畴，是不可取的介护行为。

身体约束存在很多弊端，主要有身体弊端、心理弊端、社会弊端三方面。①身体弊端：介护对象会因为身体约束而导致关节活动能力和肌肉力量的下降，身体功能亦随之下降。而且在束缚手脚的情况下，束缚的地方会因为被压迫而产生压力性损伤。另外，人在被约束的情况下，食欲会变差，心肺功能、抵抗力、免疫力都会下降。甚至有的老年人会因不愿被约束而强行从轮椅上站起，或者因为不想躺在四面都被围起来的床上而勉强自己跨越护栏，最终跌倒，以及因为约束造成窒息等，导致更严重的意外发生。②心理弊端：身体约束会带给介护对象不安、愤怒、屈辱等精神上的伤害，损伤介护对象作为一个人的尊严。身体约束还会使得痴呆症状加重，甚至出现谵妄的症状，此外还会给介护对象的家属带来精神上的压力。除此以外，介护人员也会对自己的工作产生怀疑，对自己的工作失去成就感，导致团队的士气下降。③社会弊端：身体约束会影响介护对象的身体和精神心理健康，进而使其对介护机构和社会产生不信任感和偏见。

当介护对象因为身体约束使得自己的身心功能下降后，生活质量也会随之下降，同时伴随而来的还有医疗负担、经济负担的加重。因此，身体约束不但会给被约束的介护对象带来身体弊端、精神心理弊端和社会弊端，与介护对象相关的方方面面都会受到极大影响，而且还会损害老年人的人权。因此，相关介护机构已于 2000 年规定原则上禁止对老年人使用身体约束。随着相关禁止法律的出台，社会愈加重视维护老年人的人权，约束老年人行为的现象将会越来越少。

（邹海欧　李　凯）

第九章　高龄者虐待和防止虐待的制度及对策

第一节　高龄者虐待的定义及种类

　　高龄者特别是高龄痴呆症患者由于受到他人不恰当对待，使得其权利、利益等受到侵害，生活、健康、生命处于受损的状态即为虐待。虐待行为有很多，以发生的"事实"最为重要，无关高龄者本人有没有被虐待的"自我感受"，即高龄者即使不认为自己被虐待，没有自我感觉，但存在"事实"，就是虐待。例如，居家介护期间，高龄老人在接受自己子女的照料时遭到踢打，别人注意到老人身体上的伤痕并向老人确认时，老人缄默不语，或者会说"我孩子没有做，他是个好孩子，没有这回事"。这样的踢打属于虐待行为，无关老人自我感受。另外，也无关介护人员、家属有没有虐待的"自我感受"，即使没有虐待的想法，自我没有感受到，或者自认为是为了老人的安全而做的举动，只要符合虐待的定义，就是虐待行为。以日本为例，图 9-1-1 是 2006 ~ 2019 年日本行政机关收到的高龄者虐待举报件数及判定为虐待的件数，从图中可以看出，虐待发生事件的数量整体呈增加趋势。即使介护保险制度开始后有了各种服务，但案件数量也没有减少。

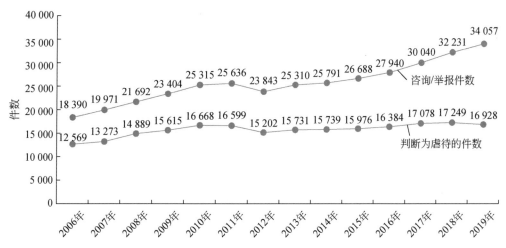

图 9-1-1　2006 ~ 2019 年日本虐待举报及判定为虐待事件的数量

虐待高龄者的行为类型见表 9-1-1。

表 9-1-1　虐待高龄者的行为类型

虐待类型	具体表现
身体虐待	在高龄者的身体上留下外伤或者施加可能使对方受伤的暴力行为
疏忽照顾	进行加速高龄者衰弱的行为，如显著减少食量、长时间放任不管，或其对高龄者应尽的义务性工作的怠慢

续表

虐待类型	具体表现
心理精神虐待	对高龄者有明显的谩骂或拒绝性应对行为，以及其他给高龄者造成严重精神伤害的言行
性虐待	对高龄者进行猥亵行为或让高龄者做出对于他们来说是猥亵的行为
经济虐待	不当使用高龄者的财产，或其从高龄者身上不当获取财产的利益行为

2020 年日本的统计数据显示，养老介护机构从业人员虐待高龄者的行为中最多的是对高龄者施加暴力，造成其不同程度伤害的身体虐待（60.1%）；第二是对高龄者进行谩骂，给其造成明显心理创伤的一系列言行，以及对高龄者表现出拒绝性态度的心理精神虐待（29.2%）；第三是疏忽照顾高龄者的义务性工作怠慢行为，即疏忽照顾（20%）；第四是性虐待，即对高龄者进行猥亵行为，常发生于男介护人员对女性高龄者进行入浴介护、换尿不湿、换衣服时（5.4%）；第五是经济虐待，发生率相对较低（3.9%）。

比起养老介护机构及医院，居家介护发生虐待的情况更多。因为在养老机构中，高龄者的介护人员每隔几小时就换班，而居家介护则需要家属一直看护，介护人员容易克制不住情绪而导致虐待发生。居家介护虐待（主要是家属虐待）行为最多的仍是身体虐待（67.1%）、心理精神虐待（39.4%）和疏忽照顾（19.6%）。由于关系亲近，家属在已经说过很多次的事情上更容易发火，因此心理精神虐待的发生概率高于机构。与介护机构相比，居家介护虐待中的经济虐待有所增加（17.2%）。家属为了照顾双亲而离职称为"介护离职"，同时因为少子化现状，一个人必须照顾两位老人，同居的家属领取介护对象的年金维持生计，需要用父母的财产来保证离职后的温饱，由此逐渐发展为经济上的虐待。

值得注意的是，身体约束（图 9-1-2）在医院作为治疗用途，如为了防止患者自己拔掉输液针、导管或者拒绝治疗，一定程度上是必要行为，可以使用，但在居家或养老介护机构中使用则为虐待行为，表 9-1-2 是 3 类常见的身体约束。

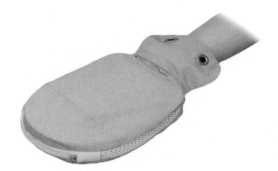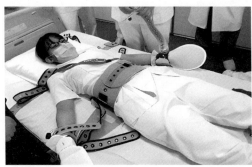

图 9-1-2　对痴呆症患者施加的常见身体约束行为

表 9-1-2　身体约束的种类

种类	内容
物理约束	物理上约束身体，限制身体活动 如用绳子、约束带、连体服一类道具限制行动，在床周围设置栅栏使其无法下床，或给房间上锁使其无法出房间等
药物约束	过度给药、为抑制行动不当给药 如对夜间出声、失眠、徘徊、昼夜颠倒等的高龄者，为了抑制其行动，使用催眠药及镇静剂、泌尿系统药物进行控制等
语言约束	用语言封锁对方的身心活动 如使用"稍微在这里等一下""不能做……哦""不能站起来""你为什么要这么做"等斥责性语言等

第二节　高龄者虐待的原因

居家介护时家属的情绪变化可以分为四个阶段。第一阶段：家属首先会产生疑惑，原本明明是养育我的、出色的父母怎么会变成这样？这时家属还不能接受老人已经患上痴呆症的事实。第二阶段：是发生虐待的主要阶段，在实际居家介护中，很多小事使得家属心理精神压力逐渐积攒，使家属思绪混乱、发怒，常见表现为先是拒绝、装作看不见，由此逐步转变为谩骂、暴力等虐待行为。第三阶段：随着时间推移，家属逐渐认清事实并开始理解，从无可奈何转变为积极努力护理的心态。第四阶段：家属能感受到"（介护对象）能活着真是太好了"，想办法一起通过居家生活达到互相包容、理解。在上述第三阶段和第四阶段之间，很多家属会决定选择委托介护机构进行协助照料。在第四阶段，很多家属还会到介护机构中同介护人员一起进行介护工作。

在养老介护机构中发生虐待事件的原因主要有以下五个方面。

1. 机构运营方面的问题　①理念问题：机构没有介护的理念、无准确方针和标准；机构内部没有落实"要提供以人为本的介护"的共同理念及统一对策。②体制问题：责任和分工不明确，没有组织层级分工，将所有事都全权交给员工，上层领导完全撒手，不履行监督管理职责，对虐待行为视而不见或放任；没有将公司的体制明确化；没有统一的职工教育培训体系。③态度问题：机构过度关注或追求效率优先的原则，因而介护质量下降，最终导致虐待的发生。

2. 团队协作方面的问题　①职责、工作范围问题：领导者的职责不明确，当发生事件无可挽救时，当作无事发生，不进行内部反省；介护范围不清晰或过于宽泛。②职员间的协作问题：没有信息共享的机制，不同职种之间没有配合，和不同年龄段、不同用工形式的人之间不够默契，投机取巧，期盼有工作能力和勤奋的人替自己完成工作等。

3. 不了解介护对象　数据显示最容易受到虐待的是痴呆症患者，由于介护人员对于痴呆症介护的知识不足，误认为痴呆症的核心症状就是"什么也不懂"，对痴呆症患者抱有"他什么都不知道"的错误认知，对患者的行为、心理症状采取敷衍了事的态度。

4. 伦理相关问题　未以介护对象为本，如为省事对介护对象进行绑缚、集体介护、流水作业等；职业道德观念淡薄，介护的目的不明；缺乏对禁止虐待高龄者和禁止身体约束规定的了解；不知道或不去思考除了约束还有什么办法可以有利于介护。

5. 其他问题　①介护人员负担过重：如人手不足、工作繁忙、值夜负担等；②工作及精神压力大：介护人员负担过重导致的压力、职场内的人际关系压力等；③机构内部风气问题：介护人员视而不见，明知同事的行为不对却不加以制止、认可简单粗暴的介护及身体约束。

第三节　介护现场的防虐待制度

根据联合国 1948 年发布的《世界人权宣言》，人权是幸福生活的权利，超越人种、民族、性别，是所有人共通的，是作为人所具备的权利。目前各国的宪法都规定所有的国民在法律面前是平等的，虽在人种、性别、社会身份及家世上有差别，但在政治、经济及社会关系上是没有差别的。拥有人权不光指健康人，还包括有身体障碍的高龄者，他们也有维持生存价值进行生活的权利，是绝对不受歧视的。虽然有《世界人权宣言》和宪法的保护，但是虐待高龄者的情况屡见不鲜。以日本为例，40 年前的日本高龄者没有任何制度和法律上的保障。后来随着介护保险制度的建立及《高龄者虐待防治法》等一系列法律和制度规定的颁布，日本从制度和法律上规定了可以进行及不可进行的服务，虐待高龄者的状况才逐步得到改善。

1.《老人福祉法》 是日本于 1963 年制定的以谋求老年人福祉为目的的法律，其在阐明老年人福祉原理的同时，规定采取必要的措施来保持老年人的身心健康和生活稳定。

2.《高龄者虐待防治法》 颁布于 2000 年，其主要内容包括以下 3 个方面。①维持高龄者的尊严：即维护高龄者的人权。②防止虐待的行为：认定了虐待高龄者的行为和种类，以防止其发生。③对介护人员进行支援：介护人员是指一起进行居家护理的家人及养老介护机构的从业者，通过对这类人员进行支援来防止虐待。2000 年日本废除身体约束的相关法规，现在的介护保险规定机构内原则上禁止使用约束。

3. 高龄者居住安定确保相关法律《高龄者居住法》 于 2001 年制定，各都道府县制定了高龄者居住稳定确保计划，让高龄者能够安心生活，以实现良好的安心居住环境为目标。2011 年 4 月对该法进行部分修订，建立了服务高龄者的住宅登记制度，提供支援老年人生活的服务。

4. 关于促进高龄者、残疾人等的移动无障碍化的法律《无障碍法》 于 2006 年制定，旨在提高老年人和残疾人在移动上，以及设施使用上的便利性和安全性，增加公共福利。为了使老年人和残疾人等能够顺利移动，该法律为公共交通工具的客运设施、车辆、学校、医院、宾馆等特定建筑物制定了相应的标准。

图 9-3-1～图 9-3-4（彩图 11～彩图 14）展示的是现在日本有偿养老院的内部环境。

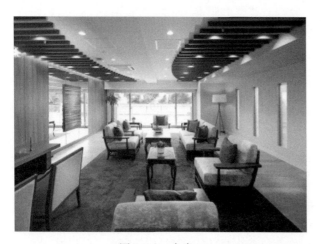

图 9-3-1 大堂

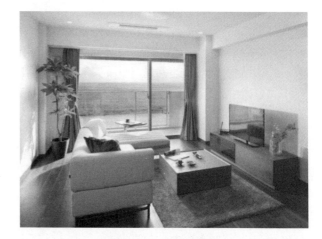

图 9-3-2 居室内部

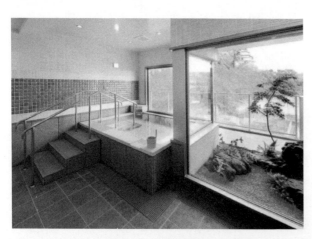

图 9-3-3 温泉浴室

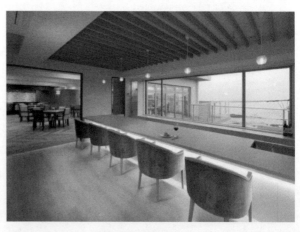

图 9-3-4 餐厅吧台

第四节　介护现场的虐待预防对策

一、掐灭虐待的导火索——不恰当护理

图 9-4-1 是虐待等级金字塔。金字塔中最上边的公开虐待是指在周围人看来是明显的虐待行为，是最容易被他人发现及被举报的虐待行为；故意虐待是指已经意识到是虐待，但是觉得没有其他的办法所以继续自己的行为；与之相对的非故意虐待，是指不认为自己的行为是在虐待，所以继续自己的行为；金字塔最下方的是不恰当护理，是指虽然在介护中并无殴打、谩骂等暴力行为，但如果放任这种护理行为下去，有可能会发展成上述各种虐待行为。因此介护人员要预防不恰当护理发展成虐待，要把不恰当护理看作虐待的导火索并把这根导火索掐灭。

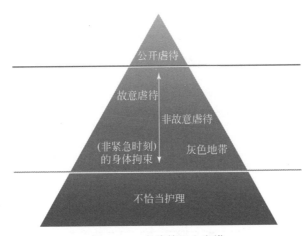

图 9-4-1　虐待等级金字塔

那什么是不恰当护理呢？常见的不恰当护理如下。

（1）老人不情愿在室内排泄，介护人员仍命其使用尿不湿或者使用便携厕所解决；

（2）老人可以自主进餐，但是为了赶时间介护人员辅助其用餐；

（3）强制叫起已经躺下的老人，并带他去沐浴；

（4）为了使不愿意吃药的老人服药，介护人员将药打碎混在其餐食里；

（5）因为着急，未打招呼直接推动老人的轮椅；

（6）为老人收拾房间，在未经其允许的情况下擅自扔掉老人的物品；

（7）觉得老人会浪费钱财，因而断掉老人的资金来源；

（8）对老人反复追问的问题，不耐烦地回复"我不是说过好多次了吗"；

（9）以现在太忙为由忽视老人的呼叫或请求；

（10）质问对方"你为什么不会""你差不多行了"等令其难受的问题；

（11）采取威胁式话语，如"不好好做康复就会瘫痪"；

（12）被痴呆症患者错认成"妈妈"，但以"我不是你妈妈"直接否定。

介护机构日常存在的种种不恰当护理，时间久了有可能会发展成虐待事件。为了避免"破窗效应"，机构应该定期进行护理测评，以此预防虐待的发生。通过每次填写护理测评表，潜移默化地帮助介护人员把"这些行为不能做"刻进自己的脑中（表 9-4-1）。贯彻对每一次介护心怀感谢的想法，这样才能减少不恰当护理，避免虐待行为的发生。

表 9-4-1　虐待萌芽检查表

序号	检查项目		选项	
1	你是否以朋友的心态对待老人，或是把老人当孩子看待	做过	没做过	见到或听到过
2	你有无给老人起外号或直呼其名等	做过	没做过	见到或听到过
3	你有无对老人采用威逼的态度、命令的语气（如"赶紧做""不行"等）	做过	没做过	见到或听到过
4	你有无不打招呼就对老人实行介护，擅自进入其居室，随意触碰其私人物品	做过	没做过	见到或听到过
5	你有无不考虑老人的隐私，把老人的个人信息作为话题谈论	做过	没做过	见到或听到过
6	你有无对老人随意说"等一下"而让其长时间等待	做过	没做过	见到或听到过
7	老人所必需的日用品（眼镜、义齿、助听器等）和工具（呼叫按铃等）有没有坏掉或者不能用	做过	没做过	—
8	你有无无视老人的呼叫，对其意见和诉求采取否定态度	做过	没做过	见到或听到过
9	你有无对老人进行让其产生厌恶感的强迫介护，如强迫进食或助浴	做过	没做过	见到或听到过
10	你有无戏弄老人的身体，无视其人格的行为（身体涂抹、搔痒等）	做过	没做过	见到或听到过
11	你有无嘲笑老人及其家人，或爆粗口的言行	做过	没做过	见到或听到过
12	你有无不尊重老人隐私的行为（大声谈论排泄、在不拉隔帘的情况下进行排泄护理等）	做过	没做过	见到或听到过
13	你有无对老人使用粗鲁和潦草的态度或敷衍了事地应对	做过	没做过	见到或听到过
14	你是否感到不能与其他职员商谈工作相关事宜等，难以开展职场交流和沟通	有	无	
15	你有无觉得其他职员提供的服务和介护有问题？	有	无	

注：此表可用于检查虐待的苗头和不恰当护理，防止虐待老人，在符合的检查栏里画〇。

二、学会愤怒管理

在介护服务行业中，虐待事件并不是凭空出现的，而是由从事介护服务的人引发的。人都是有情绪的，情绪一旦失去控制，人就会冲动，因此系统性地学习情绪管理特别是愤怒管理非常重要。愤怒管理（anger management）是 1975 年由美国心理学家雷蒙德•诺瓦科提出的一个理论，该理论认为愤怒是一种人不可或缺的、实现自我保护的必要情感，是不能消除的，且愤怒并不一定都是坏事。所谓愤怒管理讲的不是禁止生气，而是了解愤怒这种情绪，学会如何控制和合理应对愤怒的情绪。

1. 表达愤怒的情绪对自身的意义　人可以通过传递情绪和情感来给对方造成压力和不适，让自己感到舒心；表达愤怒也可以起到规避风险的作用，在危急情形下可以有效阻止危险的再次发生；愤怒情绪有时还会变成前进的动力，刺激人成长，促使个体走向更好的自己。

2. 愤怒情绪的特征　愤怒比其他的情绪（喜悦、开心、悲伤）所蕴含的能量更大；愤怒的情绪更容易控制住个体，也更容易传递给周围的人；越是亲近的人，愤怒的情绪越强烈，也更容易从上到下传播。所谓从"上"到"下"是指父母对孩子、上司对下属、年长者对年幼者、地位高的人对地位低的人。

3. 愤怒情绪的强度等级　令人感到轻微烦躁的事所引起的愤怒感为低强度愤怒，持续性低，会很快被遗忘；令人感到有些气愤的事所引起的愤怒感为中度愤怒，通常会在一个月后被遗忘；令人气愤到不能释怀的事所引起的愤怒感为强烈愤怒，很难被遗忘，且回忆起时依然能感到愤怒的情绪。造成低度或中度愤怒情绪的事件如果在短时间内接二连三地发生，会造成愤怒情绪的叠加，即使是很小的事情也会引发非常强烈的愤怒情绪。

4. 有问题的4种愤怒　①强度很高：一点小事也会激动，一旦生气就会非常愤怒。②存在持续性：根深蒂固，一想起来就会生气。③频率很高：经常烦躁不安，很容易愤怒。④具有攻击性：会伤害他人、伤害自己、破坏物品。

5. 愤怒情绪产生的原因及机制　当出现令自己生气的人和事时，主导自己情绪的恰恰是自己，这说明个人的思考方式才是让愤怒情绪产生的源头。"现实"代表各种烦心事，与它有差距的就是"理想"，对所有令自己烦躁的事情，我们事先都有一个理想化的设想情境。例如，吃饭时理应吃得一粒不剩、父母的介护理应由子女负责、介护人员理应对机构的老人使用敬语并热情地打招呼等。我们会因为无法接受"理想"和"现实"之间的反差而愤怒。

产生愤怒情绪的机制如图9-4-2所示，愤怒是火苗，而我们认为的"理想化"是打火石，打火机里的气体可以理解为我们内心的负面情绪和状态，负面情绪的多少决定燃出火花的大小。

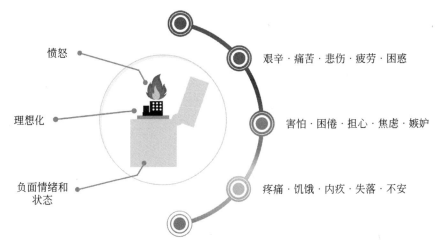

图 9-4-2　产生愤怒情绪的机制

6. 控制愤怒的方法

（1）控制冲动：不加思考地说话、行动最容易导致后悔。愤怒爆发后的6秒内，人是没有理智的。也就是说当我们愤怒至极，吼出"你在干什么"的时候并没有理性地思考，而只是条件反射，常常会做出一系列行为或说一些话，等反应过来又开始后悔，"不该那么做、那么说"。所以在6秒的反射时间里最好不要采取任何行动，可以反思几个问题：这件事是完全不能原谅的还是勉强能原谅的？超过这个范围，我是不是就不能接受了？我应该怎么向别人传达我的想法呢？这件事对我来说重要吗？冷静地度过"这6秒"后再决定要采取何种行动。

（2）控制思考：控制思考的三大要素包括：①努力放低自己的底线，扩大自己的容许范围；②告知对方自己的底线，当自己的"理想化"逐渐变成理所当然时，人就会焦躁，要具体告知对方自己的"理想化"是什么，并去了解对方的"理想化"；③努力稳定自己的底线。

（3）控制行为：当察觉到愤怒时，介护人员要先思考图9-4-3中横轴上的内容，即对于令人烦躁的状况自己是否能够改变？现在的局势是自己控制范围内的还是已经失控？图中竖轴的左边表示：如果现实无法改变，对于重要的事，需要接受无法改变的事实并寻找更加现实的解决方案；而对于无所谓的事情，可以置之不理或者不去想它。竖轴的右边表示：如果是可以改变的且重要的事情，就要务必尽快采取措施马上解决；如果可以改变但并不紧急，可以在有余力、有充足时间时再去解决。

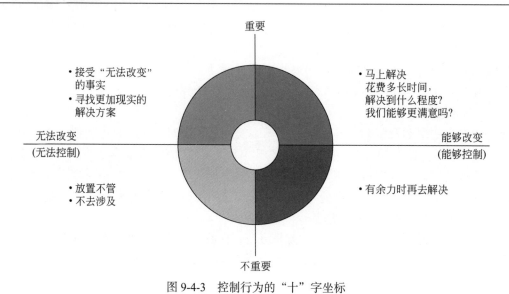

图 9-4-3　控制行为的"十"字坐标

（邹海欧　李　凯）

参 考 文 献

陈丽娟，孙林利，刘丽红，2020.2019 版《压疮 / 压力性损伤的预防和治疗：临床实践指南》解读 [J]. 护理学杂志，35（13）：
    41-43.

何静杰，2005. 国际功能、残疾和健康分类 - 认识一种新的国际分类系统 [J]. 中国临床康复，9（20）：170-171.

化前珍，胡秀英，2017. 老年护理学 [M].6 版 . 北京：人民卫生出版社 .

黄国桂，陈天航，陈功，等，2021. 我国老年人健康预期寿命研究—基于主观健康维度的测算 [J]. 人口与发展，27（3）：
    74-84.

贾建平，陈生弟，2018. 神经病学 [M].8 版 . 北京：人民卫生出版社 .

李蹊，刘晓梅，2020. 日本介护支援专门员制度及启示 [J]. 东北财经大学学报，2020，131（5）：42-51.

刘娟，丁清清，周白瑜，等，2021. 中国老年人肌少症诊疗专家共识（2021）[J]. 中华老年医学杂志，40（8）：943-952.

刘文红，彭嘉琳，潘坤，2019. 日常生活活动能力评估在养老机构中的应用现状 [J]. 中华现代护理杂志，25（13）：1609-
    1611.

美国心脏协会，2021. 基础生命支持实施人员手册 [M]. 浙江：浙江大学出版社 .

赛序波，2017. 老年介护基本技术与家庭介护技巧 [M]. 北京：中国协和医科大学出版社 .

宋岳涛，2019. 老年综合评估 [M].2 版 . 北京：中国协和医科大学出版社 .

王辰，王建安，2015. 内科学 [M].3 版 . 北京：人民卫生出版社 .

王峰，2011. 日本"介护体系"及其对我国老年介护事业发展的探讨 [J]. 中国护理管理，11（6）：87-89.

王泠，胡爱玲，2019. 压力性损伤临床防治国际指南 [M]. 北京：人民卫生出版社 .

王玉川，李柏志，2019. 基于人口老龄化现状对医疗服务管理的挑战及对策 [J]. 中国老年学杂志，39（13）：3341-3343.

魏来，李太生，2022. 内科学感染科分册 [M].2 版 . 北京：人民卫生出版社 .

徐丽丹，方锐，许虹，2019. 近 10 年中国老年人健康促进生活方式及其影响因素 [J]. 中国老年学杂志，39（23）：5840-
    5844.

旭川莊，2017. 老年介护技术教程 [M]. 上海：世界图书出版公司 .

张燕妮，庄秋林，谈善军，等，2022.《欧洲临床营养与代谢协会老年患者临床营养和水化实践指南》解读 [J] . 中华消化外
    科杂志，21（6）：708-725.

中国吞咽障碍膳食营养管理专家共识组，2019. 吞咽障碍膳食营养管理中国专家共识（2019 版）[J]. 中华物理医学与康复杂
    志，12：881-888.

中国营养学会，2016. 中国居民膳食指南（2016）[M]. 北京：人民卫生出版社 .

中华医学会消化病学分会胃肠动力学组，中华医学会消化病学分会功能性胃肠病协作组，2019. 中国慢性便秘专家共识意见
    （2019 年）[J]. 中华消化杂志，39（9）：577-598.

周泽纯，罗桢妮，刘俊荣，2019. 公共政策视域下日本介护保险制度对我国的启示 [J]. 护理研究，33（22）：3997-4001.

朱大年，2018. 生理学 [M]. 9 版 . 北京：人民卫生出版社 .

柴垣竹生，2021. 介護現場をイキイキさせるマネジメント術 [M]. 東京：日本ヘルスケアテクノ株式会社 .

東京商工会議所，2022. 福祉住環境コーディネーター検定試験 1 級公式テキスト [M]. 改定 6 版 . 東京：東京商工会議所 .

河村雅明，2019. 介護現場で使える急変時対応便利帖 [M]. 東京：翔泳社 .

森晃爾，2018. 健康経営の展開と課題 [J]. 総合健診，45（2）：13-17.

山田滋，東田勉，三好春樹，2018. 完全図解介護リスクマネジメント事故防止編 [M]. 東京：講談社 .

石川秀人，2019. 図解入門ビジネス最新 5S の基本と実践がよ～くわかる本 [M]. 東京：秀和システム .

Clifton P，2013. Adaptive clothing reduces the risk of injury for disabled people and caregivers[EB/OL]. [2020-05-05]. http：// www.disabled-world.com/assistivedevices/adaptive-clothing-review.php.

Cooper L，Loewenthal J，Frain LN，et al，2022. From research to bedside： incorporation of a CGA - based frailty index among multiple comanagement services[J]. J Am Geriatr Soc，70（1）：90-98.

Cowdell F，Steventon K，2015. Skin cleansing practices for older people： a systematic review[J]. International Journal of Older People Nursing，10：3-13.

Dent E，Morley JE，Gruz-Jentoft AJ，et al，2019. Physical frailty： ICFSR International Clinical Practice Guidelines for identification and management[J]. The Journal of Nutrition，Health & Aging，23（9）：711-787.

Dziewas R，Michou E，Trapl-Grundschober M，et al，2021. European Stroke Organisation and European Society for swallowing disorders guideline for the diagnosis and treatment of post-stroke dysphagia[J]. European Stroke Journal，6（3）：LXXXIX– CXV

European Pressure Ulcer Advisory Panel，National Pressure Injury Advisory Panel. Pan Pacific Pressure Iniury Alliance Prevention and treatment of pressure ulcers/ injuries： clinical practice guideline[EB/OL]. [2019-11-15]. https：//www. epuap.org/pu-guidelines/.

Gao J，Gao Q，Huo L，et al，2022. Impaired activity of daily living status of the older adults and its influencing factors： a cross-sectional study[J]. Int J Environ Res Public Health，19（23）：15607.

Hong Y，Buhari SM，2018. Smart care beds for elderly patients with impaired mobility[J]. Wireless Communications and Mobile Computing，2018：1780904.

彩 图

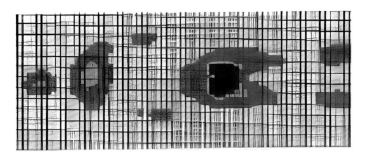

彩图 1 未调整的半坐卧位时身体压力分布图

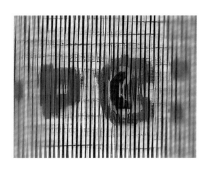

彩图 2 调整体位后身体压力分布图

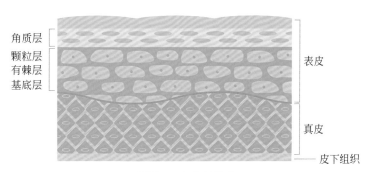

角质层
颗粒层
有棘层
基底层

表皮

真皮

皮下组织

彩图 3 皮肤的构造

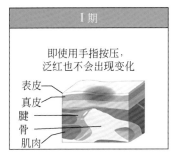

Ⅰ期

即使用手指按压，
泛红也不会出现变化

表皮
真皮
腱
骨
肌肉

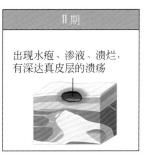

Ⅱ期

出现水疱、渗液、溃烂，
有深达真皮层的溃疡

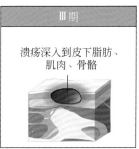

Ⅲ期

溃疡深入到皮下脂肪、
肌肉、骨骼

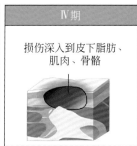

Ⅳ期

损伤深入到皮下脂肪、
肌肉、骨骼

彩图 4 压力性损伤的分期

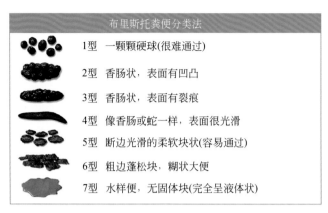

彩图 5 布里斯托粪便分类法

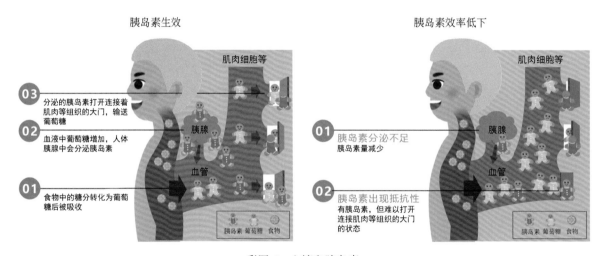

彩图 6 血糖和胰岛素

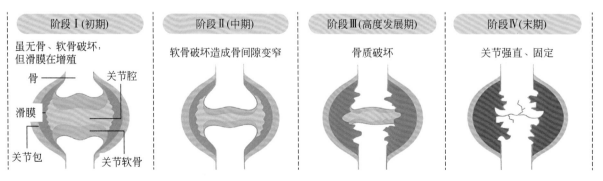

彩图 7 类风湿关节炎的阶段分类

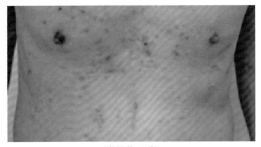

腹部的丘疹

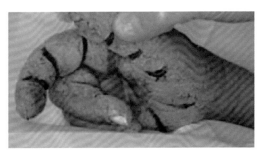

痂皮性疥疮

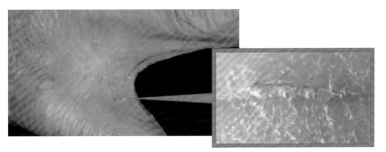

疥螨隧道(指间)　　　　　疥螨隧道(放大)

彩图 8　疥疮及症状

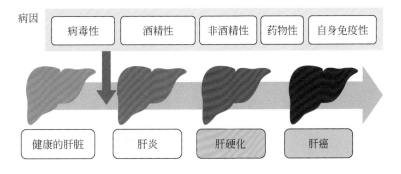

病因　　病毒性　酒精性　非酒精性　药物性　自身免疫性

健康的肝脏　　肝炎　　肝硬化　　肝癌

彩图 9　肝脏病变过程

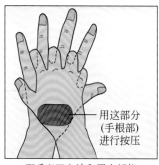

双手交叉方法和用力部位

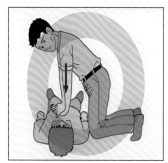

垂直按压

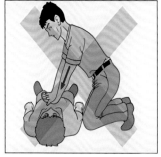

不要斜着按压

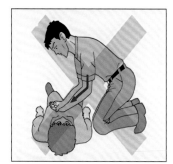

不要弯曲手肘按压

彩图 10　胸部按压方法

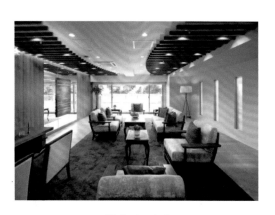

彩图 11　大堂

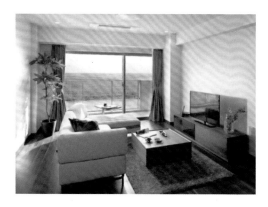

彩图 12　居室内部

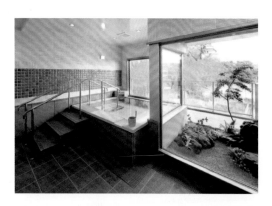

彩图 13　温泉浴室

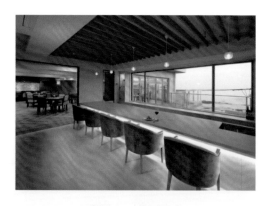

彩图 14　餐厅吧台